Intuitive Fasting

直覺斷食法

找回身體判斷力，啟動正確飲食時鐘的4週間歇斷食計畫

The Flexible Four-Week Intermittent Fasting Plan to Recharge Your Metabolism and Renew Your Health

威爾·柯爾（Will Cole）——著　楊雅琪——譯
葛妮絲·派特洛（Gwyneth Paltrow）——專文推薦

安柏（Amber）、索羅門（Solomon）和希洛（Shiloh）：

你們無以言喻的愛，是我的這本書和人生背後的餘暉。我的聲聲呼吸皆為你們所有。

專文推薦

這些年來，我試過各種不同飲食法——從大自然長壽飲食、維根飲食到各式各樣的排毒飲食，發現對我有效的做法是「直覺飲食」。只要吃我覺得對的食物，整個人就感到健康無比。

只是這種飲食法通常沒有一套明確的做法可以依循，彷彿透過「直覺」就不必深入探究，只有硬性的飲食規定才需要背熟記牢。

威爾・柯爾為你我指引一條明確道路。威爾所設計的《直覺斷食法》是一套清楚的飲食計畫，只要四週，就能讓你在未來的日子裡達到最佳身心狀態。這不是一本死板的教科書，不會懲罰或限制你。如果覺得書中有些做法很難，威爾請你打開耳朵，傾聽自己、身體，以及直覺的聲音。看似容易，做起來著實不簡單，至少一開始是如此。但在威爾的引導下，你能重新調整自我，發現並回應身體需求，這套飲食法也就變成可行、甚至令人振奮的計畫。

有些醫者跟威爾一樣潛心分析典型研究成果，有些跟他一樣樂於一對一地與病患交流，有些跟他一樣熱心幫助罹患慢性或不明疾病、試遍所有療法卻無果的病患，有些跟他一樣熱衷將個人所知以淺顯易懂的方式傳授給一般民眾。不過，很少有人跟他一樣擁有上述所有熱忱，保有這些熱忱，同時靠著這些熱忱成就事業的人就更少了。就我所知，沒有人跟威爾一樣，以如此謙和暖心的態度做這些事。

《直覺斷食法》集威爾所有看家本領於一書，書中介紹他對食物和營養的知識，以及如何滋養身體、支持身體治療功能的最佳方法，完整收錄他對減少發炎、恢復平衡、促進代謝，以及重建腸道健康的淵博學問。沒錯，書中包含相關研究成果，同時揭露威爾在傾聽病患描述時所發掘的驚人斷食發現（威爾還有一個我很喜歡的特質是他會傾聽病患，向病患學習）。

我很榮幸能夠見證威爾・柯爾效應，看他幫助改善大眾健康，使之達到最佳狀態，我很開心你也可以親身體會這點。

葛妮絲・派特洛（Gwyneth Paltrow）
健康生活品牌 goop 創辦人暨執行長
二〇二〇年十一月

好評推薦

在《直覺斷食法》中，威爾．柯爾博士探討現代人飲食習慣所衍生的常見健康問題，像是慢性發炎和血糖失衡。他這套持之以恆、量身打造的斷食計畫能夠幫你達到代謝靈活，讓身體自我療癒。

——法蘭克·李普曼（Frank Lipman），
醫學博士、《紐約時報》暢銷書作者

我的同事兼好友威爾．柯爾博士精闢說明，如何透過間歇性斷食增加代謝靈活度、緩和發炎，以便傾聽身體真正需要什麼。敬直覺飲食和《直覺斷食法》。

——泰瑞·沃爾斯（Terry Wahls），
醫學博士、美國功能醫學研究學會認證醫師

我認識也信賴柯爾博士，他的臨床經驗和知識令人欽佩，能夠兩者兼具實屬難得。《直覺斷食法》提供一套靈活、可實現的健康促進計畫，將會造福許多讀者。

——喬爾・卡恩醫師（Joel Kahn），

韋恩州立大學醫學院臨床醫學教授

到底要吃什麼，是否讓你覺得好困擾？你的身體也很困擾。別再煩啦！威爾·柯爾博士的計畫能夠讓你找回代謝靈活度，重新調整我們與食物的關係。我非得大力推薦這本佳作不可！

——丹尼爾・阿曼（Daniel Amen），

醫學博士、《紐約時報》暢銷書作者

我們並非一生下來就吃一日三餐外加點心，輪流進食和斷食，才符合身體與生俱來的本能。這本書提供相關方法，讓你輕鬆、順利、直覺地斷食。

——傑森・瓦克沃布（Jason Wachob），
保健品牌 mindbodygreen 創辦人暨共同執行長

這本超棒的健康飲食指南帶你建立直覺飲食模式，幫你變得更健康，更注重飲食方式和時機。《直覺斷食法》教你如何找到代謝靈活度，讓你直覺相信大腦和身體能夠充分發揮潛力。

——卡洛琳・莉芙（Caroline Leaf），
神經科學暨心理健康專家、暢銷作家

每當我的客戶想要了解功能醫學的觀點時，我都推薦威爾．柯爾博士。本書將改變你對食物的看法，讓你完整了解間歇性斷食為何如此有效，以及如何善用它的好處。在你一頭栽進斷食世界前，一定要讀這本書。

——凱莉・李維克（Kelly LeVeque），知名營養師暨暢銷書籍《愛自己的身體，靈活飲食瘦身》（*Body Love*）作者

對大部分的人來說，斷食是件深奧難懂的事。科學已經清楚證實斷食的功效，柯爾博士的著作則教你如何應用斷食法，讓這套方法更加實用。我們需要簡單、有用的方式來療癒腸道、大腦和身體。現在你有這本書了，書中還有美味的日常飲食選擇！

——克里斯多福・加維根（Christopher Gavigan），健康生活品牌 The Honest Company 和 Prima 公司共同創辦人

CONTENTS

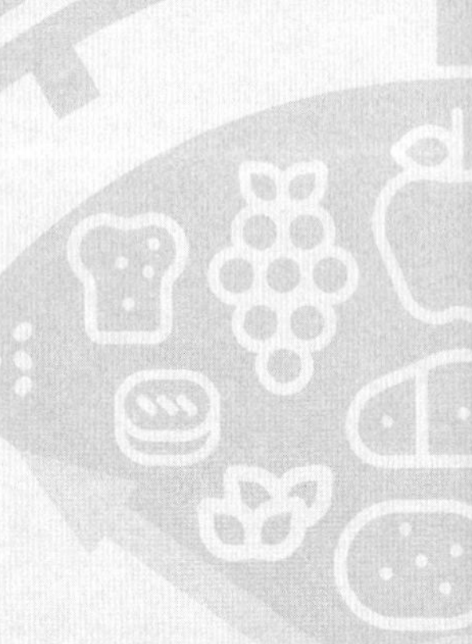

第三部
直覺斷食：入門與進階

第四部
直覺斷食食譜和飲食計畫

INTUITIVE Fasting

簡介

直覺斷食說明

天地之間存在一種美妙平衡，宇宙之中蘊含二元共存。從月球對海洋潮汐的牽引、長冬後的春日百花盛開，到體內微妙的荷爾蒙起落變化，都有一種優雅、一分為二的自然韻律，而你就是自然韻律的一部分。有平衡必有條理，失去平衡，問題隨之而起。

現代世界充滿各種紛擾失衡。從烏煙瘴氣的城市中的壅塞交通，到網路上無止無境、令人心煩的內容皆然。可以確定的是，現代生活喧鬧擁擠的失衡現象，已經多到滿溢出來。

這種蔓延全球的紛擾不只存在於外在，也存在於體內。說到身體和健康，數以百萬計的人被各種常見疾病纏身。從自體免疫疾病和焦慮症、憂鬱症和糖尿病，到心臟疾病和荷爾蒙問題都有，這些充斥我們世界的干擾和混亂，已經造成嚴重後果。幸好，還有方法可以重新聯繫身體試圖傳達給我們的訊息。

檢視健康

「你最近一次感到飢餓是什麼時候？」我說的不是血糖驟降、嘴饞，或是覺得自己「應該」要吃東西，以便應付接下來的重要工作或活動的那種感受。你最近一次真正感到飢餓，感覺胃裡空空如也，發出咕嚕叫聲，讓你知道該進食了，是什麼時候？

許多已開發國家的人可能很久不曾感到真正飢餓。畢竟我們的生活方式便利安逸，到處都有販賣機或得來速。許多人不再經歷吃飽——飢餓——吃飽的循環，而是在有點餓、吃完東西後有點滿足，隨時想吃含糖、碳水化合物和咖啡因食物的感受中起伏波動。也有很多人只要幾個小時沒吃正餐或點心，就會覺得無力、焦躁或頭暈，總在背包和車上放滿穀麥棒等健康點心，或者其他不太健康的點心，免得餓到發慌。

許多人不曾停下來問自己這類問題：我之所以吃東西是大腦叫我吃的，還是身體真的覺得餓了？我之所以吃早餐是人家叫我這樣做的，還是我醒來真的肚子餓了？我是根據身體的自然飢餓信號，還是照著從小到大一直遵守的飲食規則進食？我的日常飲食安排讓我感覺滿足，還是覺得像在受罪？

我們的飲食內容和進食時間已在文化和生活方式中根深蒂固，許多人不曾質疑這樣的飲食方式適不適合自己。

問題是坊間充斥各種硬性飲食規定和對食物的困惑。我們都是美麗奇妙的獨特個體，就像同一顆鑽石的不同刻面有各自反射光線的方式。正因如此，我認為應該透過直覺引導食療，深入了解身體真正需要什麼來提供能量和養分。

好消息是，有方法可以讓你再次相信身體會發出對的信號，讓你選擇適合身體的食物和生活習慣。在本書中，我會教你如何以全新、靈活的方式，利用間歇性斷食這個革命性工具做出對的選擇，成就個人幸福安康。間歇性斷食是一種生活方式實踐，需在特定時期進行斷食，例如晚餐和隔天早餐間隔十六小時，或每二天斷食一天。這種方法乍看之下不合常理。間歇性「斷食」怎麼可能讓我直覺「飲食」？真高興你問了這個問題。

長久以來，人們認為斷食是一種嚴格死板的方式。話說回來，許多人不也盲目遵從從小到大所教的「一日三餐搭配餐間點心」飲食規則，即使這種做法不適合自己，還是不假思索地照做。

這樣看來，這種規則不是也很嚴格？

我是這麼認為的。

許多人每天無時不在對抗體內的混亂狀態。一旦身體失去平衡，你就很難分辨身體真正需要什麼才會健康有活力。當你處在失衡狀態，就會很難進行直覺飲食。你會困惑不解，無法分辨這是真的餓了還是嘴饞？是真的餓了還是荷爾蒙失衡？情緒性飲食不是直覺飲食，壓力性飲食不是直覺飲食。

身為功能醫學醫師，我熱衷於發掘慢性健康問題的根本原因，好讓身體恢復平衡，重拾平靜。我設計這套直覺斷食計畫，幫你消除所有干擾，傾聽直覺平靜、微小的聲音，聽它說究竟「要吃什麼」、「什麼時候吃」。直覺斷食跟其他斷食法的差別在於它不難做，也沒什麼限制，它的重點不是挨餓，而是自我尊重。它的重點在於愛惜身體，以做出有益健康的行為。數百年來，人類祖先一直透過斷食法強健體魄，讓整體健康達到最佳狀態。直覺斷食讓我們找回祖先促進健康的方法，因為他們知道這個方法確實有效！

斷食乍看之下奇怪，不過整天亂吃一通，卻又不覺滿足也是一樣奇怪。花點時間細細思索，就會覺得創造並盲目遵從這些飲食和用餐規定，似乎有點瘋狂。

在本書中，我會請你徹底改變一直以來的飲食內容、進食時間、進食頻率，同時丟掉過時的飲食規定，一起創造屬於我們的規定。也要請你立刻拋開對整體間歇性斷食可能有的錯誤觀念，進入一個全新世界——沒有硬性規定的飲食世界。

跟其他間歇性斷食計畫不同的是，這個計畫不會採取懲罰做法，也不會要求你只能照書裡講的做。這是一個簡單、可行、有效，適合每個人的計畫。在這趟旅程中，我會介紹一種生活方式，幫你消除干擾，重回直覺飲食模式，而非遵循一直以來的飲食規則。這種做法有助減重，提升滿足感，增加能量，提高生產力。簡而之，你能找到你的平衡中心。我會教你一套「四週靈活斷食計畫」，讓你不再需要順從外界對飲食的期望。這套「四週靈活斷食計畫」整合多種獨特的間歇性斷食方案，讓你重新設定身體、重新提高新陳代謝、促進細胞更新，重新平衡荷爾蒙。我也為你量身設計飲食計畫，讓你降低發炎，促進腸道健康。

我特別設計「四週靈活斷食計畫」的每個細節，幫你重拾對食物和飲食的直覺。完成計畫之後，你會覺得很久沒有如此通體暢快——說不定這是你第一次有這種感覺。只要短短四週，我會證明斷食是比一日三餐更自然的方法，輪流進食和斷食是世界上再簡單、再自然不過的事了。多年以來，我為來自世界各地成千上萬的病患看診，透過我的方法和著作幫助數以千計的病患改善健康。我向各地病患介紹直覺斷食，親眼見證這種方法如何提升個人健康，甚至改變我自己的健康狀況。書中收錄相關食譜、飲食計畫，以及每日飲食安排，讓你不用揣測到底該吃什麼、何時要吃。我會親自帶你走完整個過程，讓你不會覺得執行起來舉步維艱。

我相信飲食和健康應該是愉快、神奇的事情，所以努力透過寫書向病患傳達這個觀念。我的第一本書《蔬食生酮》（*Ketotarin*，暫譯）介紹植物性飲食和生酮飲食之間的奇妙作用。第二本書《抗炎體質・食療聖經》討論從飲食困惑到飲食自由的蛻變過程。這本《直覺斷食法》則教你喚醒法力無邊的治療力量，與食物建立良好關係。

在這個失衡的世界，我們透過本書重新調整、簡化飲食，讓飲食不再是件燒腦的事，讓你用身體感受自己該吃什麼。

準備好了嗎？一起丟掉飲食規定吧！

第一部

斷食新時代

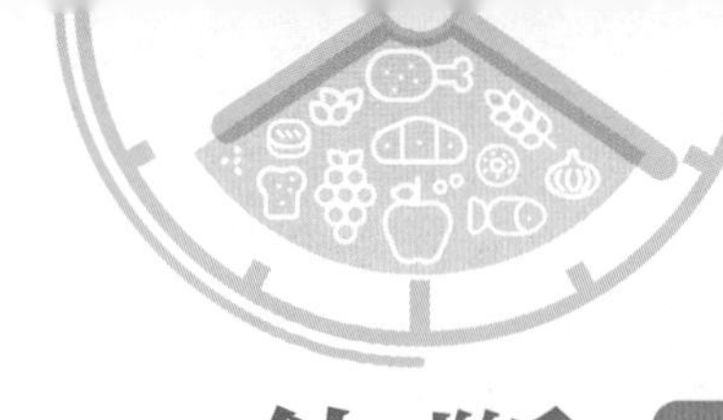

第一章

斷食的起源和飲食自由

讀到「間歇性斷食」這幾個字，你的腦中馬上浮現某人喝著開水，看起來又餓又慘的畫面，這個我懂。人們認為間歇性斷食是一種極端、過分嚴格的飲食法，批評它助長了不良飲食文化，害人們對體重斤斤計較，一心只想追求完美身形。

不吃東西這個概念可能誘發原本就有的負面想法和習慣，在某些情況中，嚴格管控飲食或斷食，美其名是為了健康，其實只是自我虐待，難怪人們容易認為斷食只是另一種形式的限制性飲食。

不過，真正的間歇性斷食跟虐待、限制熱量或限制任何東西其實沒有關係。這些都跟《直覺斷食法》所提出的觀念相去甚遠。

儘管如此，還是有很多人把「長期限制熱量」跟「間歇性斷食」畫上等號。讓我把話講清楚：長期限制熱量跟斷食完全是兩回事。

以下就是兩者不同之處：

- **長期限制熱量**

長時間將每日平均攝取熱量減少到正常值以下。

- **間歇性斷食**

在每天、每週或每月特定時期限制進食次數，或者完全不吃東西。

看出差異了嗎？間歇性斷食的重點在於「什麼時候」進食，而不是吃多少。間歇性斷食法，跟計算熱量、長期限制進食，或者減少整體進食分量其實沒有關係。

那麼，人們怎麼會將斷食和長期限制熱量混為一談？可能是因為間歇性斷食的其中一個實際副作用就是健康減重。斷食和限制熱量都會達到減重效果，但這並不代表兩者是同一件事。其實有點諷刺的是，研究發現斷食的減重效果可能比長年降低熱量還要有效。舉例來說，權威期刊《自然》（*Nature*）刊登一篇研究，指出在二十八位肥胖成人中，斷食的減重和減脂效果大於限制熱量。[1]

驚訝嗎？驚訝的不只你。許多人仍一味認為減重就是要計算「攝取和消耗多少熱量」，其實減重比單純計算熱量來得複雜多了。你的身體不是熱量計算機，而是化學實驗室，間歇性斷食會重新設定這個美妙的生化實驗室，也就是你的新陳代謝。

間歇性斷食能讓身體生理機能發生根本性變化，幫助身體燃燒更多脂肪、降低飢餓感，同時重新獲得能量，這些會在後面深入說明。現在我們只要知道，間歇性斷食比限制熱量還要容易持之以恆（限制熱量會讓你一直處於焦躁、餓怒、無法滿足的狀態）。大部分的飲食法之所以失敗，原因就是長期限制熱量會讓新陳代謝變慢，讓身體進入挨餓模式，使得身體試圖留住脂肪。[2]一項研究比較間歇性斷食和持續限制熱量的效果，發現間歇性斷食是減重的絕佳替代方法，對難以長期限制熱量的人來說更是如此。[3]

等等，不是應該少量多餐，讓新陳代謝持續運作嗎？難道這不是最健康的生活方式和維持體重的方法嗎？

這個觀念乍聽之下合理，其實只要測試一下，這個理論就被推翻了。一項研究隨機篩選兩組糖尿病患，一組一天吃五到六小餐，另一組一天吃兩大餐，藉此比較兩者效果。[4]兩組攝取的熱量一樣，然而結果顯示吃兩大餐的那組減重較多，肝脂肪較少，對口服葡萄糖胰島素的敏感度增加等等。換句話說，一天兩大餐對新陳代謝、減重和血糖平衡來說比較好。多量少餐讓身體更能消化和利用吃下肚的食物，轉化為有用的能量。

另有研究探討相關文獻，發現吃點心的用意原是讓人暫時飽足，避免過度飲食，不過吃點心不會讓你正餐吃得比較少，言下之意就是整體來看，你吃下更多食物和熱量。[5]另一項針對近期做過肥胖手術的病患做的研究發現，頻繁用餐跟減重效果變差有關。[6]

「控制食量」和「少量多餐」的觀念深植我們腦中。不過一份刊在《美國公共衛生期刊》（*American Journal of Public Health*）的英國數據指出，在二〇一〇位肥胖男性和一二四位肥胖女性中，分別只有一位透過這種傳統建議減重成功。[7]這些數字低到令人震驚、難堪，等於失敗率高達百分之九九點五，病態性肥胖症的數字更是讓人憂心。顯然，我們現在採用的策略無效。看到這些數字，我們不得不重新思考一直以來的減重觀念。事實證明一直進食，即使只是少量也會讓我們付出很大代價。消化食物需要大量能量，這可能妨礙其他重要的身體運作。睡前吃、醒來吃，無時無刻都在吃穀麥棒和爆米花，怎麼看都是不自然的事（就算這些食品相對來說是健康的）。

另一個關於斷食的常見錯誤觀念是，既然斷食可以減重，它對健康的益處一定就是減重而已。已有研究推翻這個理論。

例如，一項研究針對一百名女性進行隨機試驗，一半的人採用間歇性斷食法，另一半則減少百分之二十五的熱量。六個月後結果顯示，兩組女性減少的體重相當，但斷食的女性對胰島素的敏感度增加較多，腰圍變小較多，長遠來看，這讓體重管理更加輕鬆。[8]一篇刊在《新英格蘭醫學期刊》（*New England Journal of Medicine*）的大型評論文章引用多項研究，明確指出間歇性斷食的特定好處，包括血糖調節變好、血壓改善、心率改善、耐力提高，以及腹部脂肪減少，這些都是減重以外的效果。[9]該篇文章的作者解釋人體和動物實驗證實斷食的好處並非單純誘發減重。相反地，他們指出間歇性斷食能喚醒潛藏在體內的強大治療機制。斷食並非透過減少熱量來促進健康和幫助減重。相反地，斷食能讓代謝和荷爾蒙途徑產生變化，讓身體恢復平衡，更輕鬆、自然地維持健康體重。簡而言之，你是變健康了所以體重下降，不是體重下降才變健康。

看吧，早就說要丟掉你對斷食和飲食的舊觀念了。

斷食的歷史

斷食被當成減重界的一大新興健康趨勢，造成民眾誤以為斷食只是另一波風潮罷了。然而，斷食其實由來已久。

隨便舉個主流宗教信仰或精神哲學門派，就會發現它們可能以某種方式結合斷食。在宗教的領域，一段時間不進食通常是為了淨化身心、展現犧牲奉獻精神，以及讓人更能回應神靈。在猶太教的贖罪日這天，信徒整天都不能吃東西，也不能喝水！這天被視為一整年最神聖的日子。伊斯蘭教的齋戒月是為期二十八到三十天的斷食，這段時間白天禁止吃喝。在基督教，復活節前四十天展開的大齋期和聖誕節前的將臨期，都以斷食、自省和祈禱為節日揭開序幕。

美洲原住民部落會在「靈境追尋」[譯註1]之前和期間斷食。普韋布洛人[譯註2]會在重要季節慶典之前斷食。薩滿[譯註3]相信斷食讓他們更清楚看見靈境，進而控制鬼魂。在古希臘，人們認為進食會增加惡魔勢力進入人體的風險，因此希臘人經常斷食。在印度，耆那教有各種斷食傳統，包括平時不要吃到有飽足感。這類例子多不勝舉。

數百年來，早在我們有同儕審查科學研究來證明它的好處之前，人類就已為了各種醫學上的理由斷食。最早為了健康因素斷食的記錄可追溯到西元前五世紀。你知道西方醫學之父希波克拉底吧？他建議病患如果罹患特定疾病，或得到需要時間和餘裕自然痊癒的疾病，就暫時不吃不喝一段時間。[10]五百多年前，知名的帕拉塞爾蘇斯

譯註

1 靈境追尋，是某些美洲原住民青少年在進入成年前，必須通過的成人儀式。

2 普韋布洛是位於美國西南部的印第安社區。

3 薩滿信仰是一種巫覡信仰，廣佈於北亞、中亞、西藏、北歐和北美洲地區。薩滿是這種信仰中掌握神祕知識的人士，是人神溝通的媒介，概念就如巫師。

（Paracelsus）醫師也寫文章歌頌斷食的療效，說它是「身體裡的醫師」。

數百年來，醫師、科學家和健康專家一直對斷食的健康益處感到好奇。到了二十世紀中期，人們總算開始針對這個領域展開科學研究。研究人員開始觀察人類和動物在斷食時的狀況，記錄斷食如何影響他們的健康和福祉，甚至拿自己做實驗。一位名叫派尼的內科醫師進行三十日斷食，期間記錄自己的身體和新陳代謝狀況。一九一九年，《英國醫學期刊》（*British Medical Journal*）刊載他的筆記。[11]早在一九一〇年代，斷食就被用來治療痙攣性障礙，這是一種肌肉快速收放的症候群，例如癲癇發作。[12]早在一九一五年，就有醫師建議用斷食治療肥胖症。當時弗林和丹尼斯這兩位醫師建議用短暫的斷食做為安全有效的減重策略。[13]

自此，科學家證實斷食誘發的酮體有助減緩癲癇發作。[14]到了二十世紀末期，隨著我們更加了解斷食對健康的各種潛在影響，各種斷食法和哲理因此應運而生。如今，各種難以計數的疾病和功能障礙，都以斷食做為潛在療法進行研究，包括糖尿病、哮喘、慢性疼痛、代謝症候群（增加個人罹患心臟疾病的各種症狀）、肥胖症、狼瘡和多發性硬化症等自體免疫疾病，甚至是心臟疾病和癌症。

斷食生理學

如今似乎每天都有新的斷食研究報告。斷食在現代醫學的許多方面都很成功，之所以有這麼多益處，主要是斷食符合編在人體基因裡的資訊，讓我們更加貼近祖先的生活方式，因為縱觀歷史，除了宗教和健康因素之外，人們也是迫不得已才斷食的。

你想想看，在有冰箱、包裝食品和得來速之前，人們當然得長時間不吃東西，數千年來，身體已將這種狀況編進DNA裡。儘管過去一百年來，人類生活方式經歷重大變遷，不過大致而言，身體運作的DNA並未改變。研究人員估計人類百分之九十九基因在一萬多年來都不曾改變。[15]因此，從祖傳和遺傳角度思考斷食的健康益處是很重要的。

基因相對而言維持不變，生活方式則從狩獵採集變成農耕社會，從此開啟食物隨手可得的時代。若從人類出現至今的整體背景來看，我們的飲水、空氣、耕種土壤、食物，以及進食次數在很短的時間內發生很大的變化。這已造成遺傳和表觀遺傳之間出現各種落差，意思就是即便基因組已經適應進食和斷食循環，我們卻「無時無刻都在吃東西」，不再尊重這項適應成果。

這樣做有什麼問題？問題在於斷食已被編進人類基因，人體已演化成能在食物充裕和飢荒時發揮特定功能，例如斷食期會觸發自噬作用，讓身體進行大掃除，回收死掉和受損的細胞和蛋白質。斷食八到十小時，身體也會進入所謂的酮症狀態，有益大腦和新陳代謝。某些機制只有在斷食時才會啟動，但許多人一日三餐搭配餐間點心，不再斷食，使得這些機制無法啟動，永遠沉睡不醒。研究指出這種演化落差是引發慢性健康問題的主因，其程度在人類史上前所未見，許多人每天飽受慢性健康問題折磨，而且影響還不止於此。

在《認知科學趨勢》（*Trends in Cognitive Sciences theorize*）刊登的一項研究中，作者推論隨時能夠得到食物和進食會造成表觀遺傳分子ＤＮＡ和蛋白質發生變化，對認知造成負面影響，甚至可能傳給下一代。[16]換句話說，不再斷食已經阻礙了身體的治療機制，損害了我們的健康，而且這些問題也有可能傳給孩子。因此，透過斷食重拾祖先的生活方式是非常重要的。我們的身體經過數個世代的演化，已經可以自然而然斷食一段時間，我們卻不珍惜這些適應成果，導致嚴重後果。下一章要深入探討這種落差，對現代人的健康造成哪些影響，有多少人正在承受這些後果卻不自知。

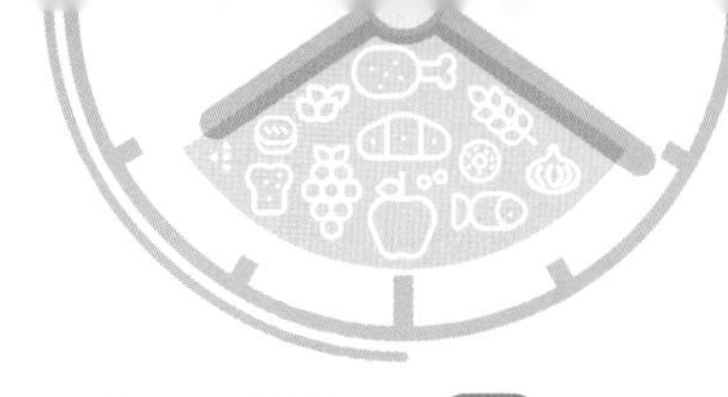

第二章

代謝靈活度與直覺斷食的祕訣

上一章講到過去幾百年來，我們把身體帶往錯的道路，不再斷食，隨時在吃點心，本該在斷食期啟動的機制也變遲緩了。

這種情況不但傷害身體，也影響直覺。由於不再斷食，許多人因此失去「代謝靈活度」，本書會一直提到這個詞彙。代謝不靈活是導致直覺飲食失敗的原因。

什麼叫做擁有靈活的新陳代謝？

「代謝靈活度」指的是身體適應和利用任何可得燃料的能力。如果你剛吃完東西，燃料就是葡萄糖，也就是血糖。如果你一段時間沒吃東西，或者葡萄糖已被消耗殆盡，燃料就是儲存在身體裡的脂肪。如果你曾經健身到「燃脂階段」，代表你已用光葡萄糖，身體開始燃燒脂肪做為燃料。

你可能會認為糖是最佳能量來源，其實脂肪才是促進新陳代謝更有效的燃料。打個比方，你的身體是壁爐裡的火，糖是火種。這種燃料能在短時間內有效迸出火焰，讓火燃燒，但火種燒得很快，不能持久，你得一直添加才能讓火繼續燃燒，糖也一樣。你的能量會暫時衝高，沒多久又驟降。如果你曾吃了一堆甜食，幾個小時後覺得疲倦不堪，昏昏欲睡，說的就是這種現象。

相反地，脂肪就像木柴。把木柴放進火裡，在接下來的幾個小時，火會緩慢穩定地燃燒，它能為身體提供持久穩定的能量。你是靠火種（糖）或木柴（脂肪）讓火燃燒，決定了你的代謝靈活度。

可惜的是，在高糖、高碳水化合物、點心不離手的文化下，很多人已經很久沒有燃燒木柴了。事實上，許多人現在幾乎全靠火種（葡萄糖）做為燃料，這使細胞失去能力，無法快速有效地從用糖轉為用脂肪當燃料。換句話說，我們已經失去代謝靈活度，進而失去維持穩定的能量水平、腦力和胃口的能力。

這個觀念可能不太好懂，先了解這些作用是在身體哪個地方進行的，可以幫助理解。這些作用是在粒線體進行的。粒線體是細胞裡的小型能量中心，這樣比喻你應該就懂了。粒線體有幾種重要功能，不過它們主要負責將氧氣和營養轉化成三磷酸腺苷，這是身體裡主要的能量載體。一旦失去代謝靈活度，粒線體就會失去固有能力，無法在燃燒葡萄糖或脂肪之間有效切換，以維持能量水平。這種現象稱為粒線體紊亂，是代謝煉獄的一種。

失去這種能力會讓我們餓到發抖、狼吞虎嚥，餓到生氣的。此外，由於粒線體的功能是製造細胞能量，因此失去這種能力，也會讓我們極度疲勞、全身無力。我們會一直想吃糖提振精神，好讓我們暫時不會覺得焦躁昏沉。

你應該猜得到，如果體內數以兆計的細胞都嗜糖成癮，根本無法啟動身體裡的直覺飲食模式。如果身體無法靠著燃燒脂肪獲得能量，你會超想吃糖，無論吃了多少東西，照樣每隔幾個小時就餓，想吃高糖、高碳或高糖加高碳食物。這種渴望非常強烈，強到讓直覺無法發揮作用。

代謝靈活度是直覺斷食的關鍵

身為功能醫學醫師，我常聽病患抱怨他們的飢餓信號失常，無法克制對食物的渴望，搞得他們苦不堪言。他們常問我：「柯爾醫師，為什麼我下午不喝加糖的星巴克拿鐵就無法正常工作？」、「為什麼我吃完正餐還是沒有飽足感？」，或是「為什麼幾個小時沒吃東西我就發抖想吐？」。不幸的是，總是覺得吃不飽，總是想吃糖提振精神，會讓人很難維持健康體重，也會嚴重影響健康、生產力和生活品質。整天只忙著別讓自己餓到，別讓血糖驟降，別讓能量下降，這種生活真的很累。

一般來說，如果超級想吃含糖、碳水化合物和咖啡因的食物，肯定不是直覺叫你這麼吃的。這種渴望是身體出現異常的警訊，才會傳遞錯誤訊息給你。

我要澄清一點：如果你有這些狀況，這不是你的錯。就像上一章說的，這是因為我們沒讓身體暫時不吃，藉此好好休息，以便了解身體真正想要和需要什麼。

那麼，開啟直覺飲食的關鍵是什麼？答案是讓身體再次開始斷食，藉此恢復代謝靈活度。重新建立代謝靈活度是「四週靈活斷食計畫」的主要目標之一。

這套計畫概述如下：

- 第一週：飲食習慣再設定

在第一週，我會介紹基本入門斷食計畫，幫你重新設定身體機能，讓你開始靠脂肪當燃料，為代謝靈活度打好基礎。

- 第二週：代謝力提升

在第二週，你會進行適度斷食，其重點是讓新陳代謝重新充電，開始恢復與生俱來的靈活度。

- 第三週：細胞再生更新

在第三週，我們要探索深度斷食的益處，其重點是促進細胞更新和修復、啟動幹細胞，以對抗慢性發炎，促進長壽。

● **第四週：激素再平衡**

在第四週，你會進入燃脂循環，專注維持荷爾蒙的平衡，讓你長期保有代謝靈活度。

醜話說在前頭，一開始你可能覺得斷食根本違反直覺本能，你會渴望食物，又餓又累，還得改掉舊有習慣，這可能比想像中還困難。

不過，只要堅持執行斷食計畫，吃對的食物，就能達到代謝靈活度，斷食也會成一件輕鬆、直覺的事。你就可以相信身體會以最佳狀態發揮功能，無論上次進食是六分鐘、六小時或十六小時之前，你都不會覺得無力、噁心或焦躁。

聽起來超棒的吧？

的確。不過這套計畫的益處還不只代謝靈活度。其實「四週靈活斷食計畫」還搭配可以強化斷食效果的高脂、低碳、乾淨營養飲食計畫，有助解決吃點心、吃高糖高碳飲食所造成的常見健康失衡問題。

這些健康失衡問題未必是像糖尿病和代謝症候群等完全發病、可以被診斷出來的疾病。它們的症狀可能非常細微，一般醫師無法察覺。你有可能是在看過本章之後才知道有這些失衡問題。但是不管有多細微，還是會影響你的代謝靈活度，讓你無法直覺飲食。

代謝不靈活會引發體內失衡炎症反應。「炎症」這個詞彙聽起來很含糊，它究竟是什麼意思？炎症是免疫系統的重要表徵。炎症跟工業及網路發展一樣，本身不是壞事。它會遵從「金髮女孩原則[譯註1]」，在我們需要它時，它會不多不少，發炎得恰到好處。達到平衡時，炎症反應反而會救你一命。傷口和感染就是靠平衡炎症反應的力量治好的。相反地，免疫系統失衡時，炎症反應就像森林大火不斷延燒，影響體內所有細胞，形成慢性發炎。

失衡會帶來破壞。就像地球氣候失衡，逐漸暖化一樣，免疫系統失衡也會引發各種慢性健康問題，進而影響免疫系統本身。這就好比體內發生全球暖化一樣，有其因必有其果。

譯註

1 「金髮女孩原則」源自英國童話故事《歌蒂勞克和三隻熊》（*Goldilocks and the Three Bears*），描述一位闖進熊家族的女孩坐了小熊的椅子、吃了小熊的食物，睡了小熊的床，因為熊爸爸和媽媽的椅子、食物和床都太大太多，只有小熊的對她才「恰到好處」。作者引用這個「恰到好處」的原則來比喻炎症反應。

好消息是無論你的發炎反應是輕是重，我設計的「四週靈活斷食計畫」都能導正失衡問題。接下來介紹身體失衡時會發生什麼事，以及「四週靈活斷食計畫」如何解決失衡問題，讓你直覺飲食和斷食，達到最佳健康狀態。

血糖失衡

你自己或親友同事中可能有人有血糖問題，而且可能渾然不知。美國疾病管制中心估計，美國有超過三分之一的成人患有潛伏性糖尿病，超過半數的人渾然不知。

不過，到底什麼叫做血糖失衡？身體在消化食物時，食物中的糖會被分解並進入血液。接著，在胰島素這種荷爾蒙的協助下，血液中的葡萄糖會被傳到細胞，為細胞提供能量。這個過程相當複雜，很多環節都有可能出錯，如果沒有斷食，經常大量攝取糖分，就更容易出問題了。

如果身體經常大量攝取糖分，而且從來不靠脂肪當燃料，使得身體不斷重複這個過程，胰島素受體就會堵住，葡萄糖就無法進入細胞，造成血液中的葡萄糖升高，也就是高血糖，導致潛伏性糖尿病，最後發展成糖尿病。

胰島素失常要怪誰？多半要怪我們亂吃和太常吃。這個道理其實非常簡單：你吃的糖越多，進入體內的葡萄糖就越多。麻煩的是對身體來說，不是只有餐用砂糖才是「糖」。其實，各種形式的單一碳水化合物都是糖，包括義大利麵、麵包、穀片、果汁、甜點、糖果，甚至是龍舌蘭蜜或濃縮果汁等「天然」甜味劑。你越常吃這類食物，身體就越常分泌胰島素，才能把糖分帶到細胞。胰島素幾乎無法招架糖分大軍來襲，以致血液裡的糖分過多，無法代謝。這叫「胰島素阻抗」，是落入代謝不靈活的第一步。你不但無法用脂肪當燃料，連用糖當燃料的能力也受阻了。

如果你擔心自己有這個問題，可以用下面幾個徵兆評估血糖值是否異常：

- 經常想吃甜食、麵包或糕點。
- 吃甜食無法緩解你對糖的渴望，還讓你越來越想吃。
- 一餐沒吃就會焦躁不安，容易餓怒。
- 必須靠咖啡因提神。
- 一餐沒吃就會頭昏眼花。
- 吃東西讓你覺得很累，需要小睡一下。
- 不易減重。
- 經常覺得虛弱、發抖，或是緊張不安。
- 頻尿。

- 會因為上述感受格外焦躁、心煩或緊張。
- 記憶力大不如前。
- 視線模糊。
- 腰圍跟臀圍一樣大或更大。
- 性慾低到不尋常。
- 總是口渴。

不幸的是，如果血糖失衡，八個小時不吃東西對你來說簡直就是不可能的任務。幸好書中所設計的「四週靈活斷食計畫」可以讓你輕鬆開始斷食，同時導正血糖失衡問題。斷食搭配低碳高脂飲食可以減少糖分攝取，讓胰島素受體休息一下，如此就能解決胰島素阻抗的問題，恢復代謝靈活度。

腸道健康問題

隔夜斷食期間，身體「會」啟動各種有益的機制，但是「不會」進行消化。這句看似無關緊要的廢話其實非常重要，因為「不消化」對健康的好處遠遠超乎你的想像。

現代醫學之父希波克拉底有一句名言：「萬病之源始於腸道」。現代研究終於趕上他的先知灼見，證實腸道健康跟其他各種健康問題有關。身體各種問題背後幾乎都是因為腸道出了問題，像是腸躁症候群、哮喘、自閉症、不易減重、甲狀腺功能障礙、自體免疫疾病，以及糖尿病等等。就算沒有脹氣、便祕、腹瀉、胃酸逆流這類典型腸道症狀，腸道可能也有問題，進而影響整體健康和代謝靈活度。

等等，腸道健康跟我有沒有辦法用脂肪當燃料有什麼關係？這個問題的答案就是細菌、真菌、原生動物和病毒等龐大的腸道微生物群。這座繁華的微生物大都會住著各種腸道菌群，能跟你一起執行許多有益健康和新陳代謝的必要機能。事實上，有一塊熱門研究領域專門探討腸道微生物體跟飲食選擇、飢餓信號、體重和血糖健康之間的關係。

研究顯示過重或不易減重的病患（這是代謝不靈活等代謝問題的症狀）腸道微生物體多樣性較少，益菌數量較少，壞菌數量較多。[1] 在一項驚人研究裡，科學家把有糖尿病的實驗小鼠的微生物體移植到健康小鼠體內，完全不用改變飲食，就讓牠們也得到糖尿病。[2、3] 令人驚訝的是，研究人員甚至假設胃繞道手術之所以有效，不是因為胃容量縮小了，而是手術讓腸道微生物相發生重大轉變，進而改變個人對食物的渴望。

這對你來說是什麼意思？意思是腸道的組成深深影響你想吃什麼，以及什麼時候想吃。

吃單糖的微生物甚至會產生毒素，讓我們糖吃不夠就容易生氣、疲倦，所以戒糖才會這麼困難。[4]這類微生物也會改變我們的味蕾、影響鴉片類受體和大麻素受體、產生多巴胺和血清素等等控制情緒的主要神經傳導物質，進而讓我們更想吃它們喜歡的食物。[5]很可怕吧？我們不用那麼怕這些腸道菌，不過它們對我們的影響不容小覷。畢竟它們知道怎麼讓我們開心，又怎麼害我們慘兮兮，我們可以說是任憑它們擺佈。腸道健康狀態會影響血糖、代謝靈活度，以及我們對食物的選擇和渴望。

想要擁有代謝靈活度，就不能不好好照顧腸道健康。幸好「四週靈活斷食計畫」也有介紹哪些食物有助腸道益菌生長，同時阻止嗜糖細菌滋生。除了計畫中介紹的美味、乾淨飲食，間歇性斷食也能幫助平衡腸道微生物體。你的腸道微生物體將會徹底改變，讓你想吃對的食物，不愛錯的食物，輕鬆達成直覺飲食！

瘦體素阻抗

若想充分了解代謝靈活度，就得介紹瘦體素阻抗。瘦體素是脂肪細胞裡所產生的一種荷爾蒙，脂肪細胞不但是非活性組織，也是荷爾蒙系統中一個重要部分。瘦體素的主要作用之一是叫大腦使用身體儲存的脂肪來提供能量，這是代謝靈活度的關鍵。

大腦中的下視丘細胞無法辨識瘦體素信號時，就會發生瘦體素阻抗，導致大腦無法察覺已經吃下夠多食物，並將這種情況解讀成身體在挨餓。

一旦發生瘦體素阻抗，大腦就會開啟所有信號來彌補這種飲食不足的錯覺。所有吃下肚的東西直接變成脂肪儲存起來，而不是被用來提供能量，讓問題雪上加霜。大腦在為接下來的飢餓儲存脂肪，儘管根本沒有飢餓這回事。這會導致新陳代謝變得亂七八糟，讓你難以抑制對食物的渴望，無法憑著直覺飲食。

在我的病患中，這種荷爾蒙阻抗模式是造成體重增加最常見的隱性因素之一。你幾乎不可能扭轉這種症狀。瘦體素阻抗發作時，就算天天上健身房，餐餐只吃生菜沙拉，體重照樣減不下來。解決瘦體素阻抗，對於建立代謝靈活度和用脂肪當燃料是非常重要的。研究顯示斷食期間瘦體素必須維持在低點，才能達到燃脂效果。[6]

那麼，是什麼造成瘦體素阻抗？你大概已經猜到了，答案是慢性發炎。炎症會讓大腦的瘦體素接收區變遲鈍，正是這種信號傳遞受損，才會引發瘦體素阻抗的問題。[7] 身體沒發現已經有瘦體素，所以製造更多瘦體素，試圖把訊息傳給大腦。瘦體素太多也會造成疲倦感，讓人更難運動，進而造成炎症惡化，問題也就如滾雪球般越來越嚴重。

如果你懷疑自己有瘦體素阻抗的問題，應該會很高興聽到間歇性斷食能有效減少身體發炎和瘦體素阻抗。

慢性壓力和大腦

我們都有慢性壓力的問題，這點大家應該都沒意見。不幸的是，慢性壓力對身心都有害。據估計在所有就診病例中，有百分之七十五到九十是因壓力相關疾病和不適而求診。壓力的影響可不是開玩笑的。一項刊在《分子精神病學》（*Molecular Psychiatry*）的研究發現，慢性壓力可能造成大腦結構和功能發生長久性的改變，導致心理健康問題。[8]行為科學與政策協會的研究發現，職場壓力對健康的危害等同於吸二手煙。[9]其他研究則證實慢性壓力跟失眠、甚至是失智症風險增加有關。[10、11]

那麼，處於慢性壓力狀態會怎麼樣？它跟代謝不靈活又有什麼關係？舉例來說，一項刊在《生物精神病學》（*Biological Psychiatry*）的研究發現，光是慢性壓力就會造成新陳代謝變慢，增加你對食物的渴望，讓你每年增重超過五公斤。[12]你看，慢性壓力會引發大腦下視丘內的連鎖反應，下視丘就會傳訊息給腎上腺（腎臟頂端的兩個小小腺體），使其釋放皮質醇和腎上腺素，也就是壓力荷爾蒙。

不幸的是，皮質醇釋放也會造成血糖上升，進而引發胰島素阻抗，破壞新陳代謝靈活度。慢性壓力也跟慢性發炎和腸道健康問題有關。事實上，一項刊在《生理學和藥理學期刊》（*Journal of Physiology and Pharmacology suggests*）的研究指出，壓力與胃腸道疾病有關，像是腸躁症候群、胃食道逆流和潰瘍。另一項研究結論指出，慢性心理壓力可能跟身體喪失調節炎症反應的能力有關。[13、14]

造成炎症的最大因素之一就是壓力。壓力會和炎症形成一種反饋迴路：壓力越大，炎症惡化；炎症惡化，壓力更大。

本書會一再提到壓力管理對重建代謝靈活度的重要性。如果每天承受極大心理壓力，就算吃對的食物，每天晚上斷食十六小時，身體也不會自我治療，代謝靈活度也不會提升。你得好好愛自己，為自己著想，找時間放鬆心情。

好消息是你不必孤軍奮戰。我會在書中教你冥想、正念和深層呼吸等技巧，幫助你打破這種迴路，支持你邁向代謝靈活。然後，你的直覺就會甦醒，再也不會發生壓力大也吃、心情不好也吃，無聊也吃的情形。

慢性發炎

探討上述所有問題，其背後共同的根源就是慢性發炎。我在上一本書《抗炎體質・食療聖經》中解釋，雖然理論上來說，炎症反應有它的正面作用，但是平常久坐不動、愛吃促炎食物、曝露在化學物之下，以及缺乏斷食和吃太多糖所造成的長期慢性發炎，輕則導致體重略增、疲倦，重則引發慢性疼痛和自體免疫疾病。因此，發現並解決慢性發炎，當然是代謝靈活度的另一個關鍵。

想要了解自己有沒有慢性發炎的問題，可以用下列幾個典型徵兆來評估：

- 有自體免疫症狀
- 皮膚莫名起疹子
- 疲倦或無精打采
- 分泌物過多
- 身體疼痛
- 思緒模糊
- 憂鬱或焦慮
- 消化不良

那麼，炎症跟代謝靈活度究竟有什麼關係？腸道相關炎症會影響我們消化、吸收和利用食物提供能量的方式。之前說過，過重者和肥胖者的腸道微生物跟健康體重者的不一樣。一般認為這些改變會導致免疫系統發生變化，引發低度炎症和代謝變化，而這種代謝變化跟肥胖症和糖尿病的代謝變化一樣。[15]

慢性發炎也跟血糖健康狀況有著深遠的關聯性。事實上，慢性發炎是造成胰島素阻抗的原因之一，而胰島素阻抗又會反過來導致慢性發炎加劇，結果就是明明知道吃太多糖是害你嗜糖如命的罪魁禍首，還是禁不住陷入總是想吃糖的惡性循環。此外，內臟脂肪（堆積在腹部的有害脂肪）會製造炎症標記，進而引發長期發炎，增加動脈硬化和糖尿病等代謝失調的風險。[16、17]

如你所見，炎症和新陳代謝有著千絲萬縷的關係。乍聽之下很糟，其實這是好事。怎麼說呢？當你開始注重飲食，培養斷食等有助降低發炎的生活習慣，血糖失衡、腸道健康問題和代謝失調等跟炎症有關的症狀自然就會不藥而癒。

所以，本書介紹飲食的章節非常重要。已有確切證據顯示特定食物會促進發炎，包括乳製品、糖、精製穀物和芥花油等精製植物油，我稱之為「四核心」。所以光是斷食還是不夠，我們必須戒掉這些促炎食物，只吃抗發炎食物，像是健康脂肪、蔬菜和纖維，才能重建代謝靈活度。

代謝靈活度測驗

顯然，身體天生的生活方式和現代社會的生活方式之間存在落差，就會造成許多健康問題。身體各個機能都巧妙地環環相扣，代謝不靈活既是這些健康問題的潛在肇因，也是後果。這些因素攪在一起就會導致健康失衡，讓你每天都覺得很難受。幸好，透過重建代謝靈活度，就能停止這種惡性循環，把它反轉成正向的反饋迴路。本書的計畫開啟一個提升代謝靈活度的新循環，幫你減少發炎、治療腸道，平衡血糖和瘦體素，進一步增加代謝靈活度。明白我的用意了嗎？這是一個完整、環環相扣、治本的健康循環。

看到這裡，你應該已經清楚自己代謝不靈活的問題有多嚴重了。不過我的習慣做法是先了解你的基本狀況，你才知道計畫執行過程中自己進步了多少。為了找出你的基本狀況，我設計一份代謝靈活度問卷，請你根據以下描述跟個人狀況的符合程度，為自己打1、2或3分。

完全不符合：1分
有點符合：2分
完全符合：3分

□常吃點心，手邊隨時準備能量點心。
□很難跳過一餐不吃。
□經常或一直想吃糖或碳水化合物。
□每天一早醒來就吃早餐。
□經常吃過晚餐還是覺得餓，會在睡覺前吃東西。
□斷食十八小時感覺像是不可能的任務。
□一整天的能量水平起伏不定。
□下午三點就疲倦不堪，早上起來也是昏沉無力。
□不吃東西大腦就無法有效運作；肚子餓時無法思考。
□太依賴咖啡因和糖提神。
□根據用餐時間安排健身時機，時機必須抓得剛好，健身時才不會太飽或太餓。

□每隔幾個小時沒吃東西就會餓怒或發抖。
□早上不先吃東西就無法健身。
□經常滿腦子想著「要吃什麼」和「什麼時候可以吃東西」。
□常常剛用過餐就又餓了。
□吃糖無法讓你滿足，反而讓你想吃更多糖。
□跳過一餐不吃或延誤用餐，會讓你覺得焦慮。
□依賴碳水化合物或含糖飲料，來提振能量或腦力。
□覺得自己受飢餓和飲食習慣擺佈，失去掌控能力。
□經常看心情挑食物。
□有時就算不餓也在吃東西。
□常透過吃東西舒壓。
□試過幾次戒糖，但是都以失敗收場。
□覺得沒有糖或麵包的人生是黑白的。
□經常感到思緒模糊或難以專注。

現在把所有分數加起來。如果你的分數是：＿＿。

超過四十分：代謝不太靈活

如果你是這個分數，你的代謝靈活度已經受到影響。食物渴望、飢餓信號、情緒不穩和能量起伏不定，都讓你感到苦不堪言。你可能得靠大量咖啡因或糖和碳水化合物來調整情緒和能量。如果這是你的寫照，放心，不只你這樣呢。幸好這也代表你有很多進步空間，可以期待代謝靈活度為生活所帶來的暢快感受。「四週靈活斷食計畫」將為你帶來可量化的、改變人生的成果！記住，斷食第一週身體可能會有點嚇到，如果身體需要習慣一下，可以重複執行第一週的計畫，再進到第二、三、四週的階段。

三十到四十分：代謝還算靈活

如果你的分數超過三十但低於四十分，你的代謝有點不靈活，但還沒完全被飢餓感和食物渴望控制。可能是因為你有做一些事來支持新陳代謝，防止潛在的健康失衡和代謝不靈活。即便如此，你的努力可能沒什麼太大效果。好消息是，「四週靈活斷食計畫」教你從整體角度達到代謝健康，讓你消除所有不利因素，真正獲得代謝靈活度。如果你正好落在這個區間，一定要嘗試計畫裡的充碳日，或許能讓你進一步提升代謝靈活度。

三十分以下：代謝完全靈活

如果你的分數是三十分以下，你的代謝靈活度很不錯，本身的飲食習慣也可能有利促進新陳代謝。話雖如此，代謝靈活度就像肌肉，必須持續鍛鍊才不會流失。再說，從我多年診治世界各地病患的經驗來看，即便是沒有任何症狀的人，也有需要加強的地方或自己沒發覺的潛在問題。因此，如果你的分數落在這組，可以把「四週靈活斷食計畫」當成調整身體狀態、預防問題的計畫，或是進一步提升健康的方法。請你特別注意第十章的「直覺斷食工具箱」，專注管理你的壓力、睡眠、運動習慣和斷食計畫表。

如果你的分數很高，也有上述健康失衡問題，放心，不只你這樣呢。雖然感覺上你得努力好久才能達到代謝靈活度，不過事情沒你想得那麼困難，何況你還有這本書幫你呢。

這是因為「四週靈活斷食計畫」不只是一套斷食計畫，更是設計來針對並一次解決代謝不靈活、慢性發炎、腸道健康問題、慢性壓力，以及胰島素阻抗等所有問題。我的計畫不是只講斷食而已，還介紹吃什麼、怎麼吃、何時運動，以及如何有效管理壓力等資訊。

完成這個計畫之後，你就可以放心相信身體只在真正需要燃料時才會餓，而且只會想吃適合它的食物。一旦獲得代謝靈活度，你就可以消除餓怒、貪食、嗜糖腸道菌滋生、荷爾蒙失衡，以及炎症等等干擾因素，進而聽到身體真正的需求。除了生理健康，心理健康也會達到最佳狀態。

我知道你可能在想什麼。間歇性斷食真的做得到這些事嗎？斷食期啟動的機制到底有什麼好的？我會在下一章回答「為什麼要斷食」的所有問題，讓你消除疑慮、不再猶豫，滿懷熱情、開始「四週靈活斷食計畫」。

第三章

直覺斷食的五大關鍵益處

開始「四週靈活斷食計畫」之前，得先了解目標是什麼，以及斷食為什麼如此有益身體健康。我先說明計畫中四種不同類型的間歇性斷食法的益處，再從整體面向來看間歇性斷食對健康的幾個核心益處。

1. 酮症：第四種巨量營養素

「四週靈活斷食計畫」的主要目標之一，是讓身體進入不同健康程度的營養性「酮症」。當身體沒有足夠的葡萄糖（就是之前說的火種）來當燃料時，就會啟動酮症這種自然代謝狀態。沒有糖可以燃燒時，身體會開始使用儲存在肝臟裡的糖（肝醣），以釋放可用的能量到血流裡。肝醣耗盡之後，身體會改用儲存的脂肪（能持續在火堆中燃燒的木柴）。這個過程會在體內產生酮體，也就是肝臟製造的一種化合物。當體內有酮體在循環時，大腦會透過稱為β-氧化的過程將酮體轉成能量，把酮體變成替代燃料來源。

那麼，怎樣才能進入酮症狀態？你可以透過幾種方法入酮。第一種是減少攝取碳水化合物和糖，讓血液裡可燃燒的葡萄糖變少，身體就會改為使用儲存的脂肪（這種飲食方式稱為生酮飲食）。

第二種是在一段較長的時期內徹底限制飲食（就是斷食）。不幸的是，現代飲食多以高碳高糖為主，又有吃點心的文化，因此很多人很久不曾入酮了。幸好有了直覺斷食法，我們就能有策略地利用營養素和斷食法讓身體入酮，既可將飲食受限制的感覺降到最低，又能把吃進去的食物的益處發揮到最大。

生酮飲食是低碳、高脂、適量蛋白質的飲食法，也是我第一本書《蔬食生酮》的主題。如果你在進行生酮飲食，糖攝取量會降到一日總熱量的五到十五％以下（淨碳水化合物五十五公克以下），脂肪攝取量則會增加到總熱量的七十到九十％。以每日攝取兩千卡的人來算，一天大約要攝取一百五十五到兩百公克的脂肪。生酮飲食的蛋白質則是適量攝取，約占總熱量的二十％（大約是一天一百公克）。

生酮飲食可以降低血液中的葡萄糖，不必斷食就能迫使身體使用脂肪當燃料。血糖降低代表胰島素減少，胰島素減少、身體又需要能量，就會將儲存在脂肪細胞中的脂肪酸釋放到血流中。用這些脂肪酸製成的酮體跟糖一樣都能當燃料，但酮體的能量供應更穩定有效，讓你大幅減少碳水化合物的攝取，同時增加能量。

在酮症狀態下，血流中的酮體濃度落在〇．五到五 mmol（體積莫耳濃度）之間，這取決於你的蛋白質和碳水化合物攝取量。你可以用血酮機、氣酮機或尿液試紙測量酮體濃度，藉此了解身體入酮多深，不過本書計畫不需要檢測酮體就是了。

入酮的健康益處包括：

- 減重
- 提升能量
- 改善頭腦清晰度
- 改善血壓
- 改善粉刺和皮膚問題
- 降低全身發炎狀況
- 抑制食慾
- 即便無法根除，也能減少癲癇患者發作次數

- 降低罹患特定癌症的風險
- 逆轉或改善多囊性卵巢症候群
- 即便無法逆轉，也能改善第二型糖尿病

生酮飲食為什麼這麼厲害？因為它是結合斷糖、攝取適量蛋白質，和增加健康脂肪的飲食，能讓身體進入營養性酮症，跟斷食有異曲同工之妙。

大部分的人都知道應該限制糖的攝取量，不過你知道糖也可能是健康頭號殺手嗎？糖甚至是造成許多人無法達到身體最佳狀態的主因。美國人每五天平均吃掉七百五十八公克的糖[1]。而在現代，平均一個美國人每年吃掉和喝掉將近六十公斤的添加糖，等於一生攝取超過一千六百公斤的糖，這個驚人的數字相當於一輛裝滿糖的營業用垃圾子母車的量。

這也太多糖了吧！在這種情況下，高糖飲食的危險已是不容爭辯的事實。我們已經知道糖是造成體重增加、心臟病、第二型糖尿病、粉刺、癌症、憂鬱症、焦慮症、快速老化、疲倦、脂肪肝、腎臟病、蛀牙，以及認知能力下降等等許多問題的因素。

就算你決定減少飲食中的糖，做起來也沒想像中簡單。我們攝取的很多是隱性的糖，加在你最意想不到的食物裡，或用別的名稱做為掩飾，放在你最愛的食品和點心的成分表裡。事實上，糖的別稱多到數不清。你必須知道所有別稱，而且能夠一眼認出，才能避免吃到。就算是優格、番茄醬、沙拉醬和義大利麵醬等意想不到的食物，含糖量可能也很高。為了減糖，買東西一定要看營養標示，熟悉一下糖的各種偽裝名稱。

好消息是，基本上所有健康和營養專家一致認同糖對身體有害，這在經常意見衝突、證據相佐的營養學界裡可是很不得了的事。

另一方面，營養專家對於脂肪這個主題則有許多爭論。脂肪在過去一直備受爭議。在一九八〇和九〇年代，「低脂」代表「健康」。不過，近年來人們發現脂肪其實對健康很重要，不像我們一直以為的那樣，是引發疾病、阻塞動脈的壞蛋。一直以來，抨擊吃脂肪這件事的錯誤資訊和宣傳不勝枚舉，所有專家和新聞頻道大肆談論脂肪和心臟病之間的關聯。現在我們知道，膽固醇和脂肪「實際上不會造成」心臟病，而且把肪脂全部歸到一個過分簡化的類別，也是錯得離譜。

事實上，把特級初榨橄欖油、橄欖、酪梨油、酪梨、椰子油和酥油等健康脂肪跟蔬菜一起食用，能讓身體更有效地利用維他命A、D、E和K_2等脂溶性維生素。健康脂肪對細胞健康也很重要。你需要這些脂肪才能打造健康的細胞膜，進而建構身體的基礎。另外，你的大腦是身體最肥的部位，我這麼說不是在做人身攻擊，而是因為大腦約有六十%都是脂肪（沒關係，我的也是）。

健康脂肪也有助平衡荷爾蒙。細胞溝通是荷爾蒙健康的關鍵，富含健康脂肪的飲食有助建立全身細胞溝通途徑，讓荷爾蒙更容易轉換，並前往它們該去的地方。這會讓荷爾蒙達到平衡，對情緒、新陳代謝和體重是不可或缺的狀態。由於細胞、荷爾蒙和大腦都需要脂肪才能發揮最佳機能，因此長期採取低脂飲食根本是要它們餓死。

話雖如此，並非人人都適合長期採取嚴格生酮飲食，有些人則寧願透過長時間不吃東西來達到酮症，所以接下來要講入酮的第二種方法：間歇性斷食。

斷食時間越久，身體自然會燒掉越多儲存在血液中的葡萄糖。等到葡萄糖燒完，身體必須改用脂肪提供能量時，就會像吃生酮飲食那樣開始產生酮體。剛吃過東西時，血液裡的酮體濃度很低，但斷食八到十二小時之後開始升高。[2]在整個「四週彈性斷食計畫」過程中，我們會採用生酮飲食和間歇性斷食並進的方式，讓體內的酮體生成達到加乘效果。

酮體的益處

當你繼續斷食，身體會入酮更深並動用更多儲存的脂肪當燃料，酮體也會取代葡萄糖，成為中樞神經系統的主要能量來源。當我們進入酮症狀態，血流中會有三種主要酮體：

1. 乙醯乙酸（AcAc）最先產生
2. β-羥基丁酸（BHB）從乙醯乙酸中產生
3. 呼氣丙酮（BrAce）也從從乙醯乙酸產生

知道這幾種酮體很重要，因為不同酮體各有負責的健康酮症作用，例如本書會常提到BHB，因為BHB一生成就會直接傳到大腦，進入大腦細胞的粒線體用以製造能量。許多生酮飲食者指出自己注意力和集中力變好，思緒模糊的問題也消失了，一般認為可能是BHB生成所造成的。

BHB也是大腦細胞中的信號分子，能誘發蛋白質表達。其中一種蛋白質是腦源性神經營養因子（BDNF），其作用是促進細胞復原力和突觸可塑性，這表示BDNF有助現有大腦細胞存活，同時刺激健康的新細胞生長。突觸可塑性低已被證實會造成各種大腦健康問題、精神疾病和神經退化疾病，包括阿茲海默症、自閉症、精神分裂症及成癮症。[3] BHB也會啟動AMPK途徑，這個途徑有助調節能量平衡和炎症，也能抑制NLRP3發炎體，這種炎性蛋白質會啟動炎症反應，跟各種炎症和自體免疫疾病有關。[4]因此，許多探討酮症健康益處的研究都以BHB為研究主題，上述三種主要酮體也都有各自的治療特性。

在整個「四週靈活斷食計畫」過程中，我們會採用經過調整的生酮飲食，同時慢慢開始斷食，這能讓我們更容易入酮（因為體內沒有多少糖可以燃燒，所以身體很快就會開始燃脂）。換句話說，我們會同時透過飲食和斷食，精準來說是「限時進食」斷食法，入酮，正可謂是雙管齊下！酮體的新興科學確實厲害，難怪許多科學文獻都把酮體奉為繼蛋白質、脂肪和碳水化合物之後的「第四種巨量營養素」。這種神奇的木柴比一般的脂肪木柴燒得更旺更久。

2. 毒物興奮效應：細胞恢復力的關鍵

定期挨餓有益健康，這個概念乍看之下讓人驚訝、有違常理，大部分的人想吃就有得吃、不用挨餓難道不好嗎？答案是也不是。當然，我們在減少世界飢餓人口和防止飢餓方面已經取得全球性的進展，這是好事（並不代表美國和其他地方不存在糧食不安全的問題），但對大部分住在食物隨手可得，加工食品、速食和垃圾食物往往比健康食物「便宜」的已開發國家的人們來說，過多便利飲食已經造成嚴重的反效果，因為事實證明，間歇性斷食能讓身體處於極為有益的壓力狀態。

這邊說的「壓力」不是卡在車陣中、事情做不完，或是三更半夜接到工作時的那種慢性心理壓力。我說的是「正向壓力」，是做高強度間歇訓練（HIIT）、做冰水浴或三溫暖，或學新語言或樂器時產生的壓力。這些事情會技術性地對身體和大腦「施壓」，長期來說會幫你變得更強。事實上，正向壓力已被證實是有益的，它甚至還有一個科學名詞：「毒物興奮效應」。

毒物興奮效應的歷史由來相當精采。話說位於現今土耳其黑海地區東部的本都王國國王米特里達梯法六世（西元前一三五到六三年）從小懷疑母親會毒死自己。為了避免被心狠手辣的母親害死，他定期服用少量毒液，認為這能讓他百毒不侵。從此以後，這種服用非致死性少量毒液，以免日後中毒的方法就被稱為「米特里達梯法」。[5]在十六世紀，人稱毒物學之父的瑞士醫師帕拉塞爾蘇斯（Paracelsus）說：「萬物皆毒，無物不毒，惟劑量使其不毒」，意思就是「劑量決定一個東西有沒有毒」，這句諺語道出毒物興奮效應的概念。如今，科學文獻進一步探討這個概念。

有毒物作用的物質會對身體構成挑戰，讓身體暫時失常，身體則會加強生長和修復機制做為因應。以HIIT為例，當粒線體（細胞的能量中心）變得更有效率時，就會形成毒物興奮效應。長期下來，HIIT最終將會提升細胞產生能量的能力，隨著身體越來越擅長產生能量，你就會發展出適應性壓力反應，知道如何從健康壓力來源獲得更多好處。

斷食就跟運動和挨寒受熱一樣，是讓身體進入毒物興奮效應的主要方法之一。儘管身體暫時處於壓力，但就長遠來看，你的適應力會變好，恢復力會變強。這種適應性也會出現在細胞層次。斷食可以加強細胞在飢餓狀態下的應對能力，使其整體來說更加健康，更能對抗疾病。只要別做過頭，讓身體有時間復元，在斷食等適量的正向壓力下，身體會越來越強壯。

如你所見，我們的觀念早該改了。斷食並非現在才興起的健康潮流，而是一種屢試不爽、捍衛健康福祉的方法，完全順應數百年來人類基因在地球上的演化方式。

直覺斷食的重點是改變舊有思維，不再認為斷食是為了身材或強化體能，才自我限制並把身體推向極限的做法，而是要把斷食當成重新建立自然飲食之道，並讓身體暫停進食以獲得休息的方法。

斷食能讓身體承受適量的正向壓力，身體才會變得更強壯，適應力更好。我們重新發現斷食的可貴之處，以及其對健康福祉有多重要。

3. 自噬作用：細胞回收再利用系統

斷食的主要益處還有自噬作用，而且無論哪種間歇性斷食法都能促進這種細胞機制。「自噬」一詞是由榮獲諾貝爾獎的生物化學家克里斯汀・德・迪夫（Christian de Duve）於一九六三年所創，然而我們近年才開始了解這個過程對日常健康有著多大影響。自噬（由「自我」加上「吞噬」組合而成）是在斷食期啟動的一種機制，會讓身體開始吞噬、回收或破壞受損細胞和蛋白質。乍看之下像是壞事，不過自噬的最終目的是騰出空間，讓健康的新細胞成長並接替，這個過程被形容為「細胞大掃除」，對達到最佳健康狀態來說相當重要。[6]

在現代生活中，細胞受到各種壓力源攻擊，因此格外需要這個過程。間歇性斷食已被證實可以改善細胞機能、提升幹細胞的治療能力，同時增加細胞面對各種壓力源時的恢復力，包括代謝壓力、氧化壓力，以及蛋白毒性壓力（例如受損的蛋白質）。[7、8]

無論幾歲，自噬作用都很重要，不過隨著年紀增長，這個作用越是不可或缺，這是因為老化會影響身體清除舊細胞和蛋白質的能力，造成這些垃圾開始堆積。自噬作用降低可能造成許多疾病。某項研究的作者指出自噬的主要工作是保護人體免受各種危害，包括感染、癌症、神經退化、加速老化，以及心臟病等等。[9]

每當我說到斷食能讓人活得更久，人們總是挑起眉頭，一副不可置信的模樣。事實上，直到大約十年前，幾乎所有斷食研究都以老化和長壽為主題，其中大多指出斷食可以延長壽命。

需要我舉個例子嗎？早期一篇研究斷食的報告指出讓實驗大鼠斷食，每隔一天才給牠們食物，能讓牠們的壽命延長多達百分之八十。[10]一項針對蠕蟲做的研究指出，斷食讓蠕蟲的壽命增加百分之四十。在另一項針對雄性小鼠做的隔日斷食法中，研究人員觀察到牠們的壽命增加。[11]

好啦，可是人類又不是老鼠或蠕蟲。這個嘛，其實已有具體證據證實斷食也能延長人類壽命。首先，目前已知斷食可以預防許多老化相關疾病，包括前幾大致死疾病。至於斷食為什麼對壽命有如此正向的影響，則有許多理論。其中一個理論來自針對沖繩島等「藍色區域」所做的研究。島上與世隔絕的人口一直維持著間歇性斷食的養生之道，他們的肥胖率和糖尿病率很低，而且相當長壽。我們已經知道延長斷食可以產生酮體，而酮體也能調節影響老化的特定分子和蛋白質的表達。其中包括NAD+（全稱菸草醯胺腺嘌呤二核苷酸，是新陳代謝的重要輔助因子）和去乙醯酶（一種協助調節細胞過程的蛋白質，像是細胞老化、死亡和抗壓能力）。[12]你可能聽過NAD+，因為越來越多保健食品聲稱可以促進NAD+，讓細胞更健康地老化。你問是怎麼做到的？一篇刊在《細胞生物學趨勢》（*Trends in Cell Biology*）的文章解釋，NAD+水平會隨年紀下降，文中指出「這可能是致命傷，因為它會造成細胞核和粒線體機能缺陷，導致許多老化相關病變。」[13]

研究人員認為恢復NAD+水平（尤其是它隨年紀下降時），或許有助改善老化相關問題，對抗老化相關疾病。這是因為NAD+可以支持細胞活力，幫助維持DNA健康。此外，NAD+也能啟動去乙醯酶。我好像太過深入講解老化科學了，不過去乙醯酶這種蛋白質存在於所有生物體中，從酵母到細菌到哺乳類都有。在人類中，去乙醯酶對身體的細胞壓力反應具有關鍵作用，包括氧化壓力和DNA損傷等壓力。有些研究認為去乙醯酶對延長壽命可能有直接作用。好消息是，並非只能透過補充NAD+增加去乙醯酶。事實上，體能活動和改變飲食，包括斷食和生酮飲食，已被證實能夠增加去乙醯酶，就連薑黃素等特定化合物也被拿來研究其增加去乙醯酶的功效。[14]

研究人員探討的另一個途徑是mTOR（哺乳動物雷帕黴素靶蛋白，是細胞代謝、生長、增殖和存活的重要調節因子）。mTOR增加與加速老化和老化相關疾病有關。[15]食用蛋白質尤其容易刺激mTOR途徑，而斷食和生酮飲食等類斷食飲食已被證實有助平衡mTOR。[16]

重要的是，間歇性斷食也被證實能刺激粒線體自噬作用，同時抑制蛋白質生成途徑，讓身體暫停製造新的材料，以便大掃除時能保留能量和資源。別讓細胞一直分裂複製，因為那會增加氧化壓力。研究也證實一直吃點心、飲食過量，或日常生活久坐不動，不但無法啟動、甚至還會壓抑這些有益的途徑。[17]所以說，無論採用哪種斷食法，一段時間停止進食似乎都有莫大好處。

4. 對抗炎症：暗中潛伏的疾病

有了酮症、自噬作用和毒物興奮效應的加持，間歇性斷食的潛在健康益處可謂無窮無盡。不過斷食還有一個非常重要的益處，那就是幫助身體對抗慢性發炎。你會在這本書中一直看到「慢性發炎」這幾個字。在整合醫學和功能醫學的領域中，絕大部分的治療過程都是為了降低慢性發炎和不健康的炎症反應。我們已經知道，炎症是幾乎所有重大疾病和功能障礙的共同潛在原因。因此，不難理解降低慢性發炎，為何會被列入間歇性斷食的主要益處之一。

不過整體而言，間歇性斷食究竟如何降低炎症？首先，酮體、自噬作用和毒物興奮效應加在一起，能夠降低慢性發炎，讓免疫系統恢復平衡，因此斷食能夠透過這些機制降低炎症。再者，斷食也可以透過更直接的方式降低炎症。舉例來說，斷食已被證實能夠減少稱為單核球的促炎細胞釋出。當體內的單核球水平很高時（這是人類數百年來養成的飲食習慣，造成的後果之一），可能造成組織嚴重受損。[18]研究顯示斷食期間，這些細胞會進入「睡眠模式」並關機。換句話說，斷食基本上是現代人高糖、高度加工飲食的解藥。

斷食能夠降低炎症，可能也跟脂聯素的抗炎作用有關。脂聯素是一種蛋白質類荷爾蒙，與血糖控制有著微妙關係。[19]前面已經大概介紹血糖失衡，現代人多半有血糖問題，而血糖失衡與炎症有著千絲萬縷的關聯。胰島素阻抗透過干擾素、介白素和成長因子等由免疫系統分泌的促炎細胞或物質，與炎症產生複雜關係，因此透過斷食改善胰島素敏感度，可對炎症標記產生直接作用。

我們尚不清楚斷食改善炎性疾病的所有機制，不過可以確認的是這層關聯將為炎性疾病的治療和預防帶來實質意涵。舉例來說，一項研究證實連續一個月隔日斷食，能夠減少成年哮喘患者體內的氧化壓力和炎症標記。[20]這項研究是個相當實用的例子，說明未來斷食能被用於治療炎性疾病。

5. 減脂：身體結構的解決方案

如果你有減重需求，可能會在計畫第一週就看到減重效果。一開始的體重減輕主要是水分重量減少和炎症水平下降所致，這是因為身體發生改變，使代謝靈活度提升，但這只是斷食的自然漣漪效應罷了。

雖說斷食的益處遠遠不只減脂，不過這不代表我們要完全忽略它的減重益處，畢竟維持健康體重對長遠健康來說非常重要。

一項由伊利諾大學芝加哥分校的研究人員做的研究找來二十三名有肥胖症的自願者，讓他們進行十二週的限時進食。[21]參與者每天只可以在早上十點到晚上六點之間進食，但是沒有限制食物種類和分量。結果顯示比起過去研究的匹配歷史對照組，這些參與者所攝取的熱量整體較少，體重也有減少。事實上，研究顯示儘管沒有要求他們計算熱量或注意食量，他們每天攝取的熱量平均減少三百五十大卡。正如其中一名研究人員說的：「減重也可以不要計算熱量或限制食用特定食物。」

那麼，預計可以減掉多少公斤？一份針對四十項現存研究做的系統性文獻評論指出，間歇性斷食是很有效的減重方法。[22]這些研究結果顯示參與斷食的人在十週之內平均減掉到五公斤。記住，這些研究的參與人數落差極大，有些只有四個，有些則有超過三百個人參與，而且採用各種不同的間歇性斷食法，期間約在二週到一百零四週，所以這個只是平均數字而已。

另有研究指出光是將每日進食期限制在十小時之內，三個月後就有驚人減重效果。[23]參與者只是在早上八點到晚上六點這段時間進食，就減掉百分之三體重，其中百分之四減的是腹部脂肪。研究人員沒有要求他們改變飲食內容，不過最後他們自然而然地減少百分之八．六的熱量。

斷食對身體外觀的作用不是只有減重而已。斷食能夠打造更健康的身體結構並減少脂肪，這比身體質量指數（BMI）和體重計上的數字還要來得重要。一項限時進食研究指出，脂肪氧化增加和減重有一部分要歸功於飢餓素（飢餓蒙爾荷）降低和飢餓感減少所致。[24]

斷食也能大幅增加人類生長激素，簡稱HGH。HGH是一種代謝性蛋白質，其最為人所知的功能就是促進健康的身體結構和幫助減脂。一項來自美國猶他州山間醫療中心的研究甚至指出，在二十四小時的斷食期內，體內的HGH水平自然增加，女性平均增加百分之一千三百，男性的平均增加近百分之兩千。[25]

長期限制熱量攝取可能導致脂肪和肌肉雙雙流失，不過間歇性斷食可以讓你留住肌肉同時燃燒脂肪。舉例來說，一篇文獻評論指出斷食參與者所減掉的體重有百分之九十是脂肪，相比之下，限制熱量攝取者所減掉的只有百分之七十五是脂肪。[26]這表示間歇性斷食計畫在留住瘦肌肉上比較有效。

斷食還有可能幫助消除最危險的脂肪，也就是腹部內臟周圍堆積的脂肪。內臟脂肪之所以危險，是因為它不好消除，而且會增加罹患第二型糖尿病、心臟病，甚至特定癌症的風險。研究人員還不確定為什麼斷食對消除腹部脂肪這麼有效，不過可能跟炎症有關。我們知道內臟脂肪比一般脂肪製造更多炎症標記，長期下來，這些標記會促發慢性炎症，增加罹患疾病的風險，間歇性斷食則可減少慢性發炎。

酮症、毒物興奮效應、自噬作用、對抗慢性發炎，以及減重是間歇性斷食的五大關鍵益處。你或許無法親眼見證全部五種益處，不過放心，只要你在斷食，它們會在背後默默進行，並為你的身體和大腦機能帶來實質改善。更重要的是，這些益處能為你的感受帶來可衡量的改善效果，包括活力水平、認知、疼痛水平、體態、心情，甚至疾病狀態。

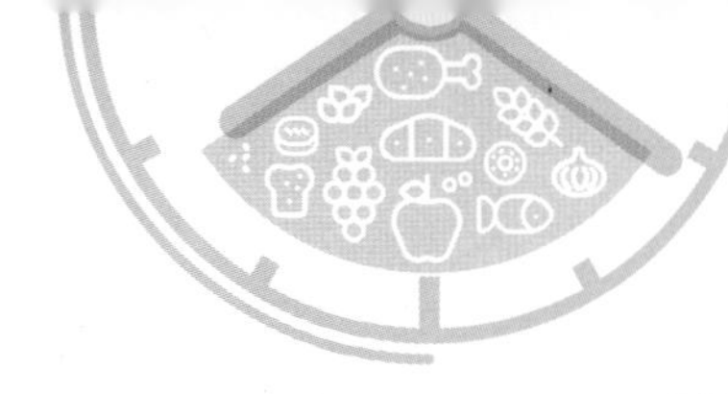

第四章

兩大關鍵：斷食和高脂飲食

我們經常以為「斷食」本身就是一種飲食法，不過斷食不只一種方法，其實斷食分為好幾種，每種各有研究佐證。

在本書中，我們會進行各種限時進食斷食法，幫助你在斷食期間完全不吃東西，除了喝水和茶等飲料之外。除了斷食，我們也會搭配高脂低碳飲食，也就是說我們會透過斷食和乾淨的類生酮飲食來獲得酮症的益處，在享受美味、有飽足感的食物之餘，還能利用斷食的健康益處。接下來我要介紹限時進食和「四週靈活斷食計畫」的食物哲學，讓你知道自己在做什麼，以及為什麼要這麼做。

限時進食

限時進食是一種間歇性斷食法，讓你注意一天之中何時開始和停止進食。這種方法一般是每天進行，可以避開宵夜，有助維持健康的睡眠——清醒循環。本書主要會用這種斷食法。在開始限時進食前，你要選好每天吃東西（進食期）和不吃東西（斷食期）的特定時段。這種斷食法相當簡單，因為不必計算熱量。你只需要擔心現在是什麼時間，是不是進食期就好。

記住，整個計畫期間，我們會多次變換限時進食法，只是斷食法的種類繁多，我們不過講到一點皮毛而已。在整本書中，我不但會引用相關研究來證實限時進食的益處，也會引用其他研究來介紹其他斷食法的益處。為什麼呢？因為從「四週靈活斷食計畫」這個名稱可以知道，這套計畫為期只有四週。完成這套計畫之後，我希望你們儘量嘗試其他斷食法，同時了解它們的益處。此外，許多間歇性斷食法似乎都能激發類似的身體機制，像是自噬作用、毒物興奮效應，以及降低炎症，所以它們的益處是重疊的。其他斷食計畫包括以下所列：

改良式斷食法

這種斷食法不用完全斷食，只要在特定日子將每日熱量攝取限制在七百大卡以內，就能跟生酮飲食一樣模仿斷食效果。若是本書裡的生酮飲食就不必限制熱量，你可以吃到滿足為止，因為這種低碳、高脂、適量蛋白質的巨量營養素比例本身就有類似斷食的效果。以下幾種改良式斷食法未必注重食物品質，而是著重暫時減少熱量，以模仿斷食效果，提供某些跟斷食一樣的益處。

- 改良式兩日斷食法

在這個計畫下，你一週五天（自行決定哪五天）只吃新鮮的原型食物，少吃加工、包裝食物，剩下兩天的熱量不超過七百大卡。在限制熱量的日子，你可以依照最適合自己的方式來調整飲食，採用少量多餐，或是一天兩次分量適中的餐點。再次提醒，你必須吃健康脂肪、乾淨的肉和蔬果。

- 五二斷食法：

跟改良式兩日斷食法一樣，你一週會有五天進行乾淨飲食，不過剩下的兩天必須斷食二十四小時，而且這兩天必須分開，舉例來說，你可以選週一和週三整天斷食。

我選擇限時進食做為「四週靈活斷食計畫」的內容，因為這是展開斷食最簡單、最不可怕、最有彈性的方法，也是我平常就會做的斷食法。限時進食也會讓你不再吃宵夜，這是許多人都有的問題。

吃宵夜

許多人都有晚餐後吃宵夜的習慣。就算晚餐都吃健康脂肪和蛋白質，但是到了九點半的宵夜時間，許多人就開始找糖果、餅乾或爆米花吃。間歇性斷食的好處就在你能根據自己的日常計畫調整進食期，讓自己更有飽足感，同時避免在睡前吃東西。

戒掉宵夜是「四週靈活斷食計畫」的主要目標之一。為什麼呢？我們的身體已經演化成每天都會進行睡眠，即清醒循環，這也稱為「生理時鐘」。我們的新陳代謝也按照這套日常計畫運作，習慣白天進食，晚上睡覺，所以晚上睡前，新陳代謝自然會變慢。如果你在新陳代謝變慢時吃東西，身體就會將這些熱量儲存成脂肪，而不是拿來當燃料使用。動物實驗顯示在違反生理時鐘的情況下餵食，會造成動物吃更多，體重增加，產生更多胰島素阻抗的情形[1]。既然如此，吃宵夜會導致人類出現代謝症候群等各種不良健康結果，也就沒什麼好意外的了。另一項研究顯示超過晚上八點進食，跟瘦體素水平升高和體重增加有關。

避免吃宵夜不只是為了腰圍和新陳代謝著想。在深度睡眠時，大腦能夠強化記憶，加州大學洛杉磯分校的研究指出，睡前進食會影響記憶強化過程[2]。我說這些不是在嚇你，讓你再也不敢吃宵夜，而是鼓勵你晚餐和睡覺之間至少間隔兩小時。顯然，十二小時斷食之所以有那麼多益處，就是因為戒掉宵夜的關係。

限時進食搭配高脂飲食的做法也很容易執行，能夠加強斷食計畫的益處，這就帶到下面的主題。

從高健康脂肪飲食做起

本書這套有科學依據的計畫是從入門的限時進食慢慢做起，將每日進食期限制在十二小時內，藉此進行斷食。一般來說，比起飲食吃什麼，限時進食更重視的是進食「時間」。

若是按照其他斷食計畫，你完全不用改變飲食。老實說，研究顯示想要獲得某些斷食益處，不用改變飲食就能做到。話雖如此，身為一位功能醫學專家，如果我不教你要吃什麼，未免太不負責任了。在我為世界各地病患看診的經驗中，我發現間歇性斷食搭配營養密度高的乾淨飲食，能讓身體溫和地進入更深度的斷食，幫助身體更快、更有效地恢復平衡。食用本章介紹的食物也會讓斷食變得更加容易，因為這些食物可以促進血糖平衡。如果這還不夠，記住，乾淨的生酮飲食其實有類似斷食的效果，因此即便沒在斷食，還是可以善用斷食的許多好處。換句話說，如果你在計畫執行期間難以堅持斷食，也不用覺得有壓力。

你知道自己一天必須做大約兩百個跟食物有關的決定嗎？問題是這些決定大多是在未經思考、不自覺的狀態下做的。身為功能醫學醫師，我知道要讓身體健康有活力，或害身體笨重遲鈍，取決於我們每天選擇的食物。你吃下的每一口食物可以提供身體所需養分，讓你達到最佳健康狀態，也可以傷害身體，導致代謝不靈活、慢性發炎、腸道健康問題、血糖失衡，以及其他健康失衡問題。我們在「四週靈活斷食計畫」中所吃的食物會加強斷食益處，支持身體再設定、代謝再充電、細胞再更新和激素再平衡的能力。

那我們要吃什麼食物？我們會遵循低碳、高脂、適量蛋白質的飲食，這稱不上是典型生酮飲食，不過也很接近了。你可能會想，幹嘛不照著標準的嚴格生酮飲食吃就算了。當你了解酮體和脂肪的好處與糖的壞處之後，生酮飲食簡直就是完美的解決方法。的確，生酮飲食確實已經席捲整個健康世界。生酮飲食能讓新陳代謝變成燃脂機器，讓你甩掉多年減不掉的頑固體重。除了減重以外，生酮飲食也能提升大腦機能，降低慢性發炎，這是現今所有慢性健康問題的根源。再說，糖和精製碳水化合物不正是破壞代謝靈活度的罪魁禍首嗎？

問題就在一般生酮飲食禁止糖和碳水化合物，改以大量來自工廠化養殖動物的加工肉品、培根、牛肉、乳酪，以及乳製品代替。這些食物往往含有大量抗生素和荷爾蒙，許多生酮飲食者卻認為這些都是好的食物，因為它們「高脂低碳」。傳統生酮飲食法也打著「低碳」的名義允許你吃人工甜味劑，像是阿斯巴甜、蔗糖素，以及零卡飲料。這些甜味劑跟各種健康問題有關，但就因為它們低碳，而且符合正確的巨量營養素比例，所以一般生酮飲食者還是會吃。由於過度注重巨量營養素卻忽略食物品質，許多生酮飲食者忌憚蔬菜的碳水化合物含量，因而不敢吃蔬菜，這是我對傳統生酮飲食很感冒的主因。

如果生酮飲食有這麼多壞處，你可能又會想，幹嘛不建議標準的嚴格植物性飲食就好了。一般來說，這種飲食跟生酮飲食正好相反，屬於低脂高碳飲食。提倡植物性飲食的人會說，不吃肉類和乳製品等動物製品不但可以逆轉和預防疾病、保護心臟健康，對地球也很有好處。的確，多吃菜少吃肉據說能減少碳足跡，防止氣候變遷，這些我都非常支持，前提是我們不能因此不知不覺犧牲健康。我在維根和素食病患中就看到這樣的問題。他們很多其實是碳水化合物飲食者，以綠色生活為名，靠吃麵包、義大利麵、豆子，以及純素甜點過活。就算不是嗜麵包成性，他們還是太過依賴黃豆提供蛋白質，這些豆子一般都經過基因改造，而且植物性雌激素含量較高。我看過許多維根飲食者和素食者即便消化不良，整體健康下降，還是對這種飲食和生活方式深信不疑。

那要怎麼吃才對？答案就是「蔬食生酮」。本書結合生酮飲食和植物為主飲食的益處，完全剔除兩者的缺點，提供一套改良後的計畫。「蔬食生酮」生活方式是從我個人食療經驗和臨床經歷中發掘的方式。蔬食生酮飲食包括健康的植物性脂肪、乾淨蛋白質，以及富含營養的彩色蔬菜。我會在後面幾章詳細介紹這些食物和美味食譜，這裡就先大概列出幾種蔬食生酮主食。首先，蔬食生酮飲食是以全素酮類食物做為基底：

- 酪梨／酪梨油
- 橄欖／特級初榨橄欖油
- 椰漿、椰奶、椰子油
- 海洋蔬菜（例如海苔、紅皮藻片）
- 深綠色葉菜（例如菠菜、羽衣甘藍）
- 富含硫的蔬菜，像是球芽甘藍、高麗菜和蘆筍
- 堅果和種籽，像是夏威夷豆、杏仁、核桃、芝麻籽、亞麻籽和奇亞籽。
- 低果糖水果，像是莓類。

蔬食生酮飲食提供（奶蛋）素食酮類食物選擇，所以可以增加：

- 牧場飼養有機雞蛋
- 草飼酥油（澄清奶油）

蔬食生酮飲食也有許多海鮮素酮類食物選擇，所以可以增加野生捕撈魚類，像是阿拉斯加鮭魚等富含有益的 Omega-3 脂肪酸的魚類。

講到巨量營養素，你要注重以下幾種比例：

- 百分之六十到百分之七十五的熱量來自脂肪（可以再增加！）
- 百分之十五到百分之三十的熱量來自蛋白質
- 百分之五到百分之十五的熱量來自碳水化合物（大部分人的目標是每天攝取二十到五十五公克的淨碳水化合物）。

如果這樣的巨量營養素比例讓你感覺舒服，那就沒有必要增加碳水化合物攝取量。不過每個人的狀況不同，有些人，尤其是女性，即使已經適應燃燒脂肪提供能量，定期或週期性地多吃些健康的碳水化合物，會讓他們感覺更好。

乾淨碳循環

「乾淨碳循環」是很棒的工具，可以讓你了解自己的碳水化合物最佳攝取量。這很重要，因為吃太多碳水化合物會干擾酮體生成和血糖，吃太少也會產生副作用，影響你的性荷爾蒙、睡眠，以及減重目標。我們會在計畫第二和第四週檢查碳循環，避免這種情況發生。巨量營養素的變化是維持代謝靈活度的關鍵。「四週靈活斷食計畫」第二和第四週會有幾天可以讓你將每日淨碳水化合物攝取量增加到七十五到一百五十公克，同時減少健康脂肪攝取量，以配合乾淨碳水化合物增量。

蔬菜和酪梨等真正食物的碳水化合物含有不可溶性和可溶性纖維。纖維素和木質素等不可溶性纖維無法為身體所吸收，對血糖和酮症沒有作用。相反地，半乳寡糖和果寡糖等可溶性纖維經過腸道微生物體的發酵，變成有益的細菌發酵終端產物，稱為短鏈脂肪酸，包括：醋酸鹽、丙酸鹽，以及丁酸鹽。主流生酮界的疑慮是可溶性纖維會導致血糖上升，對酮症造成負面作用。

然而，研究顯示可溶性纖維其實可以降血糖。怎麼會這樣呢？丙酸鹽這種短鏈脂肪酸被身體用來進行腸道糖質新生作用，也就是在腸道製造葡萄糖。透過腸道糖質新生途徑，短鏈脂肪可為血糖帶來淨下降的效果。因此，跟肝臟糖質新生作用不同的是，腸道糖質新生作用似乎具有平衡血糖的效果。如果你還記得β-羥基丁酸這種有益的酮體，它跟丙酸鹽這種從植物性食物的抗性澱粉所產生的短

酪梨

總碳水化合物	纖維	糖	淨碳水化合物
17.1g	13.5g	1.3g	3.6g

＊原型食物：淨碳水化合物＝總碳水化合-纖維
＊包裝食品：只算總碳水化合物，不算淨碳水化合物

鏈脂肪酸，在益處和結構上有相似之處。

除了這些科學知識之外，纖維也能抑制食慾：酮症＋真正食物的纖維＝破除食慾的魔法，真可謂是雙贏策略。蔬食生酮注重的是營養密度高的食物，像是蔬菜、堅果和種籽，這些食物固然含有碳水化合物，但卻可被原型食物的纖維所緩衝和利用。

簡而言之，當你採取蔬食生酮計畫，食用非澱粉類蔬菜、酪梨、低果糖水果，以及堅果和種籽時，你要計算淨碳水化合物。如果是吃加工包裝食品（即便是健康食品）或其他非原型食物，則要計算總碳水化合物。

「淨碳水化合物」有時也被稱為「衝擊性碳水化合物」或「活性碳水化合物」。基本上，用「淨碳水化合物」來看碳水化合物的攝取量，是比較全面的方式。

對大多數採取健康生酮飲食的人來說，每日最好只從非澱粉類蔬菜，以及堅果和種籽等原型食物攝取二十到三十公克（最多五十五公克）的淨碳水化合物，這樣效果最好。

對我來說，蔬食生酮飲食不只注重要吃哪些食物。就跟直覺斷食一樣，蔬食生酮飲食的重點是與食物和平共處。所以說雖然跳過本書講解營養的章節不看，照樣可以獲得某些斷食益處，但是了解哪些食物能讓身體茁壯，哪些會害身體生病失調，才真的叫食物和平，而這就是本書要教你的重點。

準備開始

營養密度高的乾淨生酮飲食搭配漸進式斷食，讓你第一週剛斷食沒多久就獲得酮症的各種益處，包括抗發炎和誘發自噬作用等等。接著我們就要開始延長和縮短進食期，以維持身體的代謝靈活度。第三週要嘗試更進階的斷食，更大幅度地限縮進食期。到了第四週，我們要為碳水化合物的攝取量預留彈性空間。這套量身打造的方法同時運用斷食和乾淨的週期性生酮飲食兩種工具，讓你打造具有韌性的代謝靈活度，煥發健康光彩。

正式開始執行這套計畫之前，我要針對慢性健康問題說一句話。如果你有糖尿病、心臟病或自體免疫疾病等慢性疾病，斷食之前請先諮詢醫師。話雖如此，患有慢性疾病並不代表完全不能斷食，或者至少找到某種適合你的斷食方式。事實上，斷食已被證實有助改善各種慢性疾病，從糖尿病和阿茲海默症，到腸躁症候群和肥胖症皆是（本書第二部分介紹直覺斷食的實際益處，屆時將有更多相關內容）。如果你有慢性健康問題，可能只要調整一下斷食計畫即可，例如慢慢開始斷食，或將斷食期限縮在一定時數之內。

不過有個主要的例外狀況，那就是有飲食失調症、厭食症、神經性暴食症或健康食品痴迷症（過分執著於健康飲食）病史的人。斷食可能會讓這些人對飲食又開始鑽起牛角尖。即使出發點是為了改善健康而非減重，限制飲食仍有可能誘發某些人過度計較飲食。飲食失調跟直覺斷食是完全相反的事。我的計畫並非假借養生之名，實則害你飲食失調的方法。本書收錄各種平衡型間歇性斷食法，也介紹各種營養密度高的滋養食物。如果你過去或現在正為飲食失調症所苦，覺得這套斷食計畫對你可能會有幫助，請你諮詢醫師和飲食障礙專家，確認他們是否同意你這麼做，之後飲食習慣如有任何改變也要告知他們。健康生活和執著生活之間有時僅有一線之隔。若對每樣食物斤斤計較，或者出現「既然稍微斷食有益身體，那麼斷食越久一定越好」這種想法，那就失去健康的美意了。你要愛自己的身體才能治療身體。不要對自己的身體感到羞恥，不要過分執著，才能擁有健康。

第二部

四週靈活間歇斷食計畫

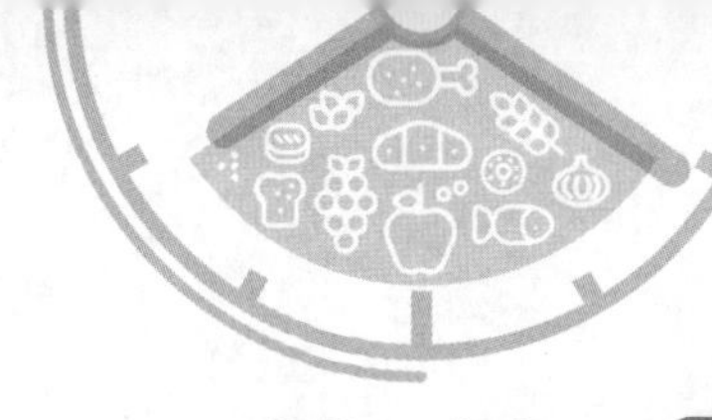

第五章

第一週：飲食習慣再設定

看到這裡，希望你已相信斷食不是叫你挨餓，也不是一時興起的養生之道。如果你準備好透過斷食重建代謝靈活度，就能展開「四週靈活斷食計畫」了。在接下來的四週裡，這套計畫會讓你從不斷攝取糖和碳水化合物來獲得能量，變成可以透過慢慢燃燒脂肪，獲得持久穩定的能量。

第一週的重點是重新設定身體，打好底子以便提升代謝靈活度，同時訓練身體用脂肪當燃料，畢竟你的身體可能好幾年沒這麼做了。為了不要斷食太久就能達成效果，我們除了斷食入門計畫之外，還會搭配低碳、高脂、適量蛋白質的飲食來加強輕斷食的效果。輕斷食和蔬食生酮飲食計畫能讓身體進入營養性酮症，不用一開始就長時間斷食。

斷食十二小時，重設習慣

輕度限時進食是最好的斷食入門法，因為你不用完全改變生活常規，就能獲得斷食的益處。面對沒有斷食經驗的病患，我幾乎都會先介紹十二小時斷食。這個絕佳方法能讓身體輕鬆開始斷食，幫助建立基本的代謝靈活度，讓你開始治療潛在的健康失衡問題，之後才能更容易更自然地延長斷食時間。

這個概念相當簡單，有了這個方法，每天就能輕鬆地在十二小時內進食，然後斷食十二小時。十二小時不吃東西乍看之下好像很久，不過其中包括睡覺時間，所以如果你睡七到八小時，每天清醒時的斷食時間實際上只有三到四小時而已。你可以選早上或晚上斷食（兩個時段都占一點更好！）。舉例來說，你可以在晚上七點前吃完晚餐，隔天早上七點再吃早餐，這樣白天就有十二小時的進食期，晚餐和隔天早餐之間也有十二小時的斷食期了。你可以用最適合你個人時間安排的方式做調整，不過我建議睡前至少兩個小時不要吃東西。有了這個入門計畫，你就可以避開深夜進食，藉此獲得斷食的許多益處，有吃早餐習慣的人也不必等太久才能吃東西。

我會在第九章詳細介紹完整食物清單，以及如何輕鬆追蹤你所攝取的巨量營養素（健康脂肪以及乾淨的蛋白質和碳水化合物）。這裡舉個例子說明「第一週：身體再設定」的一天可以怎麼吃：

早餐：早上七點——冰過夜的檸檬覆盆子奇亞籽甜品。

午餐：中午十二點——羽衣甘藍、球芽甘藍、藍莓沙拉

點心：下午兩點半——鹽味黑巧克力杏仁脆片

晚餐：晚上六點——串燒鮪魚佐酪梨沙拉莎莎醬

看起來很好上手吧？確實如此。對許多人來說，本週最大的挑戰是戒掉宵夜。

斷食十二小時的益處

本週的兩大目標是戒掉宵夜和讓身體入酮。這種做法可以自然產生酮體，我們已經知道酮體對大腦、血糖、心血管系統、炎症水平，以及新陳代謝具有保護和治療作用。

從這週起，我們透過平衡血糖、降低發炎，以及讓腸胃休息過夜十二小時的方式，開始打好身體底子，以便提升代謝靈活度和導正潛在的健康失衡問題。這週可能會覺得怪怪的，因為身體不習慣這樣巨大的新陳代謝變化。話雖然此，這種低碳飲食和簡單的限時進食計畫也能讓你體驗到某些驚人而明顯的益處，像是降低飢餓感、減少食物渴望等等。

降低飢餓感

斷食的最初幾天你可能會很餓，很想吃東西，但也可能感到不是很餓，覺得出乎意外地飽足。為什麼會這樣呢？因為脂肪是最有飽足感的巨量營養素，能提供身體穩定的能量。再者，由於沒有吃碳水化合物，你的血糖也不像之前那樣容易衝高、驟降。研究證實低碳飲食有助抑制飢餓感。[1]

這種低碳飲食作用背後的機制之一可能跟飢餓素有關，也就是體內主要的飢餓荷爾蒙。飢餓素是由胃所分泌，能在胃裡引發實際飢餓感。飢餓素水平高時，你自然會覺得飢餓、吃得較多，也會儲存脂肪。因此計畫期間，我們當然希望降低飢餓素水平，以便降低飢餓感同時燃燒更多脂肪。好消息是，不吃碳水化合物也有助於平衡飢餓素。相反地，脂肪這種巨量營養素最不會對飢餓素造成影響，而蛋白質是非常有飽足感的營養素，因為它能減少飢餓素水平。[2]

限時進食似乎也有助於抑制飢餓感。舉例來說，肥胖症協會的一項研究顯示在下午時段吃晚餐，可以提高參與者在燃燒碳水化合物和燃燒脂肪之間進行切換、以便提供能量的能力，言下之意就是代謝靈活度提升了。[3] 這項研究的作者指出按照生理時鐘調整用餐時間，是抑制食慾、改善整體代謝健康的強大策略。研究結果證實在下午時段吃晚餐，加上不吃宵夜，可以燃燒更多脂肪、降低飢餓感和飢餓素水平。所以我才在計畫中採用能夠持之以恆的限時進食法，而不是其他較極端的斷食法。如果你在本週任何時間點覺得飢腸轆轆，請你務必在十二小時進食期內吃夠食物，直到飽足為止。

減少食物渴望

其實不只是你，很多人常會想吃糖或碳水化合物。碳水化合物非常容易讓人上癮。事實上，研究證實麵包、汽水和糖果等消化快的碳水化合物會刺激稱為鴉片類系統的大腦區域，對碳水化合物產生渴望和成癮。[4]我們已經知道吃太多含糖食物會影響腸道菌，讓嗜糖細菌過度繁殖，諷刺的是，這也導致我們更想吃糖。幸好只要遵守低碳飲食搭配十二小時斷食，就能帶來有益健康的改變，幫助你控制食物渴望。

不過我得警告你一件事：最初幾天可能會很辛苦，尤其是如果你平常吃很多碳水化合物和糖。研究指出糖會誘發大腦某個部位釋放多巴胺，這個部位對海洛因和古柯鹼等毒品也有反應。[5]這表示你可能會經歷糖戒斷症候群，像是易怒、疲倦、噁心、頭暈。至少在最初幾天，你的身體會一直求你吃糖。其中一個原因就是腸道裡的嗜糖細菌沒糖可吃，開始死亡。你斷了它們的糧食，它們就會產生反彈作用，引發各種不舒服的症狀來逼你餵它們吃糖。

糖本身容易讓人上癮，現代飲食又普遍有糖，因此戒糖不是一件容易的事。不過我會在書中提供各種工具，讓你成功克服糖癮。添加糖也會以各種委婉名稱做為掩飾，所以一定要看營養標示，多多了解你吃的食物如何為身體提供能量。撐過一開始的戒糖排毒期之後，你會覺得舒暢多了。你會發現自己不再那麼渴望食物，而且完全不受糖的控制。一些小型研究證實酮症有助降低對食物和酒精的渴望。[6]等新陳代謝從燃燒糖變成燃燒脂肪後，你就脫離了渴望吃糖的惡性循環，能提供身體需要而非想要的食物。

許多人開始斷食之後，發現自己情緒性飲食的現象減少了。我幫世界各地的病患看診時經常看到這種成果。斷食有一部分的重點在於改變我們對食物的觀點。你不再為了一直想吃東西而感到困擾，而是開始單純把食物視為美味的燃料和滋養的食療。你是為了補充能量，讓身體達到最佳狀態而吃。你吃得越健康，身體機能越好。本週的目的是初步緩和體內失衡的干擾，讓你獲得代謝靈活度，開啟身體的直覺本能。

腸道再設定

好消息是一旦開始斷食並改變飲食內容，你的腸道微生物體馬上有反應。你可能以為改變腸道微生物體的結構要花數週甚至數年，不過研究證實幾個小時內就會開始有變化，而且短短幾天內就能觀察到重大改變。[7]本週的十二小時斷食不但能重新設定身體，更能重新設定腸道。

斷食讓腸道終於可以好好休息一下。如果你之前習慣整天點心吃個不停，而且很晚還在吃東西，你的消化系統肯定很久沒有休息了。這是一大問題，我們以為消化是件理所當然的事，其實消化需要用到大量體力。

我的意思是想要消化食物，你得咀嚼、分泌唾液、吞嚥，接著身體必須分泌胃酸，胰臟必須釋放酵素，才能將吃下去的碳水化合物、脂肪、蛋白質和澱粉分解成更小的碎片。胰臟也得釋放荷爾蒙到血液中，以便幫助調節胃酸、飢餓信號，以及其他消化步驟。你的身體會產生大約兩加侖的水、酵素、膽鹽、黏液和膽汁到大腸。與此同時，胃腸道也得一邊攪拌食物，一邊規律地收縮肌肉，好把食物推進腸道，如此一來，這些食物粒子，也就是被分解成碎片的脂肪、蛋白質和碳水化合物，才能經由血流吸收並送到全身。

整個過程光聽就累，對吧？確實如此。事實上，消化過程估計用掉百分之十的身體總能量。可是除了消化以外，身體還得一直執行其他機能，像是輸送血液、收縮肌肉、過濾血液和尿液、修復DNA，以及製造新細胞。很多人只顧著讓身體不眠不休地消化食物，根本不知道這對身體的負擔有多大。

幸好只要晚餐和早餐之間間隔夠長，就能讓腸道好好休息。微生物體有自己的生理時鐘，而且整天在不同菌落之間不斷循環。我們睡覺時，特定菌群會變多。我們醒著和吃東西時，又有其他菌群會蓬勃增長。正常來說，微生物體每天都會重複這種生理循環，但若我們一直吃個不停，尤其是吃不健康的食物，就會傷害這種循環。限時進食有助重新設定微生物體的自然規律。事實上，研究證實斷食可以減少特定細菌內毒素的吸收，這類內毒素已被證實跟肥胖症和胰島素阻抗風險增加有關。[8]如果你加入這項計畫時就有腸道健康或消化問題，那麼這點對你來說尤其重要。事實上，研究顯示間歇性斷食可以降低腸道發炎，有助改善克隆氏症、潰瘍性結腸炎，以及腸躁症候群等發炎性腸道疾病。[9]另一項研究指出，連續一個月每天斷食十二小時，可以大幅改善C反應蛋白和血清中IL-6介白素等炎症標記。[10]十二小時斷食期也讓身體一天有整整十二小時的休息時間，不用消化，專心修復細胞。

第一週會發生的反應

如果你沒有斷食經驗或習慣吃宵夜，而且早上醒來第一件事就是吃早餐，第一週可能會很緊張。我不會甜言蜜語哄騙你：一開始你可能會有一段不舒服的調適期，因為身體在學著用脂肪當燃料。你這輩子可能幾乎沒有想過自己花多少時間在吃東西這件事上，這讓身體和大腦認為只要看到食物就可以吃。這週你可能會覺得綁手綁腳，或者有些不知所措。這是正常的，也會過去的。

你可能也不太在意飲食中的巨量營養素比例，不知不覺就照著現代人典型的高碳飲食去吃，使得體內所有細胞、組織和器官長期依賴能夠快速提供能量的巨量營養素。因此，當你從燃燒骯髒的糖變成燃燒乾淨的脂肪當燃料時，身體會經歷代謝排毒期，一般稱為酮症流感。酮症流感的症狀包括：

- 疲倦
- 頭痛
- 噁心
- 失眠
- 易怒
- 胃不舒服

之所以會有這些症狀，是因為重金屬和內分泌干擾素等，常見於居家用品和化妝品的毒素會在脂肪細胞內累積。我們第一週入酮時，會誘使脂肪釋放這些儲存的毒素。此外，由於你吃什麼，腸道菌就吃什麼，因此改變飲食也會造成腸道微生物體發生變化。有潛在腸道菌失衡或酵母菌過度滋生的人，可能會經歷「細菌消亡」症狀。

不是每個人都會經歷這些症狀，即便真的發生，你的情況可能也跟別人的不一樣。你有可能從來不會遇到這些問題，也有可能一開始覺得很棒，幾週之後反而出現輕微症狀。如果真的出現酮症流感症狀，建議你這麼做：

多喝水：每天要喝體重乘以三十到四十毫升的水。

重睡眠：你這週可能會覺得疲倦無力，所以夜裡一定要睡滿至少七小時。如果你的時間比較彈性，那就關掉鬧鐘，讓身體睡個飽。

別攝取過多咖啡因：斷食期會讓你一直想喝濃縮咖啡或黑咖啡，但我建議斷食第一週還是維持正常的咖啡因攝取量。

散步：覺得餓或想吃東西時就動一動身體。

不要減少熱量：進食期一定要吃飽。不要計算熱量！如果出現一些症狀，就多吃點脂肪和蛋白質。

如果酮症流感症狀讓你感到非常不適，那就縮短斷食期，不要勉強，這才符合直覺斷食的概念。如果覺得斷食十二小時很難，那就從九或十小時開始，並在一週到兩週之內慢慢延長到十二小時。

前面說過斷食這個概念可能會讓你覺得綁手綁腳，甚至引發焦慮。這點要特別小心，如果你有下視丘——腦垂體——腎上腺軸（HPA軸）功能障礙，或是慢性壓力，進行這個計畫時更要注意。我發現生理時鐘紊亂的人一開始比較難斷食。如果你有這種情形，要對自己特別溫柔，而且一定要看第十章「直覺斷食工具箱」關於壓力的章節。第一週重設斷食的設計是以溫和的方式，讓你慢慢習慣斷食和低碳飲食，如果這週結束之後還是不習慣，那就重新再來！不要覺得丟臉。彈性和直覺的意思就是按照自己的步調進行計畫。

第一週目標

第一週的目標是連續七天，每天晚上斷食十二小時。十二小時乍看之下沒有很久，其實如果搭配類似斷食、乾淨、蔬食為主的低碳飲食來加強效果，這種斷食計畫的益處可是不容小覷的。其實就算只從這本書學到晚餐，和隔天早餐之間間隔十二小時，還是會對身體帶來極大好處。

本週重點是儘量用最溫和卻最有效的方式，讓身體轉為燃燒脂肪。重要的是，本週要儘可能嚴格遵守計畫，尤其必須注意糖和碳水化合物攝取量。就算只吃一小塊糖果或幾口蛋糕，都會毀了有效燃脂的過程。所以這週絕對不可以隨便吃。好消息是，如果這週你能堅持照計畫做，接下來的三週就會容易多了，因為你已打好代謝靈活度的底子，並且重新設定腸道菌和飢餓信號。這些都有助身體達到最佳狀態，為第二週的進階斷食做好準備。

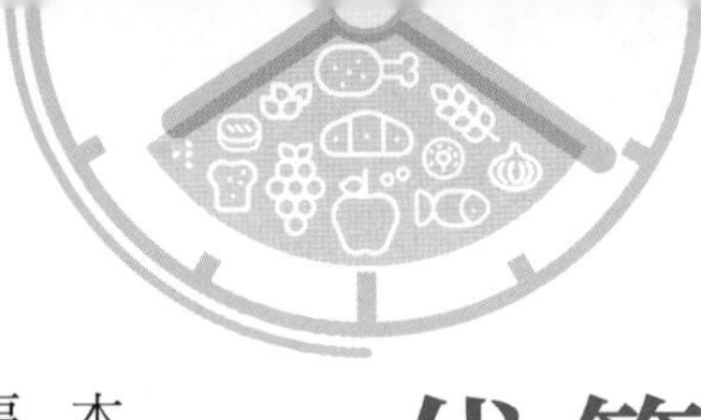

第六章

第二週：代謝力提升

歡迎來到第二週。上週的重點是讓身體溫和入酮，同時打好代謝靈活度的底子。本週重點是讓新陳代謝再充電，讓它跟你配合而不是作對。你的新陳代謝會在這週大幅提升，身體利用能量的方式將會產生持久性變化，進而大幅改變你的感受。

為了達成這些變化，我們要把斷食期延長到十四到十八小時，讓身體進入更深度的酮症，有更多時間讓新陳代謝再充電，同時啟動斷食期才會發生的強大治療機制，帶來比第一週更深度的斷食益處，包括改善代謝標記。

這週也會嘗試乾淨碳循環，在特定幾天增加碳水化合物攝取量（我們稱這幾天為「乾淨充碳日」），前提是如果這對你的身體有益。你不一定要做，如果低碳蔬食生酮飲食讓你感覺很好，那就繼續保持。不過如果你要的話，這週可以更有彈性地選擇巨量營養素。第二週的重點是延長斷食，同時加強營養知識，以更了解身體真正需要什麼才能達到最佳狀態。

斷食十四到十八小時，代謝力提升

這週要進行中度限時進食計畫，方法跟入門計畫一樣，只是必須斷食十四到十八小時，不是十二小時。我不會規定你要在哪個時間斷食，畢竟這是「直覺」斷食計畫。我只要求你至少要以斷食十四小時為目標，如果感覺不錯，可以延長到十八小時。舉例來說，你可以在晚上六點吃完晚餐，隔天早上八點（十四小時）或中午（十八小時）才吃東西。

我平常上班日就是執行這種計畫。我喜歡早上起床後簡單一點，不做早餐，所以上午跟病患視訊看診時，我會喝幾杯伯爵茶、綠茶或草本茶，到了中午才吃東西，如此就能斷食整整十四到十八小時，進食期也就縮短到只有六到十小時。

別忘了我會在第九章詳細介紹完整食物清單，這裡舉個例子，看看「第二週：代謝力再提升」的一天可以怎麼吃。

早餐：茶或咖啡，加上充分喝水

午餐：中午十二點——羽衣甘藍凱撒沙拉和蛋
點心：下午兩點半——椰子萊姆果昔配夏威夷豆
晚餐：下午五點半——奶油干貝佐蒜味荷蘭豆，搭配新鮮薄荷豆薯沙拉

每天結束斷食後吃的第一餐特別重要。一般來說，這一餐要有橄欖油、酪梨、堅果和種籽等健康脂肪來源。以上面的餐點為例，羽衣甘藍凱撒沙拉和蛋富含纖維、乾淨蛋白質、健康脂肪和綠色葉菜，是斷食後第一餐的完美選擇。如果你對這裡列的餐點不感興趣（沒關係的，我不介意），別擔心，本書後面還有很多其他美味的建議和食譜，完整收錄斷食後第一餐的完美餐點。

蔬食生酮循環：乾淨充碳日

上週你減少了碳水化合物攝取量，只從非澱粉類蔬菜和低果糖水果攝取碳水化合物，讓身體有時間從燃燒糖轉為燃燒脂肪。這週我們要嘗試第四章學到的乾淨碳循環。請你選一到兩天做為乾淨充碳日，選擇低果糖水果、米飯或某些澱粉類蔬菜，把一日淨碳水化合物攝取量增加到七十五到一百五十公克，同時減少健康脂肪攝取量。記住，不要假借充碳日的名義大吃糕點、義大利麵或白麵包。其他選項包括：

- 藍莓（每杯有十八公克淨碳水化合物）
- 鳳梨（每杯有二十公克淨碳水化合物）
- 烤地瓜（每個有二十三公克淨碳水化合物）
- 烤山藥（每個有三十三公克淨碳水化合物）
- 白米飯（每半碗有七十公克淨碳水化合物）

如果這能讓你達到最佳狀態，不要覺得丟臉，放心多吃這類健康的碳水化合物。我會在第八章說明為什麼多吃碳水化合物對有些人有益，以及背後是什麼樣的機制在運作。如果你要增加碳水化合物攝取量，建議你在晚餐攝取，避免白天吃影響新陳代謝。晚上吃碳水化合物也能利用其讓人疲倦的作用，幫助你在睡覺之前就先放鬆下來。有些人在重訓之前或之後增加碳水化合碳，效果也很好。

在其他日子裡，你每週要繼續進行高脂低碳飲食（每天淨碳水化合物少於五十五公克）五到六天。如果你是女性、遇到減重停滯期，或有腎上腺或甲狀腺問題，乾淨充碳日對你是很好的選擇。第四週的激素再平衡週會介紹更多乾淨碳循環，不過容易對碳水化合物敏感的人，像是有胰島素阻斷、糖尿病、發炎問題，或是必須減重五公斤以上的人，我通常不會建議這麼早就把碳水化合物增加到上述攝取量的上限。如果你屬於這一類人，你比較容易對碳水化合物敏感，所以讓身體入酮久一點，有助更快獲得代謝靈活度。我再強調一次，如果身體感覺很好，「就沒必要」增加碳水化合物。如果增加碳水化合物，一定要留意能量水平、大腦機能、體重、心情、睡眠和消化反應，以及你哪幾天覺得狀態最好。

這些你都不用親自計算，只要用飲食管理APP就能輕鬆算出淨碳水化合物、脂肪和蛋白質。再說你也別執著於計算這些東西，簡單就好。一旦了解食物如何提供身體燃料，你會發展出對食物的直覺，不用一直用飲食管理APP也沒關係。記住，保持從容優雅，善用科技幫你計算並提供資訊，然後就別管它，專心享受美味食物就好。這週就來嘗試蔬食生酮循環吧。

第二週會發生什麼事

一開始嘗試每天斷食十四到十八小時可能讓你覺得疲倦，這是因為身體正在發展更多的代謝靈活度。記住，每天的感覺都不一樣。有時你會覺得充滿活力，對於斷食感到非常興奮，結果隔天可能覺得焦躁疲倦，想要放棄。有時你斷食十七小時，覺得還可以撐更久，有時斷食十四小時就不行了。如果遇到困難，試試進行乾淨充碳日。

記住，無論你在哪個階段都沒關係。你絕對不會在這本書看到我要求你把身體逼到極限。對自己溫柔點。不過，在你進入第三週前，至少要在這週完成一次十八小時斷食，其他日子至少斷食十四小時。

這週的新斷食計畫可能會對你的心情或行為產生一些作用。這些作用並不常見（研究顯示只有不到百分之十五的人會受影響），不過你可能會經歷焦躁、精神不濟、飢餓或畏寒的情形。[1]話雖如此，也有研究顯示這類計畫可以提振心情和專注力，包括自信增加、心情變好，以及緊張、憤怒和疲倦感降低。[2]你也可能發現自己體重下降、胰島素敏感度提升，代謝機能獲得改善。就連原本不易減重的人也終於突破停滯期。你在第一週越是嚴格遵守計畫，越有可能感受到正向益處，第二週也越不容易出現不良副作用。

對某些人來說，完成十八小時斷食是一大挑戰，不但整晚不能吃東西，隔天的第一餐也得延後。以下幾個建議能讓延長斷食變得容易一些：

喝茶：有機茶是很棒的飲料，可以靠它度過斷食期。它比白開水更有滋味，而且含有兒茶素化合物，有助降低飢餓素荷爾蒙，讓斷食更容易。我會在第十章深入介紹茶的各種益處。[3]

進食期要吃飽：我知道這句話我講好幾遍了，不過既然每天斷食期延長四小時，就一定要吃足夠的食物維持能量，所以進食期一定要吃到飽足為止。

注重健康脂肪和蛋白質：這週的進食頻率減少，所以脂肪和蛋白質是很重要的。這些巨量營養素需要較長時間才能消化，能為身體提供更穩定的能量來源。這週每餐甚至每次點心都要吃到健康脂肪和乾淨蛋白質。堅果和種籽富含脂肪，是餐間點心的絕佳選擇。晚餐吃各種乾淨蛋白質搭配蔬菜，為這一天的進食期劃下句點。

做點輕度運動：運動有助消除食物渴望，甚至能降低飢餓感，還能讓你不要滿腦子想著食物。只要別運動過度就好。慢跑、瑜伽，或到戶外散步都是相當適合第二週的運動。

靜下心來：斷食可能會讓某些人感到焦慮或壓力。你可能擔心自己會頭昏眼花或沒辦法完成斷食。這很正常。如果覺得緊張，試試第十章的四七八呼吸法，這能讓神經系統恢復正常，也可能讓你不要一直想著食物。

這種中度斷食的益處不只可以調整飢餓信號、幫助減重，以及消除食物渴望，還可以對新陳代謝造成持久性的變化，包括減少胰島素阻抗、糖尿病、心臟病、高膽固醇，以及高血脂等等風險。

充電斷食的益處

改善心臟健康

心臟病是全球頭號死亡原因，每年造成超過六十萬美國人死亡（等於每四個死亡案例就有一例是死於心臟病）。心臟病每年讓美國付出數千億美元的成本，在久坐不動、低營養飲食，以及高度壓力的現代生活方式下，這個數字只會持續增加。

幸好，間歇性斷食已被證實有助心臟健康，尤其有助減少壞膽固醇標記、高血壓，以及三酸甘油脂過高等風險因子。舉例來說，研究顯示限時進食有助控制各種代謝疾病的風險因子，同時證實斷食可以增加好膽固醇（高密度脂蛋白膽固醇HDL），降低促炎的壞膽固醇粒子（小而密的低密度脂蛋白膽固醇粒子sdLDL-c）。[4]

膽固醇是類似蠟的脂肪樣物質，其在體內的主要工作是幫忙建立細胞，以及製造荷爾蒙和維生素D。那麼，斷食究竟如何平衡膽固醇？美國猶他州山間醫療中心的一項研究指出，斷食十到十二小時之後，身體會開始搜尋體內其他能量來源以自我維持，於是就把脂肪細胞裡的壞膽固醇拿來提供能量。一開始研究人員發現斷食期間，膽固醇水平竟然升高了。不過結束為期六週的研究之後，他們發現膽固醇水平降低百分之十二左右。[5]實際而言，斷食會動用儲存在體內的膽固醇，把它燃燒提供能量。

斷食也被證實能夠降低三酸甘油脂水平。三酸甘油脂是血液中的一種脂肪（脂質）。吃東西的時候，身體會將沒有用到的葡萄糖轉成三酸甘油脂，然後儲存在脂肪細胞內。基本上，三酸甘油脂是儲存在體內、身體沒用到的能量。如果你平常吃的比消耗的多——尤其是吃太多精緻穀物或單糖、抽煙或喝酒的人，你的三酸甘油脂可能很高。這會引發動脈硬化的風險，其症狀是脂肪斑塊堆積造成動脈變窄，可能導致心臟病發作、中風、周邊動脈阻塞疾病，甚至脂肪肝和胰臟炎。如果斷食時間夠久，身體會在餐與餐之間動用儲存的三酸甘油脂提供能量。這時身體會將三酸甘油脂分解成游離脂肪酸和甘油，使得血液中的三酸甘油脂水平降低。[6]事實上，一項來自利物浦的小型研究進行一週兩天的類斷食飲食，證實相較於傳統的限制熱量飲食法，間歇性斷食可讓餐後三酸甘油脂降低百分之四十。[7]

很棒對吧？知道斷食可以帶來降低食物渴望、減重，以及長期心臟健康等等立即益處，感覺真好。我相信未來斷食將成為預防甚至逆轉冠心病和其他炎性心血管問題的處方療法。

食慾低下、血糖、糖尿病

我們在本書一開始就講到高血糖是造成代謝不靈活、飢餓、食物渴望、疲倦等等症狀的主因。這裡則要深入探討間歇性斷食如何用來治療糖尿病前期，甚至治療完全發病的第二型糖尿病。

先來介紹糖尿病到底是什麼。我們常聽到這個詞，不過你知道罹患糖尿病時，體內究竟會發生什麼事嗎？基本上，糖尿病是血液裡的葡萄糖（血糖）太高時所發生的疾病。之所以會血糖太高，是因為體內沒有足夠的胰島素荷爾蒙，無法將血液中的葡萄糖送到身體各個細胞，好讓細胞把葡萄糖轉換成三磷酸腺苷（體內主要的能量貨幣）當成能量使用。吃了含糖和碳水化合物的食物之後，胰臟就會分泌胰島素。

第一型糖尿病是胰臟無法分泌胰島素的自體免疫疾病，第二型糖尿病則不同，它是體內發生胰島素阻抗，使得胰臟製造過多胰島素所致。可能造成胰島素阻抗的常見生活方式包括高糖高碳飲食、缺乏運動，以及慢性壓力。

當你有胰島素阻抗時，你會有慢性高血糖，也會出現慢性疲勞、極度口渴、飢餓感增加，以及傷口癒合變慢等症狀。血糖問題相當常見。美國疾病管制暨預防中心估計約有半數美國人有糖尿病前期或糖尿病。這裡沒有打錯字喔。百分之五十的美國人有重大血糖問題，其中四分之一的人不知道自己有糖尿病，代表他們每天在渾然不知的情況下傷害自己的身體。約有百分之九十到九十五糖尿病案例是第二型成年型糖尿病，代表這些案例幾乎都跟生活方式有關。更令人憂心的是，被診斷出第二型糖尿病的美國兒童和青少年人數比以往還多。

顯然，我們需要可持續的生活方式干預措施，才能有效恢復血糖健康。間歇性斷食是控制血糖的絕佳工具，執行起來也很容易。每當病患因為血糖問題來找我時，我都建議他們進行間歇性斷食，因為它被證實具有減少胰島素阻抗的效果。[8]

阿拉巴馬大學針對一群糖尿病前期的肥胖男性進行小型研究。[9]研究人員對照八小時限時進食（早上七點到下午三點）和十二小時分散進食（早上七點到晚上七點）的效果，結果顯示五週之後，兩組體重維持不變，不過八小時限時進食組的胰島素水平大幅降低，胰島素敏感度大幅提升。另一項針對十六名參與者進行的小型研究發現，連續二十二天隔日斷食能讓空腹胰島素平均下降百分之五十七，相當驚人。[10]

這是怎麼進行的呢？研究顯示酮症可以降低血液中的胰島素水平，有助預防第二型糖尿病。[11]此外，斷食似乎也能提升身體對糖的代謝。當我們不再吃餐間點心，晚餐和早餐之間的斷食期也隔得夠久，胰島素水平就會下降，儲存在肥胖細胞裡的糖也會釋放出來，做為能量使用。

斷食是很棒的高血糖和胰島素阻抗療法，若再搭配飲食改變，醫師甚至可能讓你減少用藥，或是完全停止藥物治療。舉例來說，有項研究針對三名第二型糖尿病患者測試間歇性斷食法。[12]這些病患服用糖尿病藥超過十年，研究人員要求他們吃低碳飲食，搭配每週三次的二十四小時斷食。測試結束時，他們不但體重減輕，還都可以停用胰島素藥。

這項研究所採用的斷食法比較進階，不過研究顯示簡單的限時進食（類似我們這週採用的方式）也能改善血糖。一項刊在《營養學》科學期刊的研究證實，只在早上八點和下午兩點之間進食，可以降低二十四小時葡萄糖水平、減少血糖飆升，甚至提升胰島素活性，進而改善血糖控制。[13]

如果你有糖尿病，進行斷食計畫之前（尤其是較進階的深度斷食）請先諮詢醫師。此外，如果你有胰島素阻抗的問題，你該知道一開始斷食可能比較困難，可能要久一點才能感受到它的益處。為什麼呢？我們知道斷食會讓體內儲存的糖被消耗殆盡，使得身體必須用脂肪當燃料，因此產生代謝轉換。這種轉換會在停止進食數個小時之後發生，而且受到稱為「過氧化物酶體增殖物活化受體α」（PPAR-a）的受體蛋白質調節。[14]有趣的是，血糖失衡會延長身體進行代謝轉換、燃燒燃料提供能量的時間。所以儘管斷食對糖尿病確實有幫助，剛開始可能會比較難。

斷食、能量水平、心情

代謝不靈活的幾個主要症狀包括疲倦和能量水平起伏不定。我們已經知道能量水平跟粒線體有關，粒線體是細胞裡的能量中心，可以吸收葡萄糖等重要營養素，將之分解成三磷酸腺苷。好消息是，剔除飲食中的碳水化合物並增加脂肪之後，疲倦感可能很快就會消失，因為脂肪的能量比糖多。事實上，一個單位的糖可以產生三十六個三磷酸腺苷粒子，一個單位的脂肪則可以產生四十八個三磷酸腺苷粒子。你想想看：脂肪提供的能量基本上比糖還多。再說營養性酮症已被證實可提升粒線體的生物合成，或促進新粒線體的形成。[15]層層剖析新陳代謝機制之後，會發現它的根本就是粒線體。是粒線體讓我們能在燃料來源之間做切換。如果一直吃高糖食物，粒線體就無法這麼輕易地進行轉換。事實上，一份刊在《細胞》（*Cell*）期刊的文章指出，代謝不靈活會造成粒線體紊亂，破壞燃料轉換，引發能量失調。[16]

此外，一般認為炎症反應和氧化壓力過多是慢性疲勞的潛在肇因，而這兩種問題都可透過斷食獲得改善。[17]因此，如果你這週覺得能量穩定，活力充沛，可別太驚訝了。你可能早上醒來不再覺得昏沉無力、全身僵硬，下午也不再哈欠連連。從我個人和病患的生活來看，這是斷食對現實生活最實用的益處。疲倦感降低代表有更多的力氣可以運動，可以跟朋友聚聚或做自己喜歡的事，好處多到數不完。能量提升，心情通常也會跟著變好。由此可見，斷食對心情可能也有直接而正面的作用。事實上，研究顯示斷食有抗憂鬱的效果，原因可能跟神經元自噬作用（就是腦細胞的自噬作用）大幅增加，以及血清素、腦內啡和腦源性神經營養因子增加有關，這些都是調節情緒的主要因素。[18、19、20]

第二週目標

本週目標是進行更深度的斷食，以便進入更深度的營養性酮症，製造更多有治療效果的酮體，同時引發重大代謝變化。幸好經過第一週的努力，身體已經可以燃燒脂肪，也習慣長時間不吃東西。這週我們要把斷食期儘量延長到十八小時，同時不要超過身體極限，造成不必要的壓力。吃夠多的脂肪、補充水分，做點輕度運動可以幫助達成目標。

接著你就可以好整以暇，放心交由身體進行重大代謝變化，為你創造持久性的健康益處，像是解決潛在的胰島素阻抗問題，以及血脂異常（血液中的脂肪異常地多）等心臟代謝風險因子。如果你這週感覺很好，那就好好享受吧！如果這種新的乾淨飲食斷食法還是讓你覺得有點痛苦，那也沒關係。這週你的身體會發生重大代謝變化。你一直以來都是一日三餐外加點心，現在你的進食時間被縮減到只有六到十小時。無論如何，傾聽身體的聲音就對了。如果身體需要額外睡眠、更多水分或充碳一下，滿足它吧。如果身體需要高強度間歇訓練、十八小時斷食，或晚上跟朋友出去跳舞，滿足它吧！下週我要開始讓你跟你的直覺之間建立更緊密的連結，讓直覺隨著代謝靈活度提升而變得更加強烈。

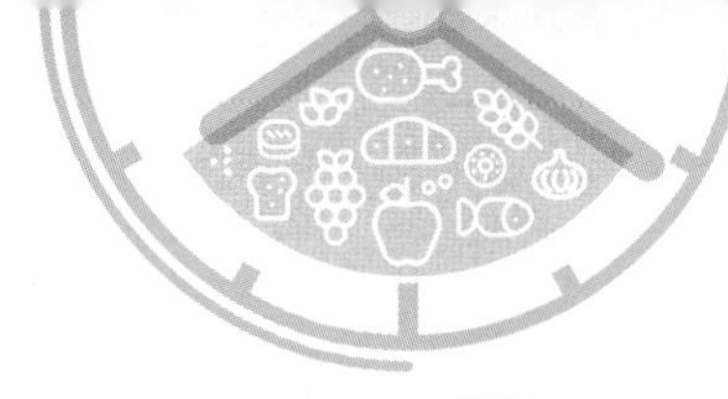

第七章

第三週：細胞再生更新

第三週，接下來的七天，我們將進行為期最長的斷食，完成每隔一天斷食二十到二十二小時。本週重點是讓細胞再更新，延長斷食能讓自噬作用和酮症等機制有充分時間真正啟動並開始運作。

隨著斷食期延長，我們也進入更深層的益處。研究顯示比起短斷食，長斷食更能幫助身體進入營養性酮症。[1]這表示透過「四週靈活斷食計畫」的每週規劃，我們可以逐步延長入酮時間，加強相關益處。第一週的短斷食可以帶來許多正面作用，不過第二和第三週的斷食會將這些作用提升到一個全新階段。我們也會趁這週開始延長和縮短斷食期，以便達到更大的益處。這就好像讓新陳代謝練瑜伽，來提升力量和靈活度。斷食的優點會也會在這週真正發威，為預防疾病、延長壽命、增加幹細胞和延緩細胞老化帶來實際作用。

開始本週的斷食法之前，先回想一下上週的狀況。你有沒有至少完成一次十八小時斷食？如果沒有，可能要考慮重做第二週，再來進入第三週。我不會強制規定你這麼做，但我相信這能讓第三週更容易成功。

斷食二十到二十二小時，細胞再更新

一天斷食二十到二十二小時，代表你只有時間吃一餐少量的過渡餐（我稱之為開齋餐，第十章「直覺斷食工具箱」有詳細介紹）、一餐主餐，或許還能吃上一次點心。總之，只要在一天二到四小時的進食期內吃，哪個時間吃哪一餐都行。

有一種斷食法是一天只吃一餐（ＯＭＡＤ），我們會以「類ＯＭＡＤ」的做法來運用這種斷食法。我之所以主張用「類ＯＭＡＤ」將進食期分散在二到四小時之間，而不是像較傳統的ＯＭＡＤ一樣用二十四：一的斷食進食法，是為了讓你有時間用對身體更溫和持久的方式進食。先吃點對腸道溫和的少量開齋餐，大約一小時後再吃主餐，能讓長斷食和食物的益處發揮到最大。短時間內將所需的營養一次吃完可能會造成消化不良，而且研究證實這會增加所謂的ＰＫＲ途徑，導致代謝炎症飆升，也就是全身性炎症。[2]就連我的「類ＯＭＡＤ」對你來說也可能有點激烈。不過經過前兩週的努力，你的代謝靈活度已經提升，你可能會很意外自己竟能如此輕易地完成長斷食。

你也可能會很驚訝一天只吃一餐有多簡單方便。跟你以前做過的排毒淨化法大為不同的是，本週你不需要那麼辛苦地備餐和規劃飲食。

本週你唯一要擔心的是什麼時候開始進食，以及要怎麼吃，才能在一餐吃足一天的熱量和營養。你得根據年齡、體重和活動量來考量自己需要多少熱量和營養，而且當天主餐只吃營養密度高的真正食物。幸好本書食譜介紹很多富含熱量和營養的餐點，讓你有足夠的燃料撐到下一次進食期。

記住，你不用每天都斷食這麼長的時間，只要每隔一天斷食，在本週完成三到四次非連續性的「類ＯＭＡＤ」斷食即可。不是斷食的日子還是要維持第一週的十二小時進食法，吃美味乾淨的類斷食蔬食生酮飲食，也不要有乾淨充碳日。

我會在第九章詳細介紹完整食物清單，這裡先看看每隔一天的二十到二十二小時「細胞再更新」斷食可以怎麼吃：

早餐：茶或咖啡搭配充分喝水

午餐：中午十二點——茶，充分喝添加微量海鹽的水以補充電解質。

開齋餐（好消化的少量餐點）：下午四點——番茄芝麻菜湯。

主餐：下午五點——兩顆水煮蛋，搭配烤青花菜和香菇佐芝麻、酪梨、烤腰果。

點心：下午五點半——草莓螺旋藻果昔。

第三週會發生什麼事

本週我們會完全進入深度斷食。上週你可能感覺很好，這週也有可能維持這種絕佳感受，就算每隔一天只吃一餐半。很多病患都跟我說他們在這個階段覺得活力充沛，思緒清晰。這是因為三週以來，你的炎症水平逐漸降低、血糖逐漸平衡、瘦體素水平越來越健康，微生物體也有正向變化。到了這個地步，你的身體已經可以順利轉為燃燒脂肪當做燃料，輕鬆深度入酮。

這裡有幾個小訣竅，讓你更輕鬆地度過這週：

大量喝水：我知道我每週都這麼說，可是就是「這麼重要」才會一再強調。入酮之後，你可能會流失水分，造成脫水和便祕。這週一定要多喝水，每天至少要喝八杯兩百五十毫升的過濾純水，其實不只這週，每週都是。

記得補充電解質：光喝水還不夠，因為這週的深度酮症也會導致鈉、鎂和鉀等電解質不足的風險。幸好只要吃點電解質補充劑或在水裡加些海鹽，就能輕易解決這個問題。不知道要買哪些電解質嗎？我會在第十章「直覺斷食工具箱」詳細說明。

非斷食日做運動：無論哪種運動，不管是鐵人三項訓練或只是在社區散步二十分鐘，都要在非斷食日的第一餐前做完，這樣就不必斷食二十到二十二小時後還得運動，而且就算運動後肚子餓，正好也是進食時間。

考慮在日常飲食中添加MCT油：中鏈脂肪酸（MCT）油是用椰子製的優質脂肪。身體能將MCT油裡的中鏈三酸甘油脂，也就是組成MCT油的脂肪，快速變成細胞可用的能量，因此這種油有助深化酮症作用。運動前食用MCT油特別有幫助，加進咖啡或茶效果更好。[3]你可自行決定要不要吃這種油，要的話可先從一天一茶匙開始，再增加到一天四茶匙。

「類OMAD」斷食的益處

斷食時間越久，身體承受第三章所說的正向壓力越多，進而啟動深藏在體內的機制。更明確地來說，細胞會產生適應性壓力反應（還記得毒物興奮效應這種有益的反應吧？），包括提升抗氧化防禦、蛋白質品質控制、DNA修復、增加幹細胞、粒線體生物合成、炎症調降，以及自噬作用等等表現。[4]簡而言之，你可以把這週當成個人的抗老化治療。

不過，這些正向改變不會像飢餓感降低、血糖平衡，以及活力增加那樣能夠馬上感覺得到。儘管如此，這些改變對你的長期健康，甚至預防疾病的能力仍有極大影響。本週重點就是這些斷食的隱性益處，不會馬上看到或感覺到，但絕對能為長期健康和生活品質帶來重大改善的益處。所以說網路上那些宣稱斷食可以「延年益壽」或「預防疾病」的話乍看之下誇大其辭，不過看完本章，你就了解背後的科學原理，明白這些話一點都不誇張。

預防疾病

我們知道斷食可以預防老化相關疾病，但它可以預防各年齡層都會得到的疾病嗎？這方面的研究近年來發展蓬勃，所以準備好囉，有很多要跟你講的呢。

動物和人體研究都已證實間歇性斷食可以改善許多慢性疾病的風險因子，包括自體免疫和炎性疾病、神經退化疾病、慢性疼痛，甚至是癌症。

相關研究顯示間歇性斷食能改善許多炎性相關疾病，像是多發性硬化症、纖維肌痛，以及類風濕關節炎等自體免疫疾病。一項研究證實斷食可以改變腸道微生物體的組成，進而減少類似多發性硬化症的症狀。另一項研究給小鼠吃類斷食飲食，發現所有小鼠的多發性硬化症的臨床嚴重程度都減輕了，其中百分之二十小鼠的症狀甚至完全逆轉。[5、6]

我們知道斷食可以防範慢性發炎，意思是可以預防牛皮癬、哮喘，以及腸躁症候群等炎性相關疾病。這類疾病的發生原因是免疫系統過度反應，在體內引起炎性免疫反應。間歇性斷食可以緩和過度反應的免疫系統，又不會影響其對細菌和病毒等真正威脅的反應能力。事實上，一份刊在《細胞》期刊的研究發現斷食可以降低炎症，改善慢性炎性疾病，同時不會影響免疫系統對急性感染的反應。[7]

還有一個令人振奮的研究領域是在探討斷食在減少罹癌風險上的潛在作用。舉例來說，每晚斷食超過十三小時跟降低乳癌復發風險有關。[8]該研究的作者在結論中指出，斷食或許是降低復發風險的簡易非藥物策略，認為兩者之間的關聯可能在於斷食能改善血糖調節和睡眠，另一種可能的解釋是斷食有助清除體內毒素和受損細胞。[9]

研究人員也探討斷食是否能當成輔助療法，協助提高化療效果，同時減輕化療的許多副作用。[10]舉例來說，一項小型但重要的研究的作者寫道：「十位搭配化療進行斷食的病患指出，斷食不僅安全可行，還能減輕許多化療副作用，化療效果顯然正常，甚至可能獲得強化。」[11]由於化療可能產生相當嚴重的副作用，因此這項發現是很不得了的。

癌細胞和斷食的科學相當有意思。很多癌細胞都很依賴糖，而且容易因為營養不足受到影響。因此當你的身體切換成燃燒脂肪，癌細胞就受不了了，因為它們無法有效地為自己提供能量。基本上來說，在化療之前或期間斷食，能讓藥物更有效地針對癌細胞，同時保護自己的細胞。

既然講到疾病預防與治療，如果不談大腦健康，那就太說不過去了。怎麼說呢？因為許多人不只有焦慮症、憂鬱症、強迫症和創傷後壓力症候群等心理健康問題，也飽受阿茲海默症和多發性硬化症等自體免疫腦部疾病之苦。再說，許多人平常老是覺得遲緩、思緒模糊，無法專注。大腦疾病是一種流行病。在世界各地，憂鬱症是導致失能的主因；在美國，焦慮症影響超過四千萬人。為什麼大腦相關問題如此氾濫成災？近年來，科學界發現各種差異極大的大腦疾病之間可能有一個共同因素，那就是大腦裡的炎性免疫反應。

自體免疫疾病目前也已成為一種流行病，估計有五千萬個美國人受到影響。自體免疫疾病會攻擊身體組織，過度積極地想殲滅入侵身體的病毒和細菌，而且經常對付包括大腦在內的身體特定部位。

數百萬人的免疫系統對自己的大腦和神經組織發動攻擊，然而這個問題卻很少被診斷出來。如今多發性硬化症、帕金森氏症、阿茲海默症，以及自閉症等自體免疫炎性大腦疾病所造成的影響，已經達到人類史上前所未見的規模。

是什麼造成這些問題？就如糖尿病或心臟病，上述所有疾病都跟我們的生活型態以及其對發炎程度的負面影響有著錯綜複雜的關聯。

新的研究探討炎症會對大腦中具有保護作用的血腦障壁造成哪些影響。[12] 血腦障壁可以阻止毒素和發炎信號等各種有害物質透過血流進入大腦。目前我們對血腦障壁的了解不深，不過已經知道慢性壓力和憂鬱症等問題跟血腦障壁不全有關。血腦障壁不全是指這道障壁有漏洞，造成物質滲入，可能導致大腦出現問題，像是現在常講到的神經性自體免疫問題。[13] 血腦障壁不全可能造成免疫小膠質細胞過度活躍，這種細胞就像中樞神經系統的清掃系統，也會觸發炎性自體免疫反應。換句話說，一旦腸道等其部位開始發炎，人體免疫系統可能就會攻擊大腦和神經組織做為回應。在平衡狀態下，小膠質細胞就像大腦的清掃大隊，能夠清除雜質，確保神經系統處於最佳運作狀態。如果有腦漏症這種血腦障壁不全現象，這支清掃大隊就會過度活躍，進入炎性攻擊模式。

有力的臨床前證據顯示，斷食能預防和延緩阿茲海默症和帕金森氏症等常見疾病的發展進程。《新英格蘭醫學期刊》（*New England Journal of Medicine*）的一項研究指出，這是因為斷食能提升腦細胞抗壓和促進自噬作用的能力、強化粒線體機能、提升抗氧化防禦、增加幹細胞，以及促進ＤＮＡ修復。由於酮體是比葡萄糖更有效的能量來源，因此有些研究人員認為酮體或許可以防止造成失智症等大腦疾病的中樞神經系統老化衰退。此外，正如前面所說，斷食能增加腦源性神經營養因子，同時支持神經可塑性，也就是大腦製造新神經元的能力。除了有助預防神經退化疾病，研究人員也在探討腦源性神經營養因子在控制慢性疼痛上的可能作用。由於炎症是造成大腦疾病和慢性疼痛的因子，因此可以理解為何進行這些研究。

傳統思維總是把心理健康和生理健康拆開來講。其實心理健康「就是」生理健康。大腦也是身體的一部分，因此可測量的生理問題也會導致大腦健康問題。一般認為心理健康問題是體內「化學物質失衡」所造成，不過炎症可能就是失衡的潛在因素。炎症可能誘發、加重憂鬱症，甚至就是憂鬱症的根本原因。一項研究的作者指出，雖然許多因素都會影響心理健康，不過其中一個已知的因素就是神經系統的發炎活性增加。[14]想知道一件更驚人的事嗎？抗憂鬱藥物已被證實具有降低發炎的功效，可能就是這種我們尚不了解的機制，這些藥物才會有提振心情的效果。

人們最先發現憂鬱症跟炎症和自體免疫有關，緊接著又發現焦慮症、創傷後壓力症候群和恐慌症也跟這些脫不了關係。舉例來說，一項研究顯示紅斑性狼瘡患者的大腦發炎，因此焦慮程度較高。[15]研究證實焦慮症狀跟促炎細胞因子增加有關，這種細胞因子是免疫細胞所分泌的炎性物質。

心理健康問題和炎症相關研究一再提到促炎細胞因子，甚至出現一種概念，叫做認知功能的細胞因子模型。這個概念指出在分子層次上，細胞因子對認知過程具有重要影響，受到細胞因子介導的過程也會干擾學習、記憶、心情和注意力。換句話說，細胞因子的狀態可能危害大腦健康和心理健康等等。這對本書相當重要，因為研究證實斷食可以降低促炎細胞因子，像是IL-1β、IL-6和腫瘤壞死因子α。[16]

另一項理論跟粒線體有關，我在講製造能量和疲倦時已經介紹過粒線體。研究指出憂鬱症和粒線體疾病之間也有相當耐人尋味的關聯。粒線體是細胞裡的能量中心，也能幫助調節大腦機能。科學家懷疑粒線體機能改變可能增加氧化壓力和細胞凋亡，最終引發憂鬱症狀。這對本書讀者相當重要，因為代謝靈活度的重點之一就是重新教導粒線體，使其可以同時靠著脂肪和糖提供燃料，進而打造更健康、更有生產力的粒線體。就理論上來說，這也可以逆轉憂鬱症的潛在肇因。

第三週目標

本週的主要目標是完成至少三次二十到二十二小時斷食，儘量進入深度酮症、毒物興奮效應，以及自噬狀態。若能做到這點，身體就有足夠的時間和空間從根本的細胞層次自我修復，因為這種修復作用只有在長斷食期間才會發生。我們在第一和第二週建立代謝靈活度，第三週要來驗收成果囉。

為了完成長斷食，請你務必多喝水並補充電解質（例如在水裡加一點喜馬拉雅鹽），才能支持剛建立的代謝靈活度。如果這週進行長斷食遇到困難，那就做正念減壓練習，我會在第十章詳細說明。維持心情平靜對本週來說非常重要，在有壓力的情況下斷食二十二小時對健康毫無幫助。只能在這麼短的時間內吃東西也會讓人產生焦慮感，這很正常。還記得我之前叫你丟掉飲食規定，踏出你的舒適圈嗎？現在來真的了。本週真的要拋開原本對用餐時間和飲食的認知，回歸身體的真正需求和機能。

讓我把話講清楚：這件事一開始並不容易。你一開始可能會覺得很孤單。如果出現這些感受，你要記住這麼做是為了獲得有科學根據的真正益處，像是增加對疾病的抵抗力、延長壽命，以及提升細胞更新。長斷食的目的是追求長期益處，改善自己未來的健康狀況，讓你擺脫跟年齡有關的疾病和退化。在「四週靈活斷食計畫」裡，我們只在第三週進行長斷食，這顯然還不足以完全預防日後的疾病或延長壽命。第三週的重點是讓身體習慣這種具有治療效果的斷食，讓間歇性的二十多小時斷食成為你未來生活型態的重要部分。

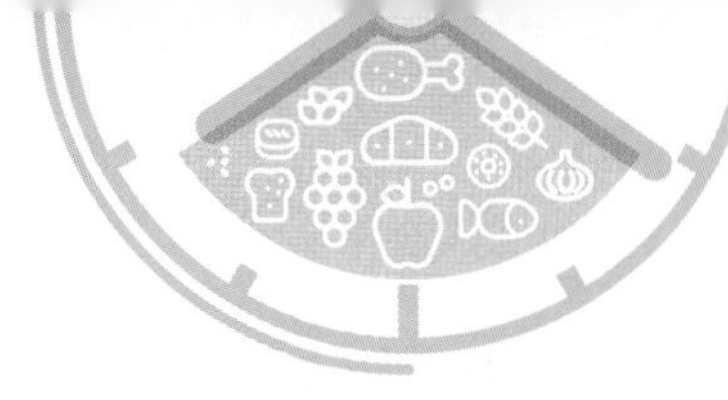

第八章

第四週：激素再平衡

總算來到「四週靈活斷食計畫」的最後一週了。上週你完成長斷食，現在身體可以輕易地燃燒糖和脂肪當燃料。到了「四週靈活斷食計畫」目前這個階段，你已經讓身體接受考驗，要求身體適應巨量營養素的攝取變化和斷食，身體也完全照著本能回應考驗，正面迎接挑戰。身體超乎想像的力量和適應能力，可能會讓你大感驚奇、佩服萬分。

最後這週的重點是荷爾蒙。為什麼？因為身體每個部位彼此相連，而荷爾蒙負責串連體內每個系統，因此了解這點對你身體非常重要。荷爾蒙就像使者，將指令傳到身體各個區域，同時調節情緒、消化和新陳代謝等各種機能，有如一支串連身體每個系統的美妙舞蹈。別讓荷爾蒙不開心，因為到頭來你的幸福往往掌握在荷爾蒙的手中。荷爾蒙對直覺飲食的能力也具有關鍵作用，這是本週的第二個重點。

斷食十二小時，激素再平衡

在「四週靈活斷食計畫」的最後一週，我們要回歸第一週的十二小時進食法，也要多試幾次你可能在第二週做過的乾淨充碳日。你在第二週可以選擇要不要做，不過這週要請你適度嘗試兩到四天乾淨充碳日。這麼做的目的是找出你的碳水化合物最佳攝取量，藉此了解長期來說最適合你的巨量營養素比例。換句話說，我們要嘗試各種碳水化合物攝取量，讓你在結束「四週靈活斷食計畫」後也能繼續照著做。

你可能會想為什麼最後一週的斷食期反而比較短，斷食時間不是應該比上週長才更有益處嗎？

其實不然。我設計的「四週靈活斷食計畫」是要讓你延長和縮短每日進食時間，讓你可以「持續」保有代謝靈活度。如果說在飲食上做變化就像讓新陳代謝做瑜伽，那麼「激素再平衡週」就像瑜伽術語中所說的「大休息式」。這套量身打造的方法能讓你同時運用斷食和低碳飲食等工具，重新找回身體應有的感覺。第三週的「細胞再更新」斷食讓你燃燒可以持續燃燒的木柴。第四週的重點則是在上面添加乾淨的火種，藉此觀察什麼樣的組合最好。代謝靈活度的重點是平衡，以及根據需求燃燒葡萄糖和脂肪的能力。

你得根據身體發出的信號和書中一再講到的直覺，來找出適合你的碳水化合物攝取量。許多人吃低碳高脂飲食就能活力充沛、通體舒暢。一開始可能需要調適，之後就對長期吃低碳飲食和保持酮症狀態感覺很好，不過偶爾有限度地進行碳循環也能為他們帶來益處。

不過，許多人用第二週試過的週期性蔬食生酮法效果最好，所以這週要繼續了解並嘗試乾淨碳循環法。因此，「激素再平衡週」會有三到五天像第一週一樣進行十二小時斷食法，藉此獲得類斷食蔬食生酮飲食的益處。例如：

早餐：早上八點——櫛瓜蘆筍雜燴。

午餐：中午十二點——咖哩風味鮪魚沙拉捲。

點心：下午兩點半——紅甜椒條佐奶油香草蔬菜沾醬。

晚餐：晚上七點——鼠尾草奶油煎核桃波特菇。

不同的是，第四週剩下來的二到四天是「乾淨充碳日」，要將淨碳水化合物攝取量從五十五公克以下增加到七十五到一百五十公克。

週期性蔬食生酮‧乾淨充碳日

每個人的體質不同，有些人對長期處於營養性酮症感覺很好，其他人偶爾增加健康碳水化合物攝取量，藉此有策略性地脫離酮症，對他們反而更有益處，又能獲得代謝靈活度。如果你在第二週的乾淨充碳日感覺更好，可能是因為你需要更多碳水化合物來平衡體內機能。

讓我把話講清楚：需要更多乾淨的碳水化合物並不是壞事。你已經知道什麼是充碳日了，不過我們在這章要深入了解碳水化合物的益處。一般觀點和健康產業總是抹黑特定的營養素，其實沒有哪一種巨量營養素是真的有害的。碳水化合物也是有益的巨量營養素。只要用健康的方式吃，也適合你的生物化學性質，碳水化合物就能為身體提供很棒的燃料，也能幫助許多荷爾蒙和大腦神經傳導物質在最佳狀態下運作。

就算沒吃任何碳水化合物（像第一和第三週那樣），身體也會透過稱為糖質新生的過程製造一些糖，不過偶爾從食物中多攝取一點乾淨碳水化合物，能為身體提供額外助力。就算脂肪木柴燒得很旺，還是會有需要燃燒一些火種的時候和地方。

那要怎麼知道長遠來說，自己是否需要多一點碳水化合物？如果前三週你曾遇到以下這些狀況，應該考慮多做幾天乾淨充碳日：

- 比平常更興奮、高亢或焦慮。
- 經期長度或經前症候群出現變化。
- 晚上難以入睡或放鬆。
- 比平常更焦躁、易怒，容易沮喪。
- 出現心悸或心跳加速。
- 飢餓信號還是不平衡，總是肚子餓，覺得吃不飽。
- 甲狀腺症狀加劇，像是掉髮或疲倦。

如果你注意到自己前三週心神不寧、失眠、焦慮、月經週期改變或飢餓，別擔心。當你的新陳代謝從單純燃燒糖變成更能適應酮體或脂肪，就會出現這些現象。不過既然每個人的體質不同，你這週和之後都可以試試乾淨充碳日，如此就能坐享雙邊最大益處：有策略地增加碳水化合物攝取量，既能讓你享有斷食和酮症的益處，又不會影響荷爾蒙平衡。

那麼這週如何進行週期性蔬食生酮呢？在平常的蔬食生酮日裡，每日飲食中的淨碳水化合物少於五十五公克。這週你可以嘗試增加碳水化合物，將其中四天的淨碳水化合物攝取量增加到七十五到一百五十公克。你可以一連幾天進行乾淨充碳，也可以在這週內分散進行。以下是十二小時斷食法搭配充碳日的例子：

早餐：早上八點——酪梨加葡萄柚灑上椰子脆片。

午餐：中午十二點——薄荷風味鷹嘴豆沙拉。

點心：下午兩點半——小黃瓜片佐香料杏仁醬、鳳梨果昔。

晚餐：晚上七點——菠菜朝鮮薊薑黃飯。

比起低碳日的分量，這樣的碳水化合物乍看之下好像「很多」。前面不是說碳水化合物對新陳代謝、血糖和發炎程度有負面作用嗎？其實比起標準西式飲食，就算在乾淨充碳日把淨碳水化合物增加到一百五十公克的上限，也稱不上高碳。事實上，大部分美式飲食有百分之四十五到六十五是碳水化合物，若以兩千大卡來算，大約每天攝取兩百到三百公克的淨碳水化合物。這比一百五十公克淨碳水化合物要多太多了，更何況大部分的人攝取的是汽水、白糖、白麵包等有害健康的精緻碳水化合物。所以說如果發現自己多吃一點碳水化合物精神更好，不必苛責自己。重點在於吃哪種碳水化合物，不是所有碳水化合物都是一樣的。

為什麼有些人比別人需要更多碳水化合物，這點並不容易解釋。老實說，我們不完全清楚為什麼有些人需要更多碳水化合物，精神才會更好。酮體是很棒的物質，只要運用得當，就能降低發炎和氧化壓力，並讓胰島素和其他荷爾蒙恢復平衡。此外大部分的時候，酮症有助改善荷爾蒙失衡的問題。不過對有些人來說，長期處於酮症也可能對身體造成負面壓力，加重荷爾蒙問題，尤其是跟女性、睡眠和體重控制有關的荷爾蒙。而且我們可以確定的是，只要其中一種荷爾蒙失衡，就可能影響整個身體。

乾淨碳循環：改善睡眠、性激素和減重目標停滯

就算在蔬食生酮飲食和斷食期間，身體也能巧妙地透過糖質新生作用製造糖。即使如此，偶爾多攝取一些碳水化合物，也是讓身體知道自己並沒有在斷食的好方法。這麼做能讓荷爾蒙和神經傳導物質保持平衡，有助改善所謂的乾淨碳循環3S，也就是睡眠（sleep）、性激素（sex hormones），以及減重目標停滯（stalled goals）。

睡眠

如果低碳飲食會讓你的睡眠型態改變，你並不孤單。有些人晚上不易入睡，或者凌晨兩、三點醒來，腦袋轉不停。科學家還在試著了解為什麼會出現這種狀況，不過我們知道所有的荷爾蒙是環環相扣的，所以得從全面的角度觀察這種現象才行。

先從腎上腺素開始說吧。我們已經了解什麼是壓力反應、慢性壓力和ＨＰＡ軸（腦腎軸）機能障礙。如果做得不對，長期生酮飲食可能對腦腎軸，也就是腦腎溝通管道造成負面影響，導致皮質醇這種主要壓力荷爾蒙失衡。

你可能會想這跟睡眠有什麼關係。你的睡眠——清醒循環受到兩種荷爾蒙調節，那就是皮質醇和褪黑激素。早上皮質醇水平比較高，它會產生健康壓力，讓你覺得警醒、活躍，幫助你醒來並起床。皮質醇在上午達到高峰，之後慢慢下降。皮質醇下降時，褪黑激素——也就是睡眠荷爾蒙開始上升，並在入夜之後達到高峰。當褪黑激素達到最高點，你會覺得想睡、遲鈍，放鬆入睡。

如果ＨＰＡ軸受到壓力，就會擾亂皮質醇的製造，褪黑激素也會跟著混亂，可能讓你難以入睡。

如果你剛開始這項計畫時就有ＨＰＡ軸疲勞的狀況，那就更容易有上述問題。我們在第六章說過，這種情況相當常見。若是如此，長期處於酮症會讓你感覺壓力大、焦慮，晚上睡覺時間精神亢奮，白天卻疲倦不已，因為褪黑激素在錯的時間上升。這都是皮質醇和褪黑激素的日常節奏被打亂造成的。

然而，ＨＰＡ軸壓力並非睡眠問題和長期低碳飲食之間唯一的關聯。其實有些碳水化合物有助優化血清素的製造。你可能聽過血清素這個詞，它是一種神經傳導物

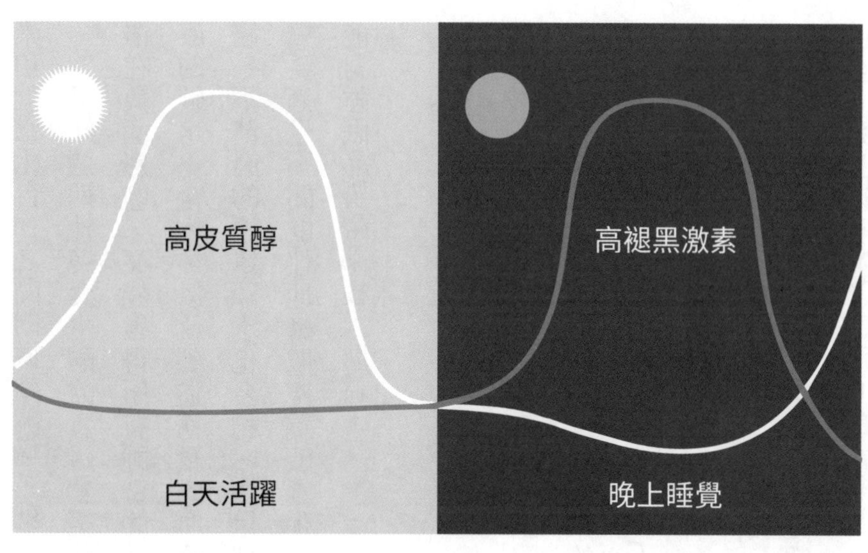

質，有助安撫大腦，產生正向、放鬆的感受。血清素具有關鍵作用，能幫助你安穩入睡，防止產生讓人失眠的負面或焦慮思緒。當你吃碳水化合物時，身體會釋放胰島素，幫助一種稱為色胺酸的胺基酸進入大腦。色胺酸接著轉化成血清素並發揮作用，讓你覺得輕鬆愉快。這層關聯也可能是某些人在減少碳水化合物後會覺得「難過」的原因，也能說明碳水化合物為何容易讓人上癮，以及不健康的碳水化合物為何這麼難戒。這些碳水化合物會讓胰島素衝高，使得血清素劇增，讓人心情大好。

接下來要講的重點將會顛覆你的觀點。睡眠荷爾蒙褪黑激素其實是「由血清素製造的」。這表示碳水化合物有助於褪黑激素的製造。如果擾亂褪黑激素、血清素和碳水化合物之間的微妙關係，就有可能造成睡眠混亂這樣始料未及的後果。

幸好週期性蔬食生酮飲食這套絕佳方法不但能避免低碳飲食對血清素和睡眠造成潛在負面影響，又能獲得所有神奇的健康益處。乾淨充碳日可以確保身體獲得一些健康的碳水化合物，以便製造適量的血清素和褪黑激素，又不會讓身體依賴容易讓人上癮、不健康的簡單碳水化合物（像是精緻糖和精緻白麵粉）來調節心情或能量水平。只要適量、間歇性地攝取優質碳水化合物（像是地瓜、水果和米飯），碳水化合物就能對睡眠品質帶來極大助益。

性激素

你可能看過或聽說女性不該嘗試間歇性斷食，因為這有可能干擾女性的荷爾蒙平衡。坦白說這句話不無道理。性激素的運作相當複雜，不過基本上大腦卵巢軸（又稱下視丘——腦垂體——性腺軸〔ＨＰＧ軸〕）是大腦跟卵巢的溝通管通。大腦透過傳送荷爾蒙（基本上就是化學電子郵件）跟卵巢溝通，促使卵巢釋放雌激素和黃體素。健康的ＨＰＧ軸能讓你平日感覺很好，對生育和懷孕也有重要作用。

女性對間歇性斷食似乎比男性更敏感。這至少有一部分是因為女性有較多親吻促動素，這是一種刺激下視丘的神經肽。[1]研究指出女性體內較高的親吻促動素水平可能造成ＨＰＧ軸失常，導致月經沒來、出現經前症候群，或是覺得整體來說荷爾蒙就是「怪怪的」。理論來說，這有可能影響某些女性的生育力和新陳代謝，只是這點有待更多研究來釐清。

有趣的是，其他研究顯示斷食對女性來說可能比較容易，也比較有益。舉例來說，女性體內的腎上腺素所燃燒的脂肪比男性更多，可能是因為女性的平均體脂比例高於男性。一般來說，男性的必需體脂是身體質量的百分之三，女性的是身體質量的百分之十二。平均而言，女性一般比男性多百分之六到十一的體脂。[2]在相同的運動強度下，女性比男性燃燒更多脂肪、更少碳水化合物和蛋白質。

不過每位女性的體質不盡相同。我在臨床上發現有些女性延長間歇性斷食期的效果很棒。許多病患表示她們經期不規律、胃痛，甚至經期長粉刺的狀況因此獲得改善。有些女性則是縮短斷食期，多做一點週期性蔬食生酮的較果比較好。難道對間歇性斷食敏感的女性完全不該嘗試斷食嗎？沒這回事。對這些人來說，她們可能只是需要較溫和的斷食，並將乾淨充碳日納入長期生活方式規劃中。

那麼如何進行乾淨充碳循環，才能提升性激素的平衡？

我有許多病患並非每週進行充碳循環，而是在月經週期和排卵期前後（一個月一到兩次）增加碳水化合物攝取量，效果也很好。做法如下：

- 在月經週期的第一和兩天增加碳水化合物。
- 你也可以在月經週期第十九和二十天左右，也就是大約排卵後五天增加碳水化合物攝取量。試試這種做法，看看你的感覺如何。

嘗試這些做法時要密切注意你的活力、心情和經前症候群狀況，還有記住每個人的週期都不一樣。你可以自由決定要在哪幾天增加碳水化合物。只要簡單調整一下充碳日，就能避免斷食和低碳飲食計畫可能對荷爾蒙造成的潛在副作用。進行「四週靈活斷食計畫」期間，你可以跟據自己的週期自由移動乾淨充碳日。此外，如果發現開齋餐多吃一點碳水化合物讓你感覺更好，可以在這四週的進食期間多做幾天乾淨充碳日，甚至在第一和三週做也可以。

減重目標停滯

減重停滯期讓人非常煩躁，不幸的是這種情況相當常見，常有病患來跟我說他們什麼方法都試過了。無論是想大幅減重，或只剩最後幾公斤要減，減重停滯期都會讓人非常挫折。誰想原地踏步，如果沒有好處，過健康生活還有什麼意思？

減重目標停滯的可能原因很多，不過既然我們已經了解血清素和碳水化合物之間的關係，就從這裡開始講起。血清素不只有助製造褪黑激素，讓你一夜好眠，還能幫助調節食慾。事實上，這種神經傳導物質號稱「天然食慾抑制劑」，因為它能讓你有飽足感，進而抑制飢餓和食物渴望。如果碳水化合物長期攝取不足，血清素可能會變得太低，讓你無時無刻都覺得餓，難以減重。

說到飢餓，我想在這節討論瘦體素對減重阻滯的影響。前面講過瘦體素是脂肪細胞製造的荷爾蒙，有助抑制食慾。它向身體發出信號，讓身體知道脂肪儲量已經足夠，不需要再進食。如果你的體重過重或有慢性發炎，你的瘦體素可能長期處在高水平，進而影響瘦體素信號。瘦體素阻抗可能會讓大腦以為身體在挨餓，儘管實際上並沒有。這會造成體重怎麼減都減不下來。因此對許多人來說，這套斷食計畫的主要益處之一就是降低瘦體素水平，讓你更有飽足感。

聽起來很棒吧？

可惜的是，影響瘦體素水平變化的反饋迴路非常複雜，因此如果長期降低瘦體素水平，身體也會出問題。特定族群更容易有這種情況，包括一開始沒有瘦體素阻抗的人、進行斷食計畫前就是健康體重的人，以及身材大致纖細，但想再減幾公斤的人。對這些人來說，長期吃低碳飲食可能會讓瘦體素大幅下降，造成身體覺得脂肪儲量太低，必須進食。一旦發生這種情況，飢餓信號會告訴身體它在挨餓，必須儲存而不是燃燒脂肪，進而導致減重目標停滯不前。記住，凡事都要講求平衡。我們不希望瘦體素水平太高，當然也不希望它過低。

我們知道瘦體素水平紊亂會對身體造成各種不良作用。瘦體素跟其他荷爾蒙有著錯綜複雜的關聯，像是雌激素和黃體素等性激素、甲狀腺素，甚至是睡眠荷爾蒙。幸好乾淨充碳日有助平衡瘦體素，讓你感到飽足，身體就不會進入挨餓模式。乾淨充碳日搭配其他日子吃低碳飲食，能讓你維持最佳的胰島素和瘦體素敏感度，整個人也神清氣爽。你能獲得雙邊最大益處：一方面享受適度攝取健康碳水化合物所帶來的瘦體素平衡益處，一方面又能避免長期吃太多或太少碳水化合物導致瘦體素紊亂。乾淨碳循環能調節瘦體素和飢餓素，是減重的最佳選擇，特別是如果你遇到減重停滯期，或只差幾公斤卻怎麼都減不下來。[3、4]

講到減重目標停滯，還要討論一種跟甲狀腺有關的荷爾蒙失調。甲狀腺素問題的可能原因很多，而且分成許多種類，例如橋本氏症等自體免疫甲狀腺問題、三碘甲狀腺素過低等甲狀腺素轉換問題、類似胰島素阻抗的甲狀腺素阻抗問題，以及因大腦——甲狀腺軸（下視丘——腦垂體——甲狀腺軸，HPT軸）機能障礙而發生的甲狀腺問題。

我很難直截了當地說明斷食和低碳飲食如何影響甲狀腺，主要是因為甲狀腺素基本上影響健康各個面向，包括食慾、活力、心情、體溫調節和性慾，所以說甲狀腺健康失衡會造成各種健康問題。許多甲狀腺問題未被斷診出來或被誤診為其他疾病，因此我們無從得知究竟有多少人為甲狀腺問題所苦。我們也無法預測各種不同甲狀腺疾病對間歇性斷食和低碳飲食有什麼反應。

話雖如此，大致而言，長期低碳飲食和斷食已被證實可以降低甲狀腺素水平。對有些人來說，這會減緩甲狀腺素的製造和轉換，加重性慾低下、精力不足和減重阻滯等症狀。

對其他人來說，斷食和低碳生活的健康益處，似乎大於潛在的甲狀腺素下降問題。對這些人來說，即使甲狀腺素變少，身體仍然可以在最佳狀態下運作。我常看到定期斷食、吃健康脂肪蔬食生酮的病患雖然三碘甲狀腺素略低，但他們卻感覺很好，因為他們就像油電混合車一樣，能更有效地利用能量。一般認為碳水化合物能增加三碘甲狀腺素，這可能是影響某些人三碘甲狀腺素水平的因素之一。

此外，碳水化合物也能提升三碘甲狀腺素處理血液中葡萄糖的能力。在「四週靈活斷食計畫」期間，血液中的葡萄糖整體來說會比較少，你所需要的三碘甲狀腺素自然比較少。當你更適應酮症或脂肪，代謝也變靈活起來時。

所以被診斷出甲狀腺問題時該怎麼辦？我建議你在進行「四週靈活斷食計畫」前

後都去檢測甲狀腺，以觀察低碳飲食和斷食如何影響你的甲狀腺素水平。但更重要的是要密切關注你在計畫期間的症狀。如果甲狀腺症狀加劇，一定要在計畫中加入乾淨充碳日。如果感覺很棒，即使測出來的甲狀腺素略低，也能繼續進行原訂計畫。我的做法是以病患感受搭配他們的整體健康狀況，來決定他們最終需要多少甲狀腺素。

乾淨充碳循環是突破減重停滯期，也就是減重目標停滯的理想方法，我常向病患推薦這個方法。不過有個例外。有胰島素阻抗、糖尿病、發炎問題，或想減重超過五公斤的人，我一般不會建議吃到充碳上限（每天攝取一百五十公克的淨碳水化合物）。如果你有上述問題，你對碳水化合物可能比較敏感。儘管如此，你還是可以嘗試週期性蔬食生酮，畢竟每個人的體質不同，有很多獨特的變因。

乾淨充碳循環的最後一個訣竅是：選在高強度運動日（如果有在運動的話）嘗試增加碳水化合物攝取量。高碳日能夠幫助身體補充肌肉裡的肝醣，研究證實這有助於減少肌肉崩解，甚至可能提升運動表現。[5]週期性蔬食生酮法能讓你在高強度運動時補充燃料，並在低碳日燃燒脂肪。換句話說，你教身體如何燃燒脂肪，又能得到碳水化合物對荷爾蒙的所有重要助益。

第四週目標

嘗試乾淨充碳日時要評估你的活力、大腦機能、消化、睡眠和整體生活舒暢狀況。本週的真正目標是無論你發現什麼都沒關係。你可能發現長期低碳讓你活力充沛，我常在胰島素阻抗、減重停滯，以及怎麼吃都吃不飽或有神經問題的人身上觀察到這種現象。你也可能發現截然不同的狀況。如果增加碳水化合物攝取量讓你感覺較好，不必覺得不好意思。有些人會。其實許多女性多攝取一些碳水化合物效果反而更好。如果你是運動選手，在重大鍛鍊或賽前增加碳水化合物攝取量也很有幫助。總而言之，本週重點在於嘗試和調整你的斷食計畫和巨量營養素比例，直到找到能幫助你平衡、持久地達成目標的方式。

第三部

直覺斷食：入門與進階

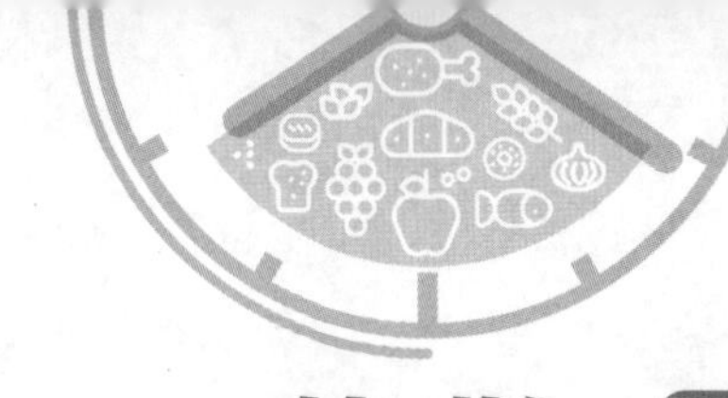

第九章

歡迎來到蔬食生酮生活

在這個章節裡，我會向你介紹基本蔬食生酮飲食指南，為你在「四週靈活斷食計畫」的飲食奠定基礎。這些飲食包括各種維根生酮、素食生酮、魚素生酮（我稱之為「海鮮素」）選項。接著我會示範如何根據個人口味和習慣調整蔬食生酮計畫，如果你希望在蛋白質的選擇上能多一點彈性，可以加入一些雜食選項，像是草飼牛和有機飼養雞（我稱之為「少肉蔬食生酮」（Ketotarian-Vegavore））。我會教你在乾淨充碳日可以增加哪些食物，以及開齋餐要怎麼吃才能達到最佳消化和血糖平衡效果。最後，除了討論要吃什麼，我也要講我對正念飲食和過度飲食的想法，藉此教你怎麼吃才對。

蔬食生酮日：要吃什麼

歡迎光臨蔬食生酮樂園！這裡要討論植物性生酮飲食能吃哪些營養密度高又能讓人飽足的美味食物。雖然本書主題是間歇性斷食，不過這章可能是最重要的一章，所以要仔細讀喔！

記住，照著蔬食生酮飲食吃的意思就是巨量營養素比例是：

- 百分之六十到七十五熱量應該來自脂肪（可以吃更多）。
- 百分之十五到三十熱量應該來自蛋白質。
- 百分之五到十五熱量應該來自碳水化合物。

脂肪、蛋白質和蔬菜是蔬食生酮日的基礎飲食，後面會介紹從哪些食物攝取三種營養素最健康。你可以在「四週靈活斷食計畫」期間多買、多吃一點這類食物。

蔬食生酮新生活的終極目標是吃優質、有療效的乾淨酮類食物，不過找出正確的巨量營養素比例也很重要，這能幫助你習慣燃燒脂肪並強化感受。手機上有很多酮類食物追蹤 APP 可供你輕鬆下載。生酮飲食記錄 APP 能讓你輕易追蹤自己一天需要多少脂肪、蛋白質和碳水化合物，以及當天已經吃了多少，所以不用自己計算，善用這些科技即可。而且記住，一旦掌握訣竅，不用計算也知道應該怎麼吃。你會了解身體喜歡什麼、討厭什麼，需要什麼才有活力。

飲食記錄APP的用意不是讓你對食物變得斤斤計較，而是幫助你更加了解自己吃的東西。有些人覺得長期追蹤飲食很有幫助，有些人了解自己身體喜歡什麼、怎麼做感覺最好之後，就不再需要追蹤。一旦了解食物中的巨量營養素（也就是燃料來源），你就只管吃飽即可——意思就是吃到有滿足感，不是吃到過飽。

如果你沒吃過蔬食生酮飲食清單上列出的健康食物，給自己多點時間和耐心，慢慢習慣這些食物。「四週靈活斷食計畫」的前兩週只吃清單上列出的食物，不用去管分量或追蹤巨量營養素，只要吃清單上允許的食物直到飽足就行了。如果不想記錄，這兩週可以不要去記食物攝取量，只管在進食期內吃東西就好，這樣比較簡單。利用這兩週適應這些健康的食物選項，把清單上沒有的食物從你家的食物櫃和冰箱中清掉。

維根生酮和（奶蛋）素食生酮：蔬食生酮飲食的基礎

健康脂肪

根據個人體型和活動量，你的脂肪攝取量應該在每餐二十到四十公克之間。只吃健康脂肪，剔除不健康的碳水化合物以抑制食物渴望，是讓身體習慣燃燒脂肪的祕訣。這有助於燃脂、抗發炎、抗老化，並為大腦提供燃料。脂肪就是你的燃料，現在看看到底該買哪些脂肪來吃。

烹調油

脂肪的食用方法很重要，了解油的發煙點也很重要，所以我把清單上的好脂肪分成適合烹調和應該常溫或低溫食用兩種。

適合烹調的油

- 酪梨油
- 榛果油
- 棕櫚果油
- 椰子油
- 夏威夷豆油
- 棕櫚仁油
- 草飼酥油（澄清奶油）
- 橄欖油
- 黑麻油（低溫焙炒）

常溫或低溫使用的油和脂肪

- 無糖杏仁奶酪
- 杏仁油
- 酪梨油
- 酪梨
- 特級初榨橄欖油
- 可可脂
- 椰漿
- 椰肉
- 全脂椰奶
- 無糖椰子奶酪
- 特級初榨椰子油
- 亞麻籽油
- 草飼酥油（澄清奶油）
- 酪梨醬
- 榛果油
- 大麻籽油
- 夏威夷豆油
- MCT油
- 棕櫚仁油
- 核桃油

蛋白質

以除脂體重（體重減去體脂肪後的重量）四十五公斤的人來說，平均每日最佳蛋白質攝取範圍是四十五到六十八公克。好消息是有很多健康的蛋白質來源可供你選擇。以下是我最喜歡的幾種，你家裡一定要備著。

1. 堅果和種籽

堅果是很棒的脂肪和蛋白質來源。可以單吃、灑在沙拉上吃、跟果昔一起打來喝。你也可以用杏仁麵粉或椰子麵粉等堅果麵粉烘烤蔬食生酮糕點。

- 杏仁（每二十三顆含有六公克蛋白質和十四公克脂肪）
- 巴西堅果（每六顆含有四公克蛋白質和十九公克脂肪）
- 腰果（每十八顆含有四公克蛋白質和十三公克脂肪）
- 奇亞籽（每兩大匙含有四公克蛋白質和九公克脂肪）
- 亞麻籽（每兩大匙含有四公克蛋白質和八公克脂肪）
- 榛果（每二十一顆含有四公克蛋白質和十七公克脂肪）
- 大麻籽（每三大匙含有十一公克蛋白質和十三點五公克脂肪）
- 夏威夷果（每十一顆含有兩公克蛋白質和二十二公克脂肪）
- 胡桃（每十九顆含三公克蛋白質和二十公克脂肪）
- 松果（每一百六十五顆含有四公克蛋白質和二十公克脂肪）
- 開心果（每四十九顆含有四公克蛋白質和十八公克脂肪）
- 印加果（每四十顆印加果種籽含有九公克蛋白質和十六公克脂肪）
- 核桃（每十四顆含有四公克蛋白質和十八公克脂肪）

但要注意的是，堅果和種籽的粗纖維（堅果的較多，種籽的較少）、凝集素和植酸鹽可能會造成某些人過敏。再說，大部分的市售堅果都裹上大豆沙拉油或芥花油等促炎的精製種籽油，也可能含有部分氫化油的反式脂肪，這些都會造成問題。一定要買生的堅果和種籽並妥善處理它們。我發現對大多數人來說，比較好的食用方法是把堅果和種籽泡在水裡放過夜，藉此分解其中的促炎凝集素，使其營養更容易被人體利用。

2. 植物性蛋白質

記住，蔬食生酮計畫是低碳、高脂、適量蛋白質的飲食法。除了堅果和蛋，還可在日常飲食中加進一些植物性蛋白質。

- 杏仁醬（每四分之一杯含有六公克蛋白質）
- 朝鮮薊（每二分之一杯含有四公克蛋白質）
- 蘆筍（每杯含有二點九公克蛋白質）
- 酪梨（每二分之一杯含有兩公克蛋白質）
- 青花菜（每二分之一杯煮熟的青花菜含有兩公克蛋白質）
- 球芽甘藍（每二分之一杯含有兩公克蛋白質）
- 大麻籽天貝[譯註1]（每一一三公克含有二十二公克蛋白質）

- 大麻籽（每杯含有四十公克蛋白質）
- 大麻籽蛋白粉（每四大匙含有十二公克蛋白質）
- 瑪卡粉（每大匙含有三公克蛋白質）
- 有機非基改納豆（每杯含有三十一公克蛋白質）
- 營養酵母（每大匙含有五公克蛋白質）
- 豌豆（每杯煮熟的豌豆含有九公克蛋白質）
- 印加果種籽蛋白粉（每四大匙含有二十四四公克蛋白質）
- 菠菜（每二分之一杯煮熟的菠菜含有三公克蛋白質）
- 螺旋藻（每大匙含有四公克蛋白質）
- 有機非基改天貝（每杯含有三十一公克蛋白質）

譯註

1 天貝是印尼傳統發酵食物，一般是以大豆製成，此處則以大麻籽代替大豆。

3. 放牧蛋

雞蛋是平凡的食物，卻是我最愛的超級食物之一。這種素食生酮食物每顆含有大約六公克蛋白質和五公克脂肪。過去人們曾經批評蛋黃，其實雞蛋大部分的營養都在蛋黃。事實上，我都把蛋黃當成天然的綜合維他命。

購買時一定要買自己付擔得起最高品質的雞蛋。要找在陽光下自由奔跑的雞所下的有機放牧蛋。這種飼養方法能增加雞蛋的營養益處，提供膽鹼和 Omega-3 脂肪酸等健腦營養素。事實上，放牧蛋的健腦 Omega-3 脂肪酸含量是一般市售雞蛋的三倍。

4. 非澱粉類蔬菜

在「四週靈活斷食計畫」中，蔬菜是蔬食生酮生活的基礎。每餐儘量多吃蔬菜（至少要有一杯），才能攝取足夠的纖維素，幫助促進健康腸微生物體的多樣性，也能攝取滋補的營養素，讓身體保持最佳運作狀態。

- 苜蓿芽
- 細香蔥
- 海苔
- 朝鮮薊
- 寬葉羽衣甘藍
- 秋葵
- 芝麻菜
- 黃瓜
- 橄欖

- 蘆筍
- 豆芽菜
- 甜菜根
- 白菜
- 青花菜
- 青花菜芽
- 球芽甘藍
- 高麗菜
- 胡蘿蔔
- 花椰菜
- 芹菜
- 牛皮菜

- 紫紅藻
- 茄子
- 菊苣
- 薑
- 豆薯
- 羽衣甘藍
- 海藻
- 大頭菜
- 昆布
- 韭菜
- 萵苣
- 菇類

- 甜椒
- 蘿蔔
- 大黃
- 蕪菁甘藍
- 青蔥
- 海帶
- 菠菜
- 莙薘菜
- 蕪菁
- 荸薺

海鮮素生酮：多以植物為主的魚素選項

魚類也是健康脂肪和乾淨蛋白質主要來源之一。下列清單列出地球上最乾淨的魚類，也就是汞等毒素含量最低的魚類。每餐吃一到兩份手掌大小的分量，挑選脂肪含量較多的種類。標示兩個星號（**）的魚含有最多健康 omega 脂肪酸，標示一個星號（*）的魚含有適量健康 omega 脂肪酸。

- 野生阿拉斯加鮭魚**
- 鯷魚**
- 北極紅點鮭
- 大西洋鯖魚**
- 尖吻鱸
- 黑色條紋海鱸
- 刺鯧
- 鯰魚*
- 蛤蜊
- 阿拉斯加鱈魚*
- 美國／加拿大竿釣野生長鰭鮪魚**
- 養殖蟹
- 大西洋波紋絨鬚石首魚
- 比目魚*
- 鯡魚**
- 龍蝦*
- 美國／厄瓜多竿釣鬼頭刀
- 淡菜*
- 牡蠣**
- 太平洋大比目魚*
- 狹鱈
- 彩虹鱒魚**
- 岩魚*
- 沙丁魚**
- 干貝
- 蝦子*
- 太平洋鰈魚*
- 魷魚
- 吳郭魚
- 白鮭

- 美國／加拿大竿釣野生正鰹
- 使用正鰹為原料的塊狀鮪魚罐頭
- 美國大西洋竿釣野生黃鰭鮪魚*
- 中西太平洋手絲釣野生黃鰭鮪魚*

其他食物和飲料

在蔬食生酮日，除了乾淨蛋白質、健康脂肪和非澱粉類蔬菜等基本食物，你也可以吃點水果、香草和喝些蔬食生酮飲料。以下介紹在蔬食生酮日對代謝靈活度最有幫助的飲食。

1. 低果糖水果

在平常的蔬食生酮日，你可以適量享用一些水果，不過每天淨碳水化合物攝取量不能超過五十五公克。檸檬、萊姆和莓果類（當然還有蔬食生酮主食——酪梨）是最好的選擇，因為它們的果糖含量最低。乾淨充碳日可以增加水果攝取量。

- 酪梨
- 蜜瓜
- 百香果
- 黑莓
- 奇異果
- 覆盆子
- 藍莓
- 檸檬
- 大黃
- 哈密瓜
- 萊姆
- 草莓
- 克里曼丁紅橘
- 柳橙
- 橘柚
- 葡萄柚
- 木瓜
- 番茄

2. 豆類植物

豆子等豆類植物跟水果一樣含有些許碳水化合物，除了在乾淨充碳日可以多吃一點，由於它們也跟水果一樣富含纖維，因此在平常的蔬食生酮日也可以吃，只要每天淨碳水化合物攝取量不超過五十五公克即可。我會在食譜單元教你怎麼用壓力鍋烹煮豆類，這能減少凝集素含量，使其更好消化。

- 黑豆
- 大北豆
- 小白豆
- 雞豆（鷹嘴豆）
- 豆角
- 豌豆
- 毛豆
- 紅腰豆
- 斑豆
- 蠶豆
- 小扁豆
- 白腰豆
- 鷹嘴豆
- 綠豆

3. 草本植物

你可以盡情享用新鮮或乾燥草本植物。草本植物具有神奇療效，能為餐點增添許多風味，可以加進沙拉、拌炒，甚至加進果昔。許多草本植物也做成茶飲或藥酒，這些都很好的攝取方式。這裡沒有列出所有草本植物，不過這裡沒列出的還是可以儘量吃沒關係。

- 羅勒
- 蒔蘿
- 奧勒岡
- 月桂葉
- 薰衣草
- 巴西里
- 辣椒
- 香蜂草
- 迷迭香
- 香菜
- 薄荷
- 鼠尾草

4. 香料

盡情享用新鮮或乾燥香料來增添風味。

- 多香果
- 孜然
- 豆蔻仁
- 大茴香
- 小茴香
- 匈牙利紅椒粉
- 婀娜多
- 葫蘆巴
- 胡椒粒

- 葛縷籽
- 小豆蔻
- 芹菜籽
- 肉桂
- 丁香
- 可可
- 芫荽

- 大蒜
- 薑
- 辣根
- 杜松
- 杜松果
- 豆蔻皮
- 芥末

- 罌粟籽
- 海鹽
- 芝麻
- 八角
- 鹽膚木
- 薑黃
- 香草豆莢（非添加物）

5. 飲料

你可能會想蔬食生酮日可以喝哪些飲料。以下列出低碳低糖飲食，可以趁「四週靈活斷食計畫」前多囤一些。

- 水
- 有機咖啡
- 有機茶，包括綠茶、白茶、紅茶、伯爵茶、烏龍茶和草本茶
- 無糖氣泡水
- 昆布茶

- 鮮榨綠蔬、檸檬、萊姆和薑打成的青汁
- 無糖椰奶、大麻籽奶、夏威夷豆奶和杏仁奶

6. 低碳天然甜味劑

少量添加，增添甜甜風味。

- 阿洛酮糖（Allulose）
- 羅漢果糖
- 塔格糖（Togatose）
- 赤藻糖醇
- 甜菊糖
- 木糖醇
- 菊糖
- 絲瓦弗糖（Swerve）

少肉蔬食生酮：乾淨的雜食選擇

既要斷食，又不能吃碳水化合物，還要戒除雞肉牛肉，如果這對你來說實在太難，那麼這個選擇正適合你。這套計畫的重點是彈性，如果你在「四週靈活斷食計畫」期間想要吃點雞肉牛肉，完全沒有問題。事實上，大家真的冤枉動物性蛋白質

了，這類蛋白質其實富含重要的營養素。某些達到最佳健康狀態所需的必需營養素，像是維生素B群和維生素A，在草飼牛肉和有機肉類中的含量最高。

顧名思議，「四週靈活斷食計畫」的目標是「彈性」，所以我把草飼和有機肉類加進蛋白質清單裡，供你自由選擇。

- 牛肉
- 雞肉
- 肝臟等內臟
- 美洲野牛肉
- 羔羊肉和羊肉
- 鹿肉

但是記住，就跟雞蛋一樣，不是所有肉類的飼養方法都一樣。一般在店裡看到的傳統肉類來自穀飼、被施打生長激素的動物，兩者都會降低天然營養素的可利用性，而且非但無助改善健康，反而會造成許多健康問題。所以你該儘量挑選草飼、有機、未施打生長激素和抗生素的肉類來源。可能的話多多支持再生農場。

週期性蔬食生酮：乾淨充碳日

如果你在特定日子增加碳水化合物攝取量，例如在「四週靈活斷食計畫」第二週——尤其是第四週，那麼在本節所描述的週期性計畫，你的飲食會有點不一樣。歡迎來到週期性蔬食生酮生活。你不再只吃脂肪、蛋白質和蔬菜，而是可以增加水果、澱粉類蔬菜和無麩質穀物，以在遇到減重停滯期時重新調整新陳代謝、改善睡眠問題或平衡性激素。

在第二週代謝力再提升和第四週激素再平衡期間，你會有幾天可將碳水化合物增加到每天七十五到一百五十公克，同時配合減少健康脂肪攝取量。你的飲食還是以蔬食生酮為基礎，不過可以適量增加以下食物。

1. 果糖較高的水果

- 蘋果
- 櫻桃
- 葡萄
- 芭樂
- 荔枝
- 芒果
- 木瓜
- 梨子
- 柿子
- 鳳梨
- 榲桲
- 楊桃
- 西瓜

2. 澱粉類蔬菜

- 橡實南瓜
- 豌豆
- 地瓜
- 胡桃南瓜
- 馬鈴薯
- 山藥

3. 豆類植物和穀物

- 黑豆
- 豆角
- 豌豆
- 毛豆
- 紅腰豆
- 斑豆
- 蠶豆
- 小扁豆
- 白腰豆
- 雞豆（鷹嘴豆）
- 綠豆
- 無麩質燕麥
- 大北豆
- 小白豆
- 藜麥
- 米（白米的凝集素含量較低，一般來說比較不易造成人體過敏）

食用豆子之前，我通常建議將豆類泡水至少八小時才烹調食用。此外你也可以用壓力鍋烹調，這能減少這類食物中的促炎化合物，讓胃腸更好消化，也更有助於微生物體健康。

4. 甜味劑

- 椰糖
- 蜂蜜
- 純楓糖漿
- 椰棗糖漿
- 糖蜜
- 米糖漿

不能吃的食物

「四週靈活斷食計畫」的重點不是懲罰身體或限制自己，而是要吃有飽足感，能夠降低發炎、燃燒脂肪，讓你通體舒暢的食物。我通常不喜歡硬性規定你不能吃哪些食物，話雖然此，了解哪些食物會妨礙「四週靈活斷食計畫」和未來目標，對你還是有幫助的。

1. 糖

在乾淨充碳日時，你可以多吃一些上節清單中來自全食物或較天然的甜味劑，不過下列甜味劑加工程度較高，「應該避免或嚴格限制攝取」。一定要仔細看食品標示，因為我們一開始就說過，糖常會偽裝成其他名稱。事實上，糖可能以下列名稱做為掩飾並出現在食品標示中。

- 龍舌蘭蜜
- 龍舌蘭糖漿
- 大麥麥芽
- 黑糖
- 奶油糖
- 蔗汁晶糖
- 蔗糖
- 焦糖
- 細砂糖
- 糖粉
- 玉米糖漿
- 玉米糖漿固形物
- 結晶果糖
- 德梅拉拉黑糖
- 糊精
- 右旋糖
- 糖化麥芽
- 乙麥芽醇
- 濃縮蔗汁
- 佛羅里達晶糖
- 果糖
- 半乳糖
- 葡萄糖
- 葡萄糖漿固形物
- 黃金糖
- 黃金糖漿
- 高果糖玉米糖漿
- 糖霜粉
- 轉化糖
- 乳糖
- 麥芽糊精
- 麥芽糖
- 麥芽糖漿
- 馬斯科瓦多黑糖
- 帕內拉焦糖
- 原糖
- 精煉糖漿
- 高粱糖漿
- 蘇肯納全蔗糖
- 蔗糖
- 晶粒砂糖或餐用砂糖
- 托比那多黑糖
- 黃糖

2. 人工甜味劑

許多飲食以及無糖飲料和食物都含有人工甜味劑，包括無所不在、人氣不退的零卡汽水。儘管多年以來汽水一直都是負面報導纏身，不過一份蓋洛普民調顯示大多數成人照喝汽水不誤，而且許多都選「零卡」汽水，大概以為這樣比較健康。[1]真的是這樣嗎？從我的臨床觀點來看，事情並非如此。

事實上，許多研究指出人工甜味劑跟自體免疫疾病有關。舉例來說，美國臨床內分泌醫師協會的一項個案研究發現，一位病患完全逆轉自體免疫甲狀腺炎（橋本氏症），只因為他改變了一件事：他戒掉了人工甜味劑和零卡汽水。[2]另一項刊在《世界胃腸病學期刊》（*World Journal of Gastroenterology*）的研究發現，克隆氏症和潰瘍性結腸炎等腸躁症候群跟蔗糖素和其抑制腸道益菌的作用有關。[3]最後，一項刊在《毒理學及環境健康期刊》（*Journal of Toxicology and Environmental Health*）的研究也指出蔗糖素會讓腸道微生物體變弱。[4]人工甜味劑已被證實會減少微生物體中高達百分之五十的好菌，也會造成腸道酸鹼值上升。由於人體免疫系統有百分之八十都集中在微生物體，因此說這會誘發自體免疫問題不無道理。

人工甜味劑也會造成體內混亂，妨礙代謝靈活度發展，進而引發食物渴望，造成減重阻滯。因此無論是在「四週靈活斷食計畫」期間或是之後，都應該避開下列甜味劑：

- 安賽蜜
- 阿斯巴甜——怡口糖、紐特健康糖
- 紐甜——存在於各種食品中的阿斯巴甜化學衍生物
- 糖精——纖而樂
- 蔗糖素——善品糖

3. 含麩質穀物

大部分穀物除了碳水化合物含量高，也含有麩質。近年來出現大量麩質相關研究，讓人們更加了解這種出現在小麥、黑麥、大麥、斯佩耳特小麥，以及傳統燕麥等穀物中的麻煩蛋白質。雖然麩質是自然形成的蛋白質，但它會造成許多人對過敏，也會導致消化不良、腸漏症和自體免疫疾病等問題。事實上，一項研究指出麩質跟五十五種不同的慢性疾病有關。[5]另有研究指出，一片全麥麵包造成的血糖上升程度相當於一罐汽水，甚至可能更高。[6]原本穀物未必會造成血糖上升，但為了讓穀物更香甜，人們對其進行雜交育種，造成穀物的糖含量超高，麩質含量也超過自然形成的分量，而糖量增加和麩質變多都會危害健康。

我認為可以的話，每個人都應該做麩質不耐症測試，因為有麩質不耐症的人未必會出現消化不良的問題。事實上，許多人不知道多少麩質才會影響他們的健康。即便保守估計，推測每二十個美國人中就有一人有麩質不耐症，等於是有數百萬人。因此應該挑選無麩質食材，像是椰子粉、葛粉、木薯粉、綠蕉粉，以及杏仁粉。我發現米這種無麩質穀物一般來說較能為麩質過敏者接受。白米的凝集素蛋白質含量較低，是所有種類的米中最容易被接受的。

4. 不健康脂肪

我知道自己花了不少時間說服你脂肪是健康的，其實事情要比這個來得複雜一些。一直以來，無數錯誤資訊和宣傳都大力反對食用各類脂肪。現在我們知道不是每種脂肪都是一樣的（其實脂肪分為四類：單元不飽和脂肪、多元不飽和脂肪、反式單元不飽和脂肪，以及反式飽和脂肪），有些脂肪健康，有些則不健康，而最厲害的營養技能之一，就是能夠一眼分辨兩者不同。

以下是不同脂肪種類的必備知識。

單元不飽和脂肪

單元不飽和脂肪包括橄欖油、酪梨油和種籽／堅果油。這些油在室溫下是液體，冷藏之後則會凝固。單元不飽和脂肪證實有助於心臟健康和健康膽固醇水平，也能降低中風、糖尿病和腹部內臟脂肪（危害最大的體脂肪）風險。這類脂肪屬於「健康脂肪」。

多元不飽和脂肪

多元不飽和脂肪是最容易讓人搞混的脂肪種類，因為有些健康，有些則不健康。鮭魚、鯖魚等多脂魚類和堅果、種籽裡的多元不飽和脂肪對你是好的。你要避開的是芥花油、大豆沙拉油、紅花籽油和植物油等多元不飽和脂肪。

這兩種多元不飽和脂肪差別在哪？差別就在一種是自然形成的，另一種則是精緻加工的。天然的多元不飽和脂肪能提升健康膽固醇水平並緩和發炎。精緻加工的種類則完全相反，會加重炎症並擾亂血脂。儘量避開芥花油、大豆沙拉油、紅花籽油和植物油等精緻的多元不飽和脂肪。

反式脂肪

千萬別吃這種脂肪。反式脂肪是在天然脂肪中加氫，進而改變天然脂肪的化學結構所形成的，因此有了「部分氫化」這個名稱。這道加工手續可以延長脂肪保存期限，使其在室溫下呈現固態，使用起來更為方便。儘管如此，氫化過程也會增加脂肪的危害性。反式脂肪會增加壞的低密度脂蛋白膽固醇，減少好的高密度脂蛋白膽固醇，進而導致心臟疾病。

拿起店裡加工程度最高的包裝食品，看看上面的標示，你常會看到「部分氫化」這幾個字。許多常見食品都含有這種討厭的脂肪，像是奶精、抹醬，甚至餅乾、蛋糕和洋芋片等意想不到的食品都有。餐廳和速食店的油炸食品也常用反式脂肪。總而言之，你要儘量避免這類脂肪。

飽和脂肪

你可能在心臟疾病相關資訊中聽過奶油、酥油、椰子油、雞蛋和肉類等飽和脂肪來源。若說多元不飽和脂肪最容易讓人搞混，那麼飽和脂肪可說是被誤會最深的脂肪了。它們長期被誣賴是造成心臟疾病的主因，其實飽和脂肪是促進免疫機能、荷爾蒙、細胞和大腦健康的必需脂肪。

可是心臟疾病怎麼說？被批評者引用來誹謗飽和脂肪的研究並未指出食用更多飽和脂肪跟心臟疾病有關，而是指出這會增加膽固醇數值。不過總膽固醇並非評估心臟病發作和中風風險的精準指標。事實上，研究發現總膽固醇高跟心臟疾病和中風風險之間可能「沒有關聯」。[7]一項刊在《英國醫學期刊》的綜合分析發現增加飽和脂肪攝取量跟心臟病發作、中風和死亡風險之間並無關聯。[8]一項刊在《美國臨床營養學雜誌》（*The American Journal of Clinical Nutrition*）的隨機對照試驗發現飲食中富含脂肪，包括高比例來自飽和脂肪的熱量，反而可以降低心臟代謝風險因子。更精準地說，這項研究結果顯示高密度脂蛋白膽固醇上升、三酸甘油脂下降、胰島素敏感度改善，血糖也降低了。[9]

與其看到總膽固醇超過兩百就認定這很「糟糕」，總膽固醇的整體狀況和品質反而更加重要，因為這有可能一點也不糟糕。研究顯示椰子油等飽和脂肪雖然會讓膽固醇數值上升，不過似乎也能提升膽固醇品質。那用什麼預測心臟病發作和中風風險比較好呢？答案是高炎症標記，像是C反應蛋白、同半胱胺酸、高密度脂蛋白（好膽固醇）降低、三酸甘油脂上升，以及低密度脂蛋白粒子過多。

真要說椰子油等飽和脂肪會造成什麼問題，也是因為人們把這類脂肪跟麵包和義大利麵等會變成糖的精緻穀物或含糖食物一起食用。這種「混搭食物」組合會增加糖的促炎性。幸好你在「四週靈活斷食計畫」期間不會食用任何精緻穀物和碳水化合物，所以大可放心適量攝取飽和脂肪。

飽和脂肪攝取規則還有最後一項例外。有些人吃飽和脂肪會不舒服，這是單核苷酸多態性（遺傳變異）不同或潛在腸道問題所造成的。這些人若吃太多飽和脂肪會增加炎症。如果發現自己多吃飽和脂肪會不舒服，試著將飽和脂肪攝取量控制在每天三十公克，並且注重攝取單元和多元不飽和脂肪。

5. 乳製品

乳製品跟許多食物一樣，並非一定「好」或一定「壞」那麼簡單。你可能從小就認為早上喝杯牛奶是展開一天的最好方法，對吧？畢竟牛奶富含蛋白質和鈣質。我們出生後的幾個月裡都靠母乳中的脂肪維生。分泌母乳是母體的一種自然反應，因為離開子宮的新生兒需要母乳才會成長。隨著我們長大，這種對脂肪的基本需求並未改變。

既然如此，「四週靈活斷食計畫」為什麼沒有推薦乳製品？乳製品是社會中最常見的過敏原之一。對乳製品耐受度不佳的人無法分解乳糖，這叫乳糖不耐症，是小腸沒有分泌乳糖酶所造成的。一般認為只有少數人有這個問題，實際上全世界有超過百分之六十五人口無法分泌足夠的乳糖酶，某些文化甚至高達百分之九十人口。[10]既然本書的重點是治療腸道、降低發炎和建立代謝靈活度，那就沒有道理鼓勵食用乳製品。

乳製品還不只這個問題。乳製品還含有β-酪蛋白，這種蛋白質分為兩個子類，分別是A1和A2。美國大部分傳統酪農場所養的乳牛經過數千年雜交育種，體內含有許多突變基因，大部分超市販售的就是這種乳牛生產的A1酪蛋白乳製品。A1酪蛋白是增加身體發炎、導致消化問題的主要因素之一。更重要的是，生產這種乳製品的乳牛吃的飼料是玉米而非牧草，牛奶也經過巴氏殺菌、均質化和脫脂。很多時候造成問題的不是乳製品本身，而是飼養乳牛和處理牛奶的方式，使得牛奶變成促炎食物。

所以除了草飼酥油（又稱澄清奶油）之外，「四週靈活斷食計畫」期間要避開乳製品。

你可能會想為什麼酥油例外。草飼酥油是我在這套斷食計畫期間唯一推薦的乳製品，因為它很方便，比奶油健康，而且非常適合用來烹調。首先，草飼酥油已被去除β-酪蛋白，只留下草飼澄清乳脂，其中含有維生素A、D、K2等許多人所缺乏的脂溶性維生素。酥油是健康的動物性脂肪來源，而且發煙點很高。大部分傳統用油容易氧化，加熱時可能產生自由基等物質。酥油的發煙點約是兩百五十℃，是烹調和烘焙的好選擇。

酥油也是中鏈三酸甘油脂（MCT）的絕佳來源，占其脂肪含量的百分之二十五左右。MCT脂肪有助提升記憶、增加肌力，以及減少毒素堆積。MCT也能強化營養性酮症的作用，進而促進減重。此外，酥油裡的MCT能改善肝臟機能、膽固醇、血糖、腎臟和免疫系統機能，幫助你深度入酮。

如果你愛吃乳酪和乳製品也不用擔心。四週結束之後，你可以重新開始適量食用有機乳酪，只要不會腸胃不適就好。

6. 酒精

我們都知道長期重度飲酒和其所造成的疾病對健康有害。妙佑醫療國際（Mayo Clinic）指出飲酒過量可能增加肝臟疾病、癌症、糖尿病、神經系統併發症、骨骼損傷，以及許多炎症相關疾病的風險。[11]事實上，即便適量或少量飲酒也有可能影響健康。舉例來說，美國癌症研究所的一項報告指出，每天只喝一杯酒也會增加乳癌風險。[12]另一項刊在《英國醫學期刊》的研究證實即便適量喝酒也會影響記憶。[13]我常看到病患什麼都做「對了」，但還是有腸道、心情、焦慮和炎症水平問題，只要他們戒掉週末喝個幾杯，或是晚上來杯紅酒的習慣，通常就能解決這些問題。

造成這種現象的主要原因是酒一進入身體馬上轉換成糖。如果你是認真想要進行這項計畫，從燃燒糖變成燃燒脂肪，就有必要戒酒。在我看來，酒確實會促進發炎，主要是因為它會對胃腸道和肝臟造成負擔，而肝臟又是身體解毒系統的所在器官。此外，酒會影響血糖、造成睡眠不佳，讓你沉迷於加工和高糖食物並放棄斷食，進而阻礙整個斷食計畫。

所以說雖然我不想當個掃興的人，不過還是建議你在整個四週斷食期間滴酒不沾。好消息是薩塞克斯大學的一項研究證實，一個月不喝酒對健康好處多多。[14]這項研究指出，參加「一月戒酒」[譯註2]挑戰的人表示自己的健康狀況和與酒的關係都獲得改善。更具體的成果顯示：

- 百分之七十一的人睡得更好
- 百分之六十七的人更加活力充沛
- 百分之五十八的人減重
- 百分之五十七的人注意力更集中
- 百分之五十四的人膚質變好

結束四週計畫之後，我建議你把酒當糖來看，也就是把酒當成難得的享受，只能偶爾淺酌即可。如果你想重新開始喝點小酒也行，但只能喝乾淨低糖酒類，像是龍舌蘭酒、梅斯卡爾酒和有機乾型（不甜）紅酒。

正念飲食和過度飲食

現在你手邊有所有相關工具，可以確保自己儘量攝取最健康的食物，好讓斷食計畫發揮加乘效果。話雖如此，要是不講另一個關鍵因素——如何食用食物，那我未免太不負責任了。

你也知道，有些研究認為斷食可能會造成某些人在恢復進食後大吃特吃。一項研究指出二十四個小時不吃東西，之後很有可能再次暴飲暴食。[15]我們一定要避免這種事發生，所以我才不鼓勵在飲食不當的情況下進行斷食。透過時間長度不一的斷食期，搭配營養密度高、有飽足感、美味的類斷食蔬食生酮飲食，我們就能創造可以持之以恆的生活方式，而不是又一個時興飲食法。

想要創造與食物的永續關係，除了注重飲食內容，也要注意吃東西時的思緒與心境，這就是正念飲食的藝術。進食的意圖與食物本身一樣重要，這指的是用餐時要心無旁騖（不要吃飯配電視或手機！）。先聞聞食物的味道，細嚼慢嚥，不要狼吞虎

譯註

2「一月戒酒」（Dry January）是英國戒酒組織所發起並註冊商標的戒酒活動。

嚥。你會發現當你全神貫注用餐時，食物吃起來會更美味，你也會自然而然地吃飽即可，不會過度飲食。

正念也可用在沒有吃東西的時候，例如正在斷食卻超想吃餅乾，或是剛吃完開齋餐卻還覺得餓的時候。無論是哪種情況，都要靜下心來深呼吸，用鼻子吸氣，用嘴巴吐氣。你也可以泡杯茶，觀察自己喝茶時浮現的思緒和心情，注意自己想吃或暴食特定食物的衝動。

這就行了，你不必做任何處理，只要不帶批判或抗拒地注意這些心情或衝動就行了。這就是正念練習法，這能幫你回到當下、重拾直覺。這對計畫一開始的幾週尤其重要，因為這時你的身體還在對抗代謝失靈，才剛學著恢復直覺。你會發現只要暫停片刻，注意體內狀況，渴望和飢餓感通常就能消退。

如果沒有消退也沒關係。記住，間歇性斷食的重點不是限制熱量，我希望你可以完全感到飽足。如果用餐後還是覺得餓，或是斷食期間飢餓難耐，那就吃點富含乾淨蛋白質和健康脂肪的食物，因為這些是最能讓人飽足的巨量營養素。別為此苛責自己。我設計的這套計畫很有彈性，重要的是能夠接受這些可能狀況，對自己好一點。

如果你完成這項計畫，發現自己完全沒有想要大吃的衝動，這也是有科學根據的。舉例來說，一項針對當前研究做的大型文獻評論指出，比起其他減重法，斷食反而不會導致過度飲食。[16]正如我們在前幾章所學到的，斷食可以促進更健康的飢餓信號、改善血糖平衡、有助腸道健康，降低食物渴望，這些都能大幅增進你的正念飲食能力，維持健康適量飲食。

無論是否出現食物渴望，本書第一要則就是隨時傾聽身體需求，按照自己的步調慢慢培養代謝靈活度。直覺斷食強調的是絕對不要勉強身體，逼身體去做做不到的事。比起計較斷食幾個小時，本書更在乎的是教你如何挑選和準備營養密度高的乾淨飲食，然後懷著正念和感恩的心吃這些食物。

第十章

直覺斷食工具箱

讀到這裡，希望你已了解「四週靈活斷食計畫」不只是講斷食而已。其實要能恢復代謝靈活度並強化斷食益處，營養也很重要。不過呢，這套計畫也不是講完營養建議就結束了。

想要建立代謝靈活度，就得注意吃什麼、怎麼吃和何時吃。話雖如此，若是想要徹底改善健康，就要注意所有的生活型態因素，包括飲食以外的生活型態因素，像是睡眠品質要好、做好壓力管理、活動身體，以及確保身體獲得所有必需維生素和礦物質，以發揮最佳機能並自我治療。

這就是本章的重點。我會在接下來的章節教你所有必要的工具，讓你從「四週靈活斷食計畫」中獲得最大收益。

開齋時程

經過長時間沒吃東西後，你開齋時吃的食物會向身體傳達強烈訊息。如果一開齋就吃一堆精緻碳水化合物和糖，會讓血糖衝高、干擾腸道，無意間毀了你在斷食期間取得的進展。

如果用乾淨飲食溫和地結束斷食，就能對身體傳達正確的信號，提供身體「真正」所需營養，從根本增加斷食的益處。

記住，斷食時間越長，這些建議就越重要。如果像第一或第四週只斷食十二小時，可能不需要吃過度餐。但若你斷食十八到二十二小時，我建議你儘可能溫和地讓身體慢慢恢復進食，並且至少嘗試本節所有的建議，看看這些建議對你的過度期有何正向影響。

話不多說，以下是讓身體慢慢恢復日常進食期的方法。

斷食結束時吃清淡一點的開齋餐，像是高湯、湯品、果昔或煮軟的食物。我最喜歡的是大骨高湯、海帶高湯，或是用高湯熬煮的湯品。這對腸黏膜和腸絨毛有幫助，讓身體做好消化吸收的準備。

- 有機大骨高湯：這道高湯富含礦物質和電解質，營養密度高且能舒緩腸道，很適合讓腸道做好進食的準備。

- 有機海帶高湯：海帶高湯是素食湯品的絕佳選擇，含有硒、鋅和碘等有益人體的礦物質，對甲狀腺很有幫助，也能提高進食期的新陳代謝。

另外，你也能在其中幾天打一杯特製蔬食生酮果昔當作開齋餐，例如將杏仁奶或椰奶、綠色蔬菜、一些莓果，以及螺旋藻等你喜歡的超級食物放進果汁機跟冰塊一起打。

你也可以喝湯或吃好消化的煮軟食物，像是烤蔬菜、燙青菜，以及水煮蛋等溫和的蛋白質來源。這餐分量要少、脂肪和碳水化合物要少，蛋白質要適量。吃的時候要慢，充分咀嚼之後才吞下去。這餐別吃太多生菜水果，因為腸道較難消化。記住，腸道在你斷食期間都在休息和修復。所以這餐要儘量吃簡單好消化的食物。好消息是第十三章有一節專門介紹過度性開齋餐食譜。

延長斷食之後，你的胰島素敏感度會特別高，皮質醇水平和腎上腺素水平也會變高。這些都是正常現象，也是前面所說有助益的毒物興奮作用的一部分。因此我建議這餐可以加點喜馬拉雅玫瑰鹽和肉桂。這兩種成分可以幫助穩定血糖、保持水分，幫助身體更溫和地恢復進食。

恢復進食一到兩小時後增加餐點分量。吃完過度性開齋餐一到兩小時後，就可以吃這天第一頓真正的餐點了。這餐的脂肪可以多一點，因為身體已經準備好分解消化分量較多、巨量營養素較複雜的餐點。如果你正好在做乾淨充碳，也可以在這頓主餐加進這天要吃的碳水化合物。這餐同樣也要吃得健康，才能達到並充分發揮「四週靈活斷食計畫」的益處。

斷食期間可以攝取什麼

我向病患介紹間歇性斷食時，最先被問到的問題就是「斷食期間可以攝取什麼？可以喝咖啡嗎？拿鐵呢？大骨高湯呢？ＭＣＴ油呢？保健食品呢？」一般來說，斷食期間必須避免攝取熱量高的食物，意思就是不能吃點心、堅果醬，也不能喝果汁、果昔、湯品或高湯。以下是斷食可以喝的東西：

大量的水

適當補充水分可說是對整體健康最重要的事情之一。喝水不但可以避免脫水，還能幫助身體保持涼爽、讓肌膚保持柔軟、讓身體排毒、預防腎結石和尿道感染等問題，以及預防關節疼痛和肌肉疲勞。適當補充水分跟情緒變好、頭痛減少、活力增加、大腦機能和專注力提升、便祕改善，甚至減重有關。保持水分可以幫助身體適應燃燒脂肪當做燃料，讓你輕鬆邁向代謝靈活。

所以斷食和進食期間應該儘量多喝水。至於要喝多少，得看你的活動量、流汗狀況和年齡。喝到覺得水分足夠，不會口渴為止，一天多次攝取水分，不要一次喝到位。如果你半夜容易跑廁所，睡前幾個小時不要喝水。如果尿液呈淡黃色，人也感覺很好，那就代表水喝夠了。第一週起就要隨時補充水分，預防便祕或頭痛等斷食的不良副作用，「四週靈活斷食計畫」期間也要維持健康的飲水量。以下有幾個喝水小建議：

1. 吃東西前別喝太多水，以免影響消化。
2. 喝常溫水或至少別加冰塊，因為冰水會刺激身體，造成胃痛和胃痙攣。
3. 喝水可以減少飢餓感，斷食期間要充分喝水，特別是想吃東西，或考慮提早結束斷食的時候。

說到喝水，你要考慮的不只是喝多少水，水質也很重要。美國國會於一九七四年通過《安全飲用水法》，全國水質因此獲得改善，不過還有進步空間。該法只管制九十一種污染物，但大部分飲用水中含有更多未列管污染物。一項研究發現美國飲用水中含有三百一十六種污染物，其中高達兩百零二種沒有安全標準。[1]估計四十五州一點三二億美國人的自來水裡有未列管污染物！此外，《紐約時報》估計在超過五年的期間裡，很多美國人的飲用水裡有幾千種未列管化學汙染物。[2]

更令人擔心的是，在水裡發現的汙染物許多都跟慢性健康問題有關，包括癌症、自體免疫炎性疾病、糖尿病、甲狀腺問題、大腦疾病，以及肝臟、腎臟和神經系統問題。就連刻意加進飲用水中的氟化物也可能造成某些嚴重的健康疑慮。一項針對美國環保局飲用水法規所做的科學評論指出，經過氟化物處理的自來水跟骨折和牙齒問題發生率增加有關。[3]這項研究建議深入調查氟化物對甲狀腺和大腦健康的影響。

因此，我建議你在「四週靈活斷食計畫」期間除了多喝水，可能的話還要買個濾水系統，或至少買乾淨的水。儘你所能去做。以下是購買建議：

市面上有許多不同廠牌的濾水器，等級不一。購買時要找標示符合「美國國家科學基金會」（NSF）標準的濾水器。

- NSF 標準42——感官效果：這個等級的濾水器只會減少水中的氯，改善水的味道和口感。
- NSF 標準53——健康效果：這是高一個等級的濾水器。想要濾除更多化學物和重金屬，就要找符合這個標準的濾水器。
- NSF 標準58——RO 逆滲透效果：這個標準只適用於 RO 逆滲透系統，可以濾除許多有毒汙染物。

- NSF標準401——新興化合物/附帶汙染物：符合這個標準的濾水器可以濾除自來水中多達十五種汙染物，像是藥物、重金屬和阻燃劑。

電解質

在所有斷食期間——尤其是長斷食期間，一定要好好補充水分，不只喝水，還要補充電解質。一般來說，水和含水量多的新鮮蔬果就能提供所有必需電解質。不過當你斷食、吃低碳飲食，尤其是運動或居住環境濕熱時，就得補充額外的電解質。這是因為流汗會讓你流失電解質（每流一公升汗會流失九百毫克的鈉、十五毫克的鉀，以及十三毫克的鎂）。此外，低碳飲食會排除易促炎的碳水化合物，這會造成水分流失，導致電解質失衡。

「電解質」這個名詞相當常見，但許多人並不清楚這究竟是什麼。電解質是溶於水時會產生正離子或負離子的化合物。電解質剛好對人體健康具有重要作用，能調節從神經機能、細胞液體平衡、血壓到身體酸鹼平衡等各種功能。主要的電解質有鈉、鉀、鈣、重碳酸鹽、鎂、氯化物和磷酸鹽，還有其他微量礦物質和元素也有助於達到最佳補水效果。

先別急著伸手去拿「不知裡面到底裝了什麼」的淡藍色電解質飲料前，因為大部分電解質飲料含有很多人工甜味劑或一般的糖、防腐劑和人工色素，這些都是「四週靈活斷食計畫」期間和之後一定要避開的成分。

別擔心，還有其他簡單便宜的方法，讓你不喝運動飲料也能輕鬆補充電解質。

- 喜馬拉雅玫瑰鹽：只要在水裡添加富含礦物質的喜馬拉雅玫瑰鹽，你就能輕鬆補充電解質。由於腦腎軸問題會消耗身體的電解質，因此我常建議有這方面問題的病患在早上喝杯添加一茶匙喜馬拉雅鹽的水，或把鹽加進餐點吃。
- 高湯：你也可以把一到兩塊蔬菜湯塊或雞骨湯塊溶於一杯水中，然後加些我最喜歡的富含電解質的食物，像是菇類和菠菜，就能攝取到鉀和鎂等有助補水的重要礦物質了。
- 電解質補充劑：市面上有一些很棒的電解質補充劑，只是一定要看成分標示，檢查有沒有含糖或人工添加物。

MCT

MCT全稱為中鏈三酸甘油脂，是一種自然存在於食物中的優質脂肪。MCT有助深化酮症，因為身體可以很快地將之轉變成有用的能量供細胞使用。現代西式飲食幾乎沒有MCT脂肪。跟長鏈三酸甘油脂（LCT）不同的是，MCT是一種健康的飽和脂肪，很容易被身體分解成燃料。MCT分為天然和合成兩種。天然MCT存在於椰子油、酥油等乳製品脂肪，以及棕仁油中。我最喜歡的兩種MCT來源是椰子油和草飼酥油，不過MCT只占總脂肪量的部分百分比：

椰子油：含有百分之六十MCT

棕櫚油：含有百分之五十MCT

酥油：含有百分之二十五MCT

我為什麼建議你在斷食期間選擇MCT？因為它的熱量很低且不含糖，對斷食的影響很小。此外，MCT本身就有許多健康益處，甚至有助提升斷食的益處。舉例來說：

- MCT有助大腦健康，能提升記憶力，[4]甚至有望改善輕度到中度阿茲海默患者的狀況。[5]
- MCT能提升燃脂效率，有助增加酮體生成（就算碳水化合物攝取量增加也行）。[6、7、8]斷食計畫期間攝取MCT能讓身體深度入酮，幫助身體燃燒脂肪當作燃料。
- MCT是快速、有用、好吸收的能量來源，很適合在你覺得疲倦勞累時食用。

- MCT能抗細菌、抗病毒和抗真菌，有助維護健康的腸道微生物體。[9、10]
- MCT能提升酮症，因此對燃脂和減重很有幫助。研究顯示它能讓你更有飽足感、增高新陳代謝率，減少過多的碳水化合物轉化成脂肪。[11、12]
- 研究證實MCT油跟間歇性斷食一樣，有助瘦腰、瘦臀，消除內臟脂肪。
- 研究顯示食用富含MCT的食物可以提升運動表現，讓你在做高強度運動時可以做得更久。[13]
- 前面已經寫了很多關於健康脂肪的重要性，不過研究還證實搭配MCT油可以提升Omega脂肪酸DHA和EPA的效果。[14]把MCT加進這些脂肪裡，好好利用它們的加乘效果吧！
- MCT證實可以提升胰島素敏感度，減少血糖失衡狀況。[15]
- 你的身體在「四週靈活斷食計畫」期間大量排毒，MCT有助保護你的肝臟和胃腸道。[16]
- 研究證實斷食對膽固醇水平和心臟健康有益，MCT則能降低心臟代謝風險因子和低密度膽固醇／高密度膽固醇比值。

可以在「四週靈活斷食計畫」的任何時候吃MCT，不過特別建議在長斷食和低碳日吃，只是不一定要這麼做就是了。也建議在劇烈運動前把ＭＣＴ加進一杯濃縮咖啡裡喝，尤其是空腹運動前，這能幫助提升運動表現。挑選萃取自椰子油的ＭＣＴ油，才能完全只攝取到純ＭＣＴ脂肪，你也可以在茶或咖啡裡加點椰子油和酥油。

在繼續看下去之前，我有一句建議：吃ＭＣＴ要慢慢開始嘗試。一下子吃太多會造成腹痛和腹瀉。我建議一開始一天吃一茶匙，之後再增加一天兩到三大匙。斷食期間可以把ＭＣＴ加在咖啡、茶和水裡，進食期間可以加進沙拉醬、果昔、大骨高湯和湯品裡。

營養補充品和藥物

進行「四週靈活斷食計畫」前，一定要詢問醫師怎麼搭配斷食計畫服用營養補充品和藥物。一般來說，斷食期要避免消化任何東西，所以儘量選在進食期吃營養補充品和藥物，尤其是膠囊型或有熱量（營養標示會寫）、含糖或香料的營養補充品。

當然，如果醫師或藥師囑咐你在特定時間吃營養補充品或藥物，那就不在此限。

一些必須在特定時間服用的常見藥物包括：

- 制酸劑
- 血壓藥
- 偏頭痛藥

- 抗憂鬱藥
- 糖尿病藥
- 施德丁類藥物
- 雙磷酸鹽類藥物
- 利尿劑
- 甲狀腺藥

這裡只列出幾個例子，所以一定要仔細查詢你吃的藥是否得在特定時間服用，以及能不能空腹服用。如果有特定的服藥要求，那就按照處方上的時間持續服用，或是跟醫師討論有沒有調整空間。就算得在斷食期吃營養補充品或藥物，也不是什麼天塌下來的大事。這可是「彈性」斷食計畫耶！不要在這件事情上糾結，繼續進行計畫，你還是會獲得大部分的益處。

咖啡

咖啡在健康領域是個備受爭議的討論話題。以「四週靈活斷食計畫」的目的來說，只要不加奶或糖，是可以喝咖啡的。為什麼呢？因為咖啡無糖無熱量，還有助於建立代謝靈活度。咖啡具有抗炎、燃脂，以及平衡胰島素的特性，也是很好的抗氧化來源。也有證據證明咖啡和咖啡因能降低食慾，甚至可以幫助身體燃燒更多脂肪。

這對咖啡愛好者來說真是好消息！計畫期間盡情享用咖啡，沒有必要放棄你最愛的飲料。如果平常習慣加奶和糖，想找一款適合斷食期間喝的奶味咖啡，可以添加

斷食咖啡

一杯兩百毫升

食材

- 一大匙草飼酥油
- 一大匙椰子油或MCT油
- 一杯現泡有機咖啡

作法

用果汁機或手動打奶泡器，把所有材料打到發泡為止。

MCT做成生酮咖啡。

在咖啡裡添加健康脂肪可以提供必需能量，保持大腦清晰，並讓身體活力充沛。儘管如此，還是不能過量飲用咖啡。咖啡中的咖啡因是效果很強的藥，喝太多會引發焦慮、失眠、消化問題、心悸、高血壓、恐慌發作、緊張，甚至頭暈嘔吐。不用我說，你也知道應該避免這些狀況。我建議維持平常喝咖啡的習慣就好，千萬別在計畫期間增加咖啡因攝取量，或初次嘗試攝取咖啡因。

如果你可能有荷爾蒙失衡或對咖啡過敏尤其要注意。有一種幫CYP1A2酶編碼的基因變異會減緩人體代謝咖啡因的能力。我常幫病患檢測是否有這種基因變異，因為咖啡因代謝慢的人一點咖啡因都碰不得，就算只喝一小杯都會讓他們焦躁不安、心跳加速。如果覺得咖啡可能對你造成問題，可以趁「四週靈活斷食計畫」的機會減少飲用量，看看自己感覺如何。

我的建議如下：

第一週：將每日咖啡飲用量減少百分之二十五，下午五點後不要攝取。

第二週：將每日咖啡飲用量減少百分之五十，下午三點後不要攝取。

第三週：將每日咖啡飲用量減少百分之七十五，中午過後不要攝取。

第四週：完全不喝咖啡，中午過後不要攝取。

如果平常每天喝杯兩咖啡，第一週要減到每天一點五杯，第二週減到每天一杯，第三週每天半杯，第四週完全不喝咖啡。

茶

茶是我非常喜愛的健康飲品之一，所以我把最好的留到最後來講（僅是個人淺見）。前面說過茶是斷食期的絕佳飲品，其實豈止斷食，什麼時候喝茶都很棒的！

無論有沒有在斷食，只要是在功能醫學中心線上看診，我都會喝各種茶飲。如果你對喝茶沒什麼研究也別擔心，我會在後面仔細介紹，讓你了解喝茶的美妙，包括喝什麼茶可以提升「四週靈活斷食計畫」的益處。無論你的口味、心情和健康目標是什麼，茶都能滿足你的需求。

先來測驗一下你的茶飲小知識。你知道所有真正的茶都來自茶樹嗎？是的，紅茶、綠茶、白茶和烏龍茶都來自同一種植物！種植、採收和加工方式的不同，造就它們獨一無二的外觀和味道。儘管茶的咖啡因含量比大部分咖啡少，不過所有真正的茶都含有咖啡因。由於含有抗氧化成分，因此所有真正的茶都有抗氧化、抗細菌、抗病毒和抗發炎益處，只是不同茶類各有各的益處，讓你決定哪種茶對你和你的健康最好。[17]

話不多說，來認識一下茶飲家族吧！

白茶：初萃茶

白茶是用茶樹的新芽和嫩葉製成。為了避免氧化，會把這些新芽嫩葉蒸過之後乾燥處理。由於加工手續最少，因此抗氧化成分比其他茶類略高。[18]白茶的特色是茶色較淺，味道較淡。白茶很好入口，咖啡因含量是所有茶類中最低的，很適合不喜歡咖啡因，或想在斷食期間提振精神的人。

綠茶：茶中天后

綠茶是茶類中的天后，是當前最受歡迎的茶飲。綠茶的採收時間較白茶晚，但不像烏龍茶和紅茶一樣經過氧化處理，因此跟白茶一樣含有最多的兒茶素，尤其是極具益處的化合物「表沒食子兒茶素沒食子酸酯」（ＥＧＣＧ）。許多令人振奮的研究證實這個成分對改善許多健康問題效果極佳。[19]它能：

- 促進新陳代謝
- 延緩癌症發展
- 降低心臟疾病風險
- 改善膚質
- 提升大腦機能
- 逆轉糖尿病
- 延緩老化
- 預防大腦疾病
- 降低發炎

多虧了這些神奇的特性，斷食期喝綠茶會強化斷食本身的益處。就像啤酒或紅酒有分不同種類，綠茶也有不同形態，各有獨特風味和多種營養素，也不像酒一樣會造成宿醉。以下是不同綠茶的排名：

- **抹茶：**抹茶是用一種特殊綠茶葉製成的綠色粉末。跟許多其他綠茶不同的是，製作抹茶的茶樹得先蓋住，在陰影下栽種數週才會採收，這能增加葉綠素，使抹茶呈現其知名的翠綠色。採收後的茶葉經過乾燥之後研磨成粉。抹茶的EGCG濃度是所有綠茶中數一數二的，是一般煎茶的三倍之多。[20]
- **煎茶：**煎茶是將整株茶葉泡在水中，泡出淡雅宜人的茶味。煎茶會在當季稍早採收，只採頂端風味最好的茶葉，不愧是在日本最受歡迎的茶。
- **玉露：**玉露跟煎茶很像，最大的差別是玉露跟抹茶一樣栽種在陰影下，風味比栽種在陽光下、味道較濃厚的煎茶來得淡。玉露也號稱EGCG含量最高。
- **番茶：**味道偏苦的番茶，是所有綠茶中咖啡因含量最低的。番茶跟煎茶採收自同樣的茶樹，但會在當季較晚採收，因此是價格最低、最常見的綠茶。

烏龍茶：低調茶

如果說紅茶、綠茶和白茶是天之驕子，那麼烏龍茶就是被忽略的成員，還在九〇年代末期某個時候被踢出茶類家族。可是烏龍茶超棒的！烏龍茶最大的好處之一就是它有助於體重管控。就跟綠茶一樣，研究顯示定期飲用烏龍茶可以促進稱為解脂作用的脂肪代謝，進而達到減重、預防肥胖症的效果。[21]烏龍茶甚至可以抑制新的脂肪細胞生成！[22]所以如果你的目的是減重，聽到我建議你在「四週靈活斷食計畫」期間喝烏龍茶，應該不會感到意外才是。

紅茶：經典茶

製作紅茶的茶葉在採收以後，酶的活性會被激發，促進茶葉氧化，進而導致茶葉萎凋。在特定的溫濕度調控下，茶葉會變褐色，達到理想的風味和香味。許多紅茶是由不同產區的各種紅茶混合而成。紅茶的咖啡因含量也是所有茶類中最高的。由於所有紅茶都經過氧化，茶裡原有的兒茶素就轉化成茶黃素。綠茶中富含的兒茶素很有益處，不過研究證實茶黃素也是強大的抗氧化劑，所以如果你需要咖啡因提振精神，同時希望有抗氧化效果，紅茶就成了很好的選擇。[23]不同紅茶之間的健康益處差異不大，選你喜歡的口味即可。

- **英式早餐茶：**英式早餐茶是最受歡迎的紅茶之一。這種混合阿薩姆、肯亞和錫蘭品種的紅茶在所有英國人心目中是唯一的茶飲。
- **伯爵茶：**伯爵茶是很棒的茶。這種紅茶通常會添加香檸檬精油。我愛伯爵茶除了是因為它的風味絕佳，更是因為它的健康益處。前面章節講過自噬作用，而香檸檬有助強化並促進自噬作用。事實上，香檸檬精油是其中一種具有天然細胞治療屬性的多酚，能提升並誘發自噬過程。[24]這類多酚是存在於植物中的化合物，能保護植物不受傷害。香檸檬精油既能保護植物，食用後也能促進人體自噬過程，進而保護我們的身體。把香檸檬加進斷食計畫有助人體清除受損細胞，同時促進新的細胞生長。我自己在間歇性斷食期間會喝有機伯爵茶來強化自噬作用，還會特別確認裡面加的是真的香檸檬，不是香檸檬香料。如果手邊沒有伯爵茶，可以在紅茶裡加一兩滴香檸檬純精油，就有跟伯爵茶一樣的風味和益處。香檸檬精油也可以加在沾醬和甜點等各種食物裡，增添一絲柑橘風味。

如果你不愛喝斷食咖啡，或是只想喝杯伯爵拿鐵，增加斷食期的咖啡因攝取量，試試這道改良自傳統「倫敦之霧」（源自加拿大的飲料，以伯爵茶為基底，添加牛奶和香草精）的生酮飲料食譜：

斷食倫敦之霧

食材

- 一個伯爵茶包
- 一杯熱水
- 四分之一茶匙香草精
- 一大匙草飼酥油
- 一大匙椰子油或MCT油
- 一點生酮甜味劑增

作法

將茶包泡在熱水中，蓋上杯蓋，靜置三到五分鐘。再用果汁機或手動打奶泡器把所有材料打到發泡。

買茶時要注意一點：許多品牌的茶都有污染問題，因此我建議儘量挑選有機茶。許多植物產品都有鉛等重金屬，因為植物會從土壤吸收這些污染物，而一般所知茶對鉛的吸收率比較高。白茶採收較早，因此重金屬含量平均較低。如果不想只喝白茶，一個簡單的解決辦法就是別買產自中國的非有機茶。研究發現中國的工業污染造成茶葉含鉛量較高。[25]我建議只買產自日本的茶，那裡污染的問題較少。

草本茶

如果你不愛咖啡因或想多一點變化，可以喝草本茶。草本茶是由單味草本植物、植物、水果和香料製成，而且不像前面介紹的茶飲一樣含有咖啡因。雖然沒有咖啡因，卻有各種不可思議的健康益處。無論你有什麼健康問題，都可能有某種草本茶能幫助治療你的症狀。草本茶的種類很多，但若全部介紹，恐怕會寫滿這本書！所以這裡針對我在病患身上最常看到的健康問題列出一部分種類，做為你的草本茶飲用指南。

焦慮和壓力

- **洋甘菊：**洋甘菊能讓人放鬆，已被證實能舒緩焦慮症狀。[26]
- **卡瓦胡椒：**這種草本植物是其中一種天然的抗焦慮藥草。[27]
- **西番蓮：**研究指出這種草本植物在治療焦慮症上跟鎮鎮劑「奧沙西泮」一樣有效，因為它能增加γ-氨基丁酸（GABA），有助促進放鬆。[28]
- **打拋葉：**這種草本植物長期以來一直做為阿育吠陀醫學用藥，又稱「聖羅勒」。打拋葉是一種適應原，有助平衡跟壓力反應有關的HPA軸（下視丘——腦垂體——腎上腺軸，也就是腦腎軸）。

美容

- **南非國寶茶：**這種南非茶飲富含抗氧化物質，有助對抗造成肌膚老化的自由基傷害。
- **玫瑰果茶：**這種茶不只可以對抗自由基傷害，還能促進細胞活化，讓肌膚常保年輕。

血糖平衡

- **山桑子：**山桑子所含的超強類黃酮物質「花青素」在維持血糖平衡效果似乎相當不錯。[29]
- **洛神花：**洛神花有助抑制體內葡萄糖吸收，因此能讓血糖更加平衡。[30]
- **香蜂草：**香蜂草能活化神經系統，幫助調節胰島素分泌。

排毒

- **牛蒡：**牛蒡茶是天然利尿劑，有助透過增加排尿排除毒素，尤其是重金屬，也能強化淋巴系統，提升排毒效果。
- **蒲公英：**蒲公英的強肝效果極佳，有助將毒素排出體外。
- **紅花苜蓿：**紅花苜蓿有助清除肝臟、淋巴系統和脾臟毒素。

疲勞

- **甘草：**甘草能平衡皮質醇水平。[31]
- **南非國寶茶：**這種非洲紅灌木茶對身體主要的壓力荷爾蒙皮質醇具有平衡作用。[32]

腸道健康

- **甘草：**DGL甘草萃取有助治療和修復受損的腸黏膜。
- **薄荷：**這種草本植物有助降低發炎，進而舒緩腸躁症患者的不適。[33]
- **藥蜀葵根：**藥蜀葵根有助修復受損的腸黏膜，進而治療腸漏症，也能在胃裡形成包覆膜，舒緩胃灼熱、便祕和腹瀉症狀。
- **滑榆：**這種榆樹以其鎮痛效果聞名，能降低消化系統發炎，舒緩腸躁症、腸漏症等腸道問題。

免疫力

- **紫錐花：**這種草本植物具有抗細菌和抗病毒性能，難怪在藥局的感冒藥專區也能發現含有這種成分的藥。
- **接骨木莓：**現代醫學之父希波克拉底曾說接骨木樹是他的「藥箱」，因為它的抗細菌和抗病毒性能極強，對流感尤其有效。[34]
- **洛神花：**洛神花化富含維生素C，是一種神奇的免疫力增強劑，在覺得快感冒時喝很有幫助。

發炎

- **蕁麻葉：**蕁麻葉基本上是一種 Nfkb 抑制素。Nfkb 是一種炎症，蕁麻葉有助平息體內這種炎症。[35]
- **薑：**薑通常被用來舒緩胃痛，也能降低 Nfkb 發炎活動，抑制 IL-1 和 IL-8 等促炎細胞激素。[36]
- **玫瑰果：**玫瑰果含一種抗炎半乳糖脂，有助降低類風濕性關節炎和腸躁症等發炎症狀。[37]

記得之前講過許多潛在健康失衡問題會導致代謝不靈活，影響你的直覺飲食能力嗎？茶在治療這些失衡問題，恢復身體本能上可以發揮很大的作用。最棒的是「斷食期間」也能享用這些好喝的無糖飲料，充分利用其所帶來的益處。大力推薦你在「四週靈活斷食計畫」期間選幾種茶來喝。

放鬆心情的餐點

在講下一節的睡眠之前，我還要討論一個病患常問的問題：如果我在斷食，那原本的用餐時間要拿來做什麼？一開始你可能覺得自己的一天空了一大塊，跳過早餐的話特別會有這種感覺。這很正常。這些年來你很可能一睡醒來就開始想早餐要吃什麼，但是現在早餐時間整個打亂。早上不用再花時間準備早餐、坐下享用早餐然後整理餐桌，難免讓你覺得有點失落、漫無目標。多出來的時間做什麼好呢？我認為很多時候，早餐儀式跟食物本身的關係沒你想的那麼重要。其實不只早餐，任何一餐都是如此。我鼓勵你把空出來的時間拿來做正念活動，像是十分鐘的冥想或祈禱、在附近或戶外散步、做些美勞創作，或是寫寫日誌。這些活動都是我所說的「空靈餐點」的例子。即使這些不是食物，你還是能透過這些儀式滋養自己。前面說過數百年來，世界各地許多文化都把斷食當作修身養性的工具。我鼓勵你別把原本的用餐時間拿來看電視或滑手機，而是善用多出來的時間自我反思、放慢步調，並多了解自己一些。利用這段平靜時光探索內在。魔法往往藏在被我們忽略的空間裡。

如果不知道從何開始，可以試試下列幾個「空靈餐點」日記題目：

1. 列出十件讓你感恩的事。
2. 列出幾件無關食物，但能讓你感到滋養的事。
3. 列出十件讓你期待的事（儘量具體一點）。
4. 列出幾件你人生中想放下的事。

5. 列出幾件你人生中想實現的事。

你可以趁「空靈餐點」時間把上面題目當成冥想或祈禱主題。我喜歡趁喝茶時間冥想。「空靈餐點」時間提供一個絕佳機會，讓你反思如何療癒自己跟食物和身體的關係。如果你想探索這層關係，可以試試下列題目：

1. 寫下你對食物和平的定義。
2. 寫下你對自己的情緒健康和飲食觀察到哪些模式。
3. 寫下你會用哪些形容詞來描述食物、斷食和用餐時間。

身為功能醫學醫師，我明白間歇性斷食和適當營養固然是代謝靈活度的根本，不過壓力、睡眠和運動等其他因素也會影響你是否能活出最健康的生活。

睡眠和代謝靈活度

許多人認為好好睡上八個小時是一件奢侈的事，還說什麼自己「死了就會好好睡了」。睡眠並非奢侈行為，而是健康和代謝靈活度的必要之事。為什麼呢？因為睡眠跟體內所有荷爾蒙和代謝過程，以及維持健康的炎症水平、血糖和體重之間有著錯綜複雜的關係。不相信嗎？研究顯示只要一晚睡眠不足，就會改變飢餓和食慾荷爾蒙的表現，導致我們更加飢餓，更加渴望食物。[38]一夜沒有睡好也會影響大腦的動機中心，以及其對看到和想到食物時的反應。如果你曾熬夜，結果隔天一直想吃貝果、洋芋片和餅乾，你就體會過這種狀況了。相反地，科學家發現睡得越多，飢餓感越低，越不會渴望高糖高鹽食物。[39]如果睡眠不足，幾乎沒有辦法克服食物渴望和混亂的飢餓信號，也就不能重拾直覺飲食能力，提供身體真正所需。

研究也證實睡眠不足會對胰島素敏感度造成負面影響。[40]事實上，一項研究指出六個晚上只睡四個小時，會讓葡萄糖耐受能力降低百分之四十。[41]睡眠不足也會刺激你的交感神經系統，也就是戰逃神經系統。[42]這會導致壓力荷爾蒙增加，當然也會對新陳代謝造成負面影響。最後，不良睡眠習慣也會導致炎症水平上升。舉例來說，相關研究發現睡眠不足會改變免疫系統的反應，增加IL-6、腫瘤壞死因子α，以及C反應蛋白等炎症標記。[43、44]換句話說，睡眠超級重要，我甚至會說如果不重視睡眠，就不可能真正健康。

更複雜的是，好好睡覺說起來簡單，做起來可不容易。不像運動或營養等其他生活方式因素，只要做對運動，吃對東西就好。美國國家睡眠基金會指出，百分之三十五美國人認為自己的睡眠品質「不好」或「尚可」，另一項調查指出百分之

六十八美國人每週至少一次難以入睡。[45、46]

那麼，如何才能好好睡覺？我長期跟病患合作以提升他們的睡眠品質，發現關鍵就在建立讓你可以輕易快速入睡、一夜好眠睡眠儀式。睡眠儀式可以包括任何讓你覺得舒服的事，像是泡澡、寫隔天的待辦清單、短暫冥想，或是坐在床上看讀都行，但是務必做到下列幾點：

- 睡前一小時關掉所有3C產品：這指的就是智慧型手機、電腦和平板。這些裝置會發藍光，讓你更加清醒，並降低本來會在睡前增加的褪黑激素。如果做不到睡前一小時關機，至少睡前三十分鐘就要關掉。試著改成看書、寫日誌、聽有聲書或做幾分鐘瑜伽來代替。
- 午餐後不喝咖啡：白天喝太多咖啡會妨礙睡眠，因此我建議避免午餐後喝咖啡，好讓身體在睡前有足夠時間完全代謝掉咖啡。改成喝草本茶、氣泡水或薑黃拿鐵代替咖啡。
- 散步：我知道我說過「四週靈活斷食計畫」期間避免運動過度，不過每天活動一下身體，就算只是十五分鐘的散步，對睡眠也大有益處。事實上，《睡眠健康期刊》（*Sleep Health Journal*）的一項研究指出每日活動時間可能跟睡眠品質有直接的關係。[47]

如果已戒掉睡前用3C、午餐後喝咖啡因飲料，卻仍每天睡不飽，可以試試草本植物和營養補充品等自然療法。建議的助眠草本植物和營養補充品如下：

- 洋甘菊：洋甘菊是最知名的草本植物之一，自古以來都被用來舒緩失眠、焦慮與腸胃不適、脹氣和腹瀉等胃腸問題。近期研究證實洋甘菊能改善有長期失眠問題的成人的睡眠狀況。[48]我建議晚餐後喝洋甘菊茶。
- 鎂：鎂被稱為天然鎮靜劑。鎂的助眠效果極佳，因為它能幫助肌肉放鬆，改善「失眠嚴重度量表」上的各項測量結果，包括睡眠效率、入睡所需時間和睡眠時間、早上清醒時間，以及血清腎素、褪黑激素和血清皮質醇的濃度。[49]研究甚至指出鎂能調節睡眠——清醒循環。[50]鎂沒有特定的服用時間，不過由於具有鎮靜效果，睡前服用應該最能善用其提升GABA水平、放鬆肌肉的效果。鎂有各種不同型式，我建議先從晚餐後服用兩百毫克的鎂開始做起。
- 纈草：纈草是一種自古希臘羅馬時期就被用來治療緊張、發抖、頭痛、失眠和心悸的草本植物。[51]我建議晚餐後喝纈草茶。
- 茶胺酸：茶胺酸也是不錯的天然助眠營養補充品。這種化合物自然存在於綠茶中，當營養補充品服用時可以提升睡眠品質。[52]事實上，一項研究發現八到十二歲男孩每天服用四百毫克茶胺酸能夠改善睡眠品質，而且沒有安全疑慮。[53]我建議我的病患一開始先服用一百毫克，不過健康成人可以服用高達四百毫克。

- 褪黑激素：前面說過褪黑激素對建康睡眠的重要性，不過你知道有褪黑激素的營養補充品嗎？這是真的。如果上述方法都不管用，該睡的時候卻還是非常清醒，補充褪黑激素應該會有幫助。許多研究探討褪黑激素在治療失眠上的效果，尤其是跟時差有關的失眠，相關科學成果似乎相當不錯。一份評論文章指出其所審查的十項研究中，有九項證實在接近目的地的睡覺時間服用褪黑激素（晚上十點到午夜），能減少跨時區飛行所造成的時差。[54]如果你在「四週靈活斷食計畫」有睡眠問題，就在準備睡覺前三十分鐘服用五毫克褪黑激素。

運動和間歇性斷食

接下來要講跟睡覺相反的事：運動。我建議病患斷食時，他們常會問我怎麼搭配這項計畫運動。「四週靈活斷食計畫」也是你開始活動身體的好機會，不過說到怎麼搭配間歇性斷食計畫運動，我們還有很多要學。想要知道所有細節，請繼續往下看。

每當我在信件、演講或談話中跟病患提到間歇性斷食，總會被問到跟運動有關的問題。怎麼搭配斷食計畫運動？應該在斷食之前、期間或之後運動？到底該不該運動？

可惜的是，這四週該做多少運動沒有一個絕對的答案。這得看你在計畫開始之前的一般運動量、一開始的代謝有多不靈活、有哪些潛在的健康失衡問題，以及這四週是否遇到任何酮症流感或疲倦症狀。在這節裡，我會提供相關資訊，讓你決定「四週靈活斷食計畫」期間自己該做多少運動才對。

不過我先說一件事：千萬別在這個時候初次嘗試馬拉松訓練或混合健身。許多病患忍不住想趁「四週靈活斷食計畫」期間一次試遍所有沒做過的事，但若拚過了頭，只會搞得自己又餓又累，全身酸痛。大原則是「維持現有體能活動」，必要時降低運動強度和長度。隨時傾聽身體需求。有時你會精力充沛，展現絕佳運動狀況。有時你的體能不足，因為身體正在適應新的燃料來源，讓你一開始運動就覺得全身無力，或運動到一半就碰上「撞牆期」。如果出現這種狀況，別逼自己，也別苛責自己。你正經歷重大代謝變化，給自己的身體一點時間和空間建立代謝靈活度。

一旦完成這四週的計畫，你就可以增加運動量，你會覺得活力噴發，準備踏上跑步機、操場、球場或重訓室。不過現在別太要求運動強度，只要有在活動，或是維持目前的運動量就好。

空腹和非空腹健身

現在來講更邏輯性的問題：該在什麼時候健身？在結束斷食前空腹健身，還是在進食期間健身比較好？可惜這個問題也不像我們希望的那樣簡單。好消息是空腹和非空腹健身都有益處。

當你斷食的時候，血液中沒有葡萄糖可提供能量，體內儲存的碳水化合物——也就是肝醣很有可能消耗殆盡，也就是說身體會燃燒更多脂肪，尤其是做有氧運動。[55]有項研究特別證實空腹健身的益處。[56]研究人員把五十位健康活潑的男性分成三組：第一組完全不運動；第二組吃完高碳早餐後健身，健身時喝運動飲料；第三組只喝水，健身完才吃第一餐。研究人員增加三組人所攝取的熱量和脂肪。結果顯示第一和第二組體重增加，也出現胰島素阻斷等不健康的代謝徵兆。第三組，也就是空腹斷食的那組，體重卻幾乎沒有增加，也沒有胰島素阻斷等任何徵兆。事實上，結果顯示他們更有效率地燃燒掉多攝取的脂肪。空腹健身的額外好處是早上不用忙著準備早餐，還能避免吃完東西、身體還在消化食物就做劇烈運動，造成消化不良的可能性。

記住下面幾個空腹健身的小訣竅：

- 從輕度有氧運動做起：我建議輕度慢跑、走路或騎腳踏車。
- 按照身體適應狀況慢慢增加空腹健身的強度。

- 把較辛苦的健身留到斷食期較短的日子或乾淨充碳日，這樣做完跑步、舉重、健走等等高強度運動之後，就能吃碳水化合物。運動可以增加你的胰島素和瘦體素敏感度並完全消耗肝醣，代表身體完全準備好燃燒這些碳水化合物，而不是將之儲存成脂肪。
- 試著在斷食快結束前健身，這樣就能趁運動完、新陳代謝還很快的時候，讓身體補充健康脂肪、蛋白質、蔬菜和碳水化合物。
- 密切注意體能狀況，確保運動表現沒受影響。

一開始你可能體能不足，覺得有點搖晃。這是因為你不只在燃燒脂肪，以便為大腦和基本生物機能提供能量，還要求肌肉學著少用儲存的葡萄糖，改用脂肪提供能量。一旦適應這種新的運動方式，你可能會覺得自己在空腹健身時的體能變好，或注意到身體感覺較輕盈靈活。

儘管如此，這些研究並非絕對。其實還有其他研究質疑空腹健身是否真能燃燒更多脂肪。[57]再說你可能空腹健身到一半就碰上「撞牆期」，或發現靠脂肪當燃料無法跟平常一樣練得那麼努力。這可能是因為體內儲存的葡萄糖，也就是肝醣，經過幾週的低碳飲食和斷食後已經消耗殆盡。肝醣耗盡也可能打亂黃體素、甲狀腺荷爾蒙和瘦體素等荷爾蒙，所以我不建議在空腹狀態下做完所有健身運動。最好混合著做，空腹時做有氧運動來燃脂，進食期才做重訓或修身運動。如此一來，肌肉和肝臟裡就有肝醣，可以快速調度來幫你度過「撞牆期」。

正念活動

說到活動身體，我認為大家最大的錯誤之一，是對什麼才是真正「健身」認定太過狹隘。「健身」當然可以是指做四十五分鐘波比跳、深蹲和開合跳的HIIT組合，但健身的定義不只於此。我們必須放寬認定，不管多少時間，只要活動身體都叫健身。讓我再講一次：「不管多少時間，只要活動身體都叫健身」，這包括邊聽最愛的歌邊跳舞、走樓梯代替坐電梯，甚至在百貨公司逛一整天也算。這也包括打網球、做園藝或跟孩子打籃球。我們往往過分高估「健身」。一天中剩下的二十三小時要做什麼？要把運動變成一種生活方式。

如果你是運動新手，或是沒有喜愛的運動或活動，可以考慮培養走路習慣。走路既簡單，又不用花俏的健身行頭或入會健身房，而且大部分的時候，走路之前或之後連衣服都不用換。你可以在人行道、自家後院或社區走路。許多人對走路的益處不以為然，但我認為這可能是最健康的運動型式了。事實上，跟其他運動型式一樣，走路已被證實可以改善心血管風險因子，像是高膽固醇、高血壓、糖尿病、肥胖症、血管硬化和發炎，以及心理壓力。再說，走路還能防止失智症、周邊動脈疾病、肥胖症、糖尿病、憂鬱症、結腸癌，甚至勃起功能障礙。[58]

最長壽的人不用豪華健身房，不用高檔蘋果手錶，照樣可以健身。相反地，他們做園藝、提雜貨走上坡路，不管到哪裡都用走路的。其實在傳統的艾美許社區[譯註1]，婦女平均每天行走大約一萬四千步，這些社區的肥胖率在美國最低的。[59]

這並非巧合。走路的益處不容爭辯。舉例來說，一項針對一兩千個成人做的研究發現，住在城市的人過重和肥胖風險遠低於住在郊區的人。[60]另外，在亞特蘭大市，住在郊區的人有百分之四十五過重，住在城市的人只有百分之三十七。原因何在？你猜對了：住城市的人以走路代替開車。

寫這麼多的用意就是要你在「四週靈活斷食計畫」放寬對活動身體的認定，因為在某些日子裡，你很可能覺得不太想做傳統四十五分鐘或一小時的健身運動。這沒關係，但不表示你就可以整天坐著不動。相反地，試試走路二十分鐘、慢跑十分鐘，或睡前伸展五分鐘。這些少量運動有助身體建立代謝靈活度，讓新陳代謝和肌肉在白天

譯註

1 艾美許是基督教一個門派，該門派信徒最大的特色是拒絕汽車、電力等便利的現代設施，生活簡樸嚴苛。

時保持活躍、預防壓力，讓你睡得更好，前面也說過睡眠是成功的關鍵。

我建議你活動身體，除了可以促進整體健康，如果你忍不住想提早結束斷食時，這還能當成緊補救措施。如果感到飢餓、渴望食物，或是出現任何酮症流感，試試活動身體五分鐘，注意自己感覺如何。這很可能讓你不再想著食物，不再覺得那麼遲鈍，就能繼續斷食。

如何減少壓力以提升代謝靈活度

希望看到這裡你已明白，餵飽身體固然重要，滋養心靈也很重要。壓力會破壞內分泌系統、提高血糖、妨礙睡眠，摧毀代謝靈活度，讓你失去直覺。壓力是某些人難以入酮的潛在原因之一，也會造成數不清的健康問題。事實上，研究顯示大約百分之九十就診病例是跟壓力有關的疾病，從心臟病、頭痛和焦慮症到糖尿病、哮喘和憂鬱症都有。

不幸的是許多人認為自己沒辦法有效管理壓力，這也是「四週靈活斷食計畫」的一個問題。長期低碳飲食可能對腎上腺造成額外壓力，加劇腎上腺問題，導致疲勞、失眠和焦慮等不適症狀。其實在我的功能醫學執業生涯中，我都會建議病患先解決不健康的壓力，否則不要長期低碳飲食。

這是壞消息。好消息是如果你已開始提升睡眠品質並活動身體，等於朝有效管理壓力跨出兩大步了。良好睡眠和運動絕對是壓力管理的關鍵。此外，如果你慢性壓力纏身，建議你一定要試試碳循環，因為前面說過你需要一些碳水化合物才能有效管理壓力。

乾淨碳循環、良好睡眠和活動身體的確是壓力管理的重要關鍵，不過還能透過其他策略，確保你能控制壓力。其實不只你有壓力問題，我自己有時也很難管理壓力。經過多年的正念練習，我發現下列練習有助於我和病患管理壓力，將身心健康最大化：

早起

別一直按鬧鐘上的貪睡按鈕，要讓自己有充分的時間慢慢清醒，好好展開一天。花點時間靜靜品嘗早晨飲品，像是咖啡、茶或簡單的一杯水，集中精神迎接這天，不要最後一刻才手忙腳亂，在慌張和疲憊中展開一天。

列一張合理的待辦清單

真的要合理喔，如果每天抱持太大期望，只會覺得總是在趕進度，讓你壓力過大。你要刪掉不必急著當天處理的事。我建議你在早上列待辦清單，因為這時你還有點時間思索這天優先要做的事。先列迫切需要處理的事，再列較長遠的目標，然後享受這天逐一劃掉清單上的事項的成就感。這種做法可以整頓心中雜念，梳理出一張井井有條的清單。但要記住，就算當天沒有做完也要寬容自己，總還有明天可以做。

不要試著一心二用

在做待辦清單上的事時，儘量專注投入手上的事。一直想著過去或未來的事會引發焦慮，降低效率，造成龐大壓力。就算手上的工作很無聊、令人挫折或乏味也一樣。不要一直去看現在幾點，無論待辦事項有多枯燥，都要好好去做。完全接受手上的工作能降低壓力，有助帶來內心平靜。

接觸大自然

科學證實大自然能讓人放鬆心情，提升生活品質。[61]研究顯示，花時間待在綠意環境的人有壓力的可能性減少百分之五十，居住地點距離綠意環境超過一公里的人，比超過三百公尺的人出現壓力的可能性高出百分之五十。[62]南韓和日本在自然療法方面的研究極具說服力，日本稱之為「森林浴」。我建議可能的話，每天花點時間待在自然環境中。儘量多做森林浴。你可以到附近的公園散步，躺在戶外草皮上，或趁週末去散步。

整理環境

整理環境可以改變心理狀態。外在環境雜亂也會造成內心雜亂，所以每週花點時間清理居家、辦公室或工作空間。丟掉沒有正向或實際用途的東西。整理環境也是「四週靈活斷食計畫」期間解決食物渴望的絕佳療方。覺得有股想要嗑掉一整包影城爆米花的衝動嗎？花五到十分鐘整理環境吧，注意這如何讓你的心情恢復平靜，緩解你的食物渴望。

限制使用社交媒體

說到整理生活，「四週靈活斷食計畫」提供一個絕佳機會，讓你不要一直注意3C產品和社交媒體。如果一直收到一堆社群內容讓你覺得腎上腺素激增，或覺得自己應該更努力，不要客氣，把它們都刪了。沒完沒了地滑手機看社群內容只會引發社群恐慌症，增加壓力，進而危害健康。有時自我關懷代表你得轉靜音、取消追蹤或關閉提醒。不妨來個間歇性戒斷手機吧。你也可以限制使用時間，例如中午以前或晚上八點以後不滑手機、等到中午再分享和按讚。如果不確定自己能否持之以恆，可以趁「四週靈活斷食計畫」試試，看看自己最後感覺怎麼樣。當你不再每天花這麼多時間關注別人，我保證你會更專注當下、更快樂、更滿意人生。

如果你能限制使用社交媒體、整理居家和辦公室，並花時間在正念中度過早晨，你會發現日常慢性壓力消失不見。話雖如此，我們總會有不順的日子。遇到這種時候，我建議做本章最後面的呼吸練習。呼吸練習已被廣泛研究，用以幫助舒解急性壓力。

培養斷食友善社群

這節要講在斷食和飲食之外，我們還能做哪些事來將「四週靈活斷食計畫」的效果發揮到最大。其中一個重要部分就是建立支持你的社群，讓你更容易維持動力。

有些人相當幸運能有一群支持他們的親朋好友，讓他們更努力建立代謝靈活度並斷食，說不定還會自願加入呢！有些人要跟別人一起做才比較有動力。如果你是這樣的人，那就跟別人分享這本書，一起斷食。

話雖如此，在你決定找朋友一起做之前，先想一下他們是否真的能幫助你達成目標。每個人的性格不同，有些人比較擅長自己一個人做這些事。

無論獨自努力或找一大群人參加，你在進行計畫時都可能覺得孤單。畢竟就算有人陪你，改變飲食和生活型態依舊是一件孤單的事，甚至可能受到周遭的人批評指責。如果覺得自己可能遇到這種狀況，記住：常見的事未必就是正常的事。心情不佳和飲食不健康是容易挑動敏感神經的話題，你所做的任何改變都有可能引起某些人的不滿。我建議你在紙上寫下決定斷食的原因，每當有人讓你質疑自己為何這麼努力時就拿出來看。

如果擔心這套計畫或一般斷食會影響你的社交生活，我能理解你的顧慮。許多社交活動都以聚餐為主，而且大多會吃許多麵包甜點，也會喝酒，這些都是「四週靈活斷食計畫」不能碰的。但這不表示你要窩在家裡與世隔絕整整四個禮拜。我其實不鼓勵你一整個月都待在家裡。我們不應該認為社交生活和健康生活彼此水火不容，這種想法非常危險！我們應該找到對斷食友善的社交方式。這裡有些點子供你參考：

- 跟好友或伴侶一起散步或健身。
- 把社交時間安排在乾淨充碳日，如此外出聚餐也多一點選擇。
- 準備蔬食生酮餐點去健行野餐。
- 舉辦品茶之夜取代品酒。
- 舉辦電影之夜配蔬食生酮點心，像是黑巧克力、橄欖和莓果。

只要事先安排、加點創意，「四週靈活斷食計畫」期間完全不必與世隔絕。事實上，你甚至可以認識新的人群、深化友誼，用不一樣的新事物與身邊的人建立關係。同樣地，如果過程中遭到批評質疑，就要堅定目標、繼續前進，說不定你會啟發反對者，改變他們的想法呢。

把食物和斷食變成朋友

飲食失調和體態形象分成許多等級。就算沒被診斷出飲食失調，許多人仍為了自己的體態、上上下下的體重，以及每天發狂似地想吃東西而苦惱不已。這讓我們總是悶悶不樂、疲倦不堪。

如果你也感同身受，請你記住這本書的重點是丟掉老舊思想，迎接嶄新觀念。請你徹底改變對食物、斷食和自己的看法。就我個人經驗來看，即便一晚斷食十八小時，完全只吃蔬食生酮飲食，如果你跟食物和身體的關係不健康，就無法充分享受「四週靈活斷食計畫」帶來的好處。我從多年臨床經驗發現，自我尊重加上跟食物保有健康的關係，改變生活型態的效果才更好。

所以我在書中一直強調要把食物和斷食變成朋友，了解它們是幫助你成功的神奇工具。關鍵是你要懷抱愛意，有意識地進食和斷食。計畫期間剔除無法讓你覺得舒暢的特定食物並非是在自我懲罰，而是自我尊重的行為。你得夠愛自己，才會用好的食療滋養自己的身體。你的身體之所以能活蹦亂跳，靠的是巧妙的生物化學作用，所以每餐只吃能為自己提供燃料的食物。

你可以閱讀或聆聽正面的事來緩和有壓力的負面想法，像是聆聽古典或冥想音樂、收聽你喜愛的歡樂播客節目、閱讀勵志書籍，或是保持安靜就可以讓心靈平靜。研究證實我們越常做某件事、大腦就越靈活，所以把正向積極變成一種習慣吧。這個工具雖然無法量化，卻像一片肥沃土壤，能讓所有持之以恆的養生之道扎根茁壯。

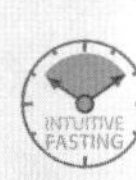

舒壓呼吸練習

我們壓力大、神經緊繃時，呼吸會變得淺短，不幸的是這只會讓焦慮惡化。想為一天帶來內心平靜，基本方法就是觀察你的呼吸。我建議用有意識的呼吸讓你專注當下。當你發現自己因工作或與家人伴侶相處而感到壓力，花點時間自然呼吸，把注意力集中在呼吸上，讓擔憂和焦慮逸散飄走。如果你想做更有架構性的呼吸練習，我推薦「四七八呼吸法」，這套壓力管理法簡單到不可思議！它的方法是吸氣四秒、摒氣七秒，然後從鼻子吐氣八秒。這個呼吸練習是安德魯・威爾醫師（Dr. Andrew Weil）所發明，他是一所全球最大全人醫療中心創辦人。這套呼吸法常被稱為「天然的神經系統鎮靜劑」。

不過我得警告你一件事：不是做完「壓力管理待辦清單」上的事項，就能有效管理慢性壓力。事實上，有時你得徹底改變觀點，迫使自己不再活在過去或擔心未來，而是專注當下，不帶批判地觀察自己的想法和行為。把自我照顧變成自我尊重的一種形式。多年來我與病患合作處理他們的壓力問題，我可以肯定地說身心和諧和減少壓力的真正關鍵是意識。我們介紹正念飲食時就講過意識，不過請你這四週練習生活各個方面的意識。意識就像肌肉，要用才會變壯，不用就會流失。

我最喜歡意識的一點是它不是要你解決什麼問題或成為什麼樣子，而是要你觀察自己的想法和對日常壓力的反應，讓你深入了解自己。好好鍛鍊意識，你會明白自己是思想的觀察者，不是受害者。

我常建議病患鍛鍊意識，才會更注意自己的選擇是否健康，以及是否一再陷入負面思維模式，這樣才能更專注當下。當你提升自我意識，就能體會自己與生俱來的本質和固有價值，也能更自然地做出健康選擇。當你提升自我意識，就能擺脫對食物的羞恥感或飲食規則，專心滋養身體。

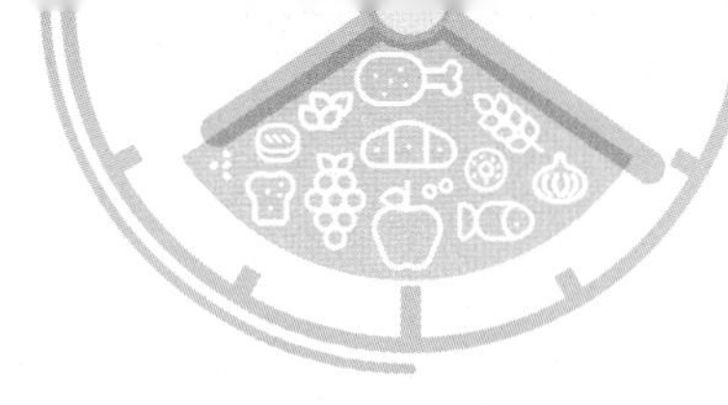

第十一章

四週靈活斷食計畫指南

講完「四週靈活斷食計畫」的所有益處、為什麼要做這個計畫，以及沒在斷食時可以吃哪些美味的食物滋養身體，現在該來複習這四週要做哪些事情了。計畫期間，你可以把這個章節（搭配第四部相對應的食譜和菜單）當成參照表和快速指南。本章收錄所有必知資訊，讓你知道計畫中的各個階段該吃什麼、什麼時候吃，以及要做哪種生活型態練習。

進入正題前先提醒幾個重點：這是一套彈性斷食計畫，我要特別強調「彈性」這兩個字。雖然我列出計畫的大原則和目標，但從不要求你超出身體極限。如果覺得書裡的斷食目標太勉強你的身體，那就傾聽身體需求，做自己覺得對的事，不必急著建立代謝靈活度。

舉例來說，如果「四週靈活斷食計畫」的第一週「身體再設定」對身體造成衝擊，讓你擔心變得太快，那麼隔週再做一次「身體再設定」，然後再進到「代謝再充電」。這套計畫的目標是讓你恢復與身體的關係，不是懲罰身體或逼它做不可能的任務。了解這點之後，一起來看「四週靈活斷食計畫」精華版吧。

第一週：身體再設定

第一週的重點是重新設定身體，建立基本代謝靈活度。我們要做入門限制進食計畫，維持蔬食生酮飲食。

本週要做的事如下：

- 一天斷食十二小時，意思就是晚餐和隔天早餐要隔一段時間。
- 十二小時進食期儘量吃。記住：不要限制熱量。
- 斷食期只喝咖啡、茶和水等無糖無熱量飲料。
- 不吃宵夜：睡前至少兩小時儘量不吃東西。這能改善睡眠，讓你更容易建立代謝靈活度。
- 儘量嚴格遵守蔬食生酮計畫，意思就是你攝取的熱量：

■ 百分之六十到百分之七十五來自脂肪
■ 百分之十五到百分之三十來自蛋白質
■ 百分之五到百分之十五來自健康的碳水化合物

● 以每日攝取二十到五十五公克淨碳水化合物為目標。
● 在紙上寫下進行「四週靈活斷食計畫」的動機，想提早結束斷食或吃計畫中沒列的食物時，就拿出來看。

你第一週可能出現糖戒斷和酮症流感症狀，包括疲倦、頭痛、食物渴望、噁心、失眠、易怒，以及胃部不適。如果發生這些症狀，試試下列方式：

● 多喝水
● 散步
● 盡情睡覺。為了提升睡眠品質，臥房裡不要放3C產品，睡前至少一小時別看螢幕。臥房保持黑暗、涼爽、安靜。這些因素加在一起可以讓你睡得更沉。如果真的有睡眠問題，試試服用鎂、茶胺酸、褪黑激素或洋甘菊茶。

第一週的目的是讓你用溫和、直覺的方式慢慢地進入斷食計畫。我建議第一週和整個斷食計畫期間避免做下面的事：

- 過度攝取咖啡因：斷食容易讓人忍不住一杯接一杯喝咖啡，但我建議斷食第一週維持平常的咖啡攝取量就好。攝取太多咖啡因會讓你飢餓、易怒、發抖，以及擾亂壓力荷爾蒙。
- 減少熱量：如果你做「四週靈活斷食計畫」的目的之一是減重，可能很想馬上減少熱量。拜託別這麼做！你的身體需要許多燃料，才能適應飲食的改變。這週和整個「四週靈活斷食計畫」期間都要提供身體所需，吃到飽足為止。
- 運動過度：能夠全心投入這項計畫很棒，而運動是其中一個重要部分。話雖如此，第一週可不是參加混合健身或開始做鐵人三項訓練的好時機。只要散步、做點輕度運動，或是維持原有的活動量就好。

第一週的目標很簡單：讓身體認識輕斷食和低碳飲食。身體需要這週來學習和適應如何燃燒脂肪當燃料。本週重點是為代謝靈活度打好基礎，讓身體準備好迎接第二和三週的長斷食。話雖如此，這週你也可以觀察到一些立即的好處，包括：

- 減重減脂

- 對糖的渴望和飢餓感降低
- 某些消化道問題獲得緩解
- 炎症減輕

本週的重點是儘量用最溫和卻最有效的方式，讓身體轉為燃燒脂肪。重要的是，本週要儘可能嚴格遵守計畫，尤其必須注意糖和碳水化合物攝取量。就算只吃一小塊糖果或幾口蛋糕，都會毀了有效燃燒脂肪的過程。所以這週絕對不可以隨便吃，要用第四部的菜單和食譜來達到營養均衡。好消息是，如果這週你能堅持照計畫做，接下來的三週就會容易多了。

第二週：代謝再充電

第二週的重點是讓新陳代謝再充電，意思就是恢復健康血糖平衡、改善心臟健康，以及改善血脂水平等代謝標記。想要做到這點，你得進行間歇性限時進食計畫，以及進行一到兩次選擇性的乾淨充碳日。

本週要做的事如下：

- 一天斷食十四到十八小時。我不會規定特定的時段，因為這是「直覺」斷食計畫，所以我希望你練習傾聽身體需求。
- 六到十小時進食期儘量吃。
- 如果出現易怒、飢餓或睡眠問題，加進一到兩次乾淨充碳日。意思就是將每日淨碳水化合物攝取量增加到七十五到一百五十公克，同時配合減少健康脂肪攝取量。
- 其他日子繼續吃正規的高脂低碳（每日淨碳水化合物少於五十五公克）蔬食生酮飲食。
- 正念飲食。吃東西前做幾次深呼吸，限制使用手機等令人分心的事物。

這週會延長斷食的時間，因此會有較長時間沒吃東西。以下介紹幾個最佳訣竅，讓你成功延長斷食，將第二週的益處發揮到最大。

- 喝茶：有機茶是很棒的飲料，可以靠它度過斷食期。咖啡因比咖啡少，而且含有兒茶素化合物，有助降低飢餓素荷爾蒙，讓斷食更容易。
- 注重健康脂肪和蛋白質：脂肪和蛋白質比碳水化合物更能提供持久的能量。這週每餐甚至每次點心都要吃到健康脂肪和乾淨蛋白質。可以試試吃煙燻鮭魚和酪梨飯當晚餐（參照三一六頁），或喝杏仁冰砂當點心（參照二七二頁）。

- 試試空腹健身：我建議從輕度慢跑、走路或騎腳踏車等低強度有氧運動做起，等身體適應後，再慢慢增加空腹健身的強度。

本週中度斷食的重點是讓新陳代謝再充電，充斥點心和高碳食物的現代世界想必已讓你的新陳代謝飽受折磨。這週你已經有基本的代謝靈活度，可以更深入地入酮，為新陳代謝帶來持久改變。記住以下幾個第二週的益處，讓自己有動力繼續努力！

- 改善血糖平衡
- 血脂等心臟標記變健康
- 能量水平更穩定，心情也更平穩

上週你可能出現一些負面的副作用，不過這週你可能開始感覺到久違的美好感受。如果感覺很棒，可以跳過乾淨充碳日，這不是一定要做的，只有在需要時才做。如果在原本的用餐時間覺得有點空虛，可以試試「空靈餐點」，寫寫日記，或是建立一套儀式，取代原本吃東西的習慣。

第三週：細胞再更新

本週要做最深度的斷食，因此專注減少壓力、在進食期攝取足夠食物，就顯得格外重要了。本週需要正念修習等等練習來支持你度過斷食。

本週要做的事如下：

- 每隔一天進行二十到二十二小時斷食，總共需要完成三到四次非連續性、幾乎一天只吃一餐的斷食（參照一一二頁）。
- 其他幾天按照第一週的做法斷食十二小時。
- 本週每天都要維持低碳乾淨的蔬食生酮飲食，以達到類斷食效果。
- 不要自我孤立，可以散散步，看電影，或跟朋友來個生酮野餐。
- 考慮在日常飲食中添加ＭＣＴ：椰子油、酥油等食物中的ＭＣＴ能讓你更容易斷食。若想跟上潮流，可以把ＭＣＴ加進咖啡或茶，在健身前飲用。在日常飲食中增加ＭＣＴ的絕佳做法是早上喝生酮咖啡（參照一八八頁）。本週光喝水不夠，還要記得補充電解質，因為這樣加重酮症的做法，會增加鈉、鎂、鉀等電解質攝取不足的風險。不過只要在一日飲食中補充電解質或飲用添加些許海鹽的水，就能解決這個問題。

- 在斷食時間較短的日子運動：趁輕斷食的日子運動，就算健身後肚子餓，也正好到了進食時間。

本週斷食時間較長，有充分的時間真正啟動自噬和酮症等機制，這能促進細胞更新，帶來以下長久好處：

- 長期預防疾病，包括自體免疫疾病、神經退化疾病、炎性疾病，以及癌症、心臟病和糖尿病等生活型態疾病。
- 延年益壽。
- 改善特定慢性病症狀。
- 促進自噬作用，有利細胞更新。
- 增加身體修復時所需的幹細胞。

有些人一開始可能很難接受延長斷食，擔心會餓到發昏或無法堅持。這很正常。覺得有壓力時，試試壓力管理技巧，像是整理環境和親近自然。如果突然壓力爆表，試試四七八呼吸法，讓神經系統恢復正常。你會發現原來自己那麼堅強、那麼有毅力！

斷食疑難解答

如果斷食遇到困難，先問自己吃的東西是「有助」還是「有礙」斷食。相信我，只要照書裡說的營養計畫做，就會比較容易斷食。書中介紹的食物能夠幫助降低炎症、平衡血糖，並讓瘦體素恢復健康水平，讓你輕鬆、直覺地延長斷食時間。如果已經照飲食計畫做，那就問自己下列問題：

- 是否限制熱量攝取？如是，進食時間增加卡路里。
- 能否增加飲食中的蔬食、蛋白質和健康脂肪？
- 是否補充足夠水分？有沒有忘了補充電解質？
- 是否運動過度？今天或明天能不能休息一天？
- 身體活動夠嗎？
- 是否做好壓力管理？
- 喝杯熱熱的草本茶能否解饞？
- 是否喝太多咖啡因飲料？
- 晚上有沒有睡飽至少七小時？
- 有沒有在睡前至少一小時關掉手機、電腦和電視？
- 如果覺得興奮、壓力大、易怒或焦慮，隔天要不要吃乾淨的碳水化合物充碳，看看感覺如何？

回答這些問題之後，如果還是想要停止斷食，試試喝點高湯、一匙無糖堅果醬，或是幾匙酪梨。

第四週：激素再平衡

本週重點是平衡荷爾蒙，意思就是要回去做入門限制進食計畫，也要做乾淨碳循環，以補充身體的肝醣存量，確保瘦體素的平衡。

本週要做的事如下：

- 為了平衡荷爾蒙，這週每天都做之前的十二小時斷食。
- 試著做二到四天的乾淨充碳日，藉此進入蔬食生酮循環。
- 如果出現睡眠問題、減重目標停滯，或是性激素不平衡等任何一個 3S 狀況，可以試試乾淨碳循環。
- 在乾淨充碳日增加乾淨碳水化合物，像是高果糖水果、米飯、豆類和澱粉類蔬菜，讓每天的淨碳水化合物攝取量達到七十五到一百五十公克。我最愛的兩道乾淨充碳日食譜是堅果醬煮地瓜（參照三〇一頁）和胡蘿蔔扁豆沙拉（參照二七七頁）。如果有胰島素阻抗、過重或肥胖的問題，做乾淨充碳日時要特別小心。

如果這週你想深入進行週期性蔬食生酮計畫，可以看看以下的快速指南：

- 想要突破減重停滯期，做二到四天乾淨充碳日。
- 想要平衡性激素，可以考慮一個月做四次乾淨充碳日，兩次在月經週期的第一和兩天，另外兩次在排卵後的幾天，例如月經週期的第十九和二十天，也就是大約在排卵後五天。你可以配合自己的月經週期，隨意調整乾淨充碳日的時機。

第四週的目標是重新平衡體內最複雜的荷爾蒙，因此你得調整方法，以便：

- 改善甲狀腺和性激素健康
- 平衡瘦體素和飢餓素，意思就是平衡飢餓信號。
- 正常製造褪黑激素和血清素，讓你睡得更好，心情也更健康。

本週最主要的重點之一就是讓自己和食物的關係更健康。你可以透過鍛鍊意識來做到這點，也就是你對食物的想法和感受的意識。問你自己：在做這個計畫之前，哪些習慣對我真正有用，哪些沒有？想想自己想要拋棄哪些思維模式，又想建立哪些思維模式。

在計畫的最後一週，在你思考如何將間歇性斷食變成往後人生中的一部分時，請傾聽心裡那個平靜的聲音，也就是直覺的聲音。

到了這裡，你已經建立一部分的代謝靈活度，可以放心交由直覺滿足身體所需。如果多吃碳水化合物讓你感覺比較好，這麼做完全沒有什麼不對。如果你很喜歡長期吃生酮飲食的感覺，那就盡情享受！這週的重點是放慢腳步，愛你自己，找到適合你的長期計畫。

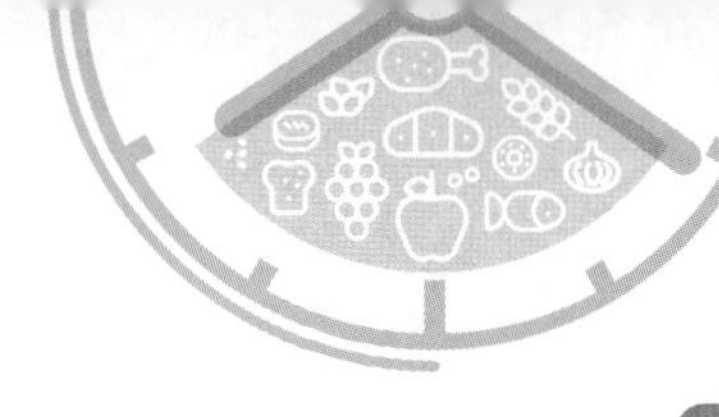

第十二章

四週斷食之後

如果你已完成「四週靈活斷食計畫」，那麼恭喜你！這可是了不起的成就呢。過去這四週裡，你已提升代謝靈活度、平衡瘦體素、降低發炎、平衡血糖、努力恢復腸道健康、強化自噬作用，啟動體內許多其他治療路徑。

你學會延長和縮短斷食期、進行乾淨碳循環，完成空腹和非空腹健身。你設法改善睡眠、增加活動、降低慢性壓力，培養健康、支持你的社群。你完成可能是這輩子最長的斷食。你不再為了吃而吃，而是按照實際的生理飢餓信號和荷爾蒙來進食。你設法改善心臟和大腦健康、延長壽命、維持健康體重、預防肥胖症和糖尿病、促進健康腸道和微生物體，達到最佳能量水平。你放大檢視自己跟食物的情緒性關係，徹底改變這種關係，理解它的真正意涵。你觀察自己在各種斷食期和巨量營養素比例下，身體有何感受。短短四週，你對個人身體和健康的了解程度，是許多人用十年也做不到的。哎呀，有些人甚至一輩子都做不到。

給自己掌聲鼓勵鼓勵吧。接著你大可在心裡問我一個問題，不過我早就知道你想問什麼了：「接下來呢？」

你可能不喜歡我的答案，不過我不打算給你一套硬性規定，告訴你如何長期進行間歇性斷食。畢竟你辛辛苦苦喚醒直覺飲食能力，現在才是這股能力見真章的時候呢。在這一章，我會幫助你把過去四週所學到和完成的事發揚光大，真正融入日常生活。我要教你如何永遠保持代謝靈活。

代謝靈活度小測驗：「四週靈活斷食計畫」之後

透過「四週靈活斷食計畫」，你已取得重大斬獲，不但改善潛在健康失衡，還建立代謝靈活度，而且感覺「真的很棒」，說不定你印象中很久沒有這麼棒的感覺了。

但要怎麼百分之百確定自己已經完全建立代謝靈活度了呢？當然是用我精心設計的問卷囉。請你根據以下描述跟個人狀況的符合程度，為自己打1、2或3分。

完全不符合：1分
有點符合：2分
完全符合：3分

1. 常吃點心，手邊隨時準備能量點心。
2. 很難跳過一餐不吃。
3. 經常或一直想吃糖或碳水化合物。
4. 每天一早醒來就吃早餐。
5. 經常吃過晚餐還是覺得餓，會在睡覺前吃東西。
6. 斷食十八小時感覺像是不可能的任務。
7. 一整天的能量水平起伏不定，早上起來昏沉無力。
8. 下午三點就疲倦不堪。
9. 不吃東西大腦就無法有效運作；肚子餓時無法思考。
10. 太依賴咖啡因和糖提神。
11. 根據用餐時間安排健身時機。

12. 每隔幾個小時沒吃東西就會餓怒或發抖。
13. 早上不先吃東西就無法健身。
14. 經常滿腦子想著「要吃什麼」和「什麼時候可以吃東西」。
15. 常常剛用過餐就又餓了。
16. 吃糖無法讓你滿足，反而讓你想吃更多糖。
17. 跳過一餐不吃或延誤用餐會讓你覺得焦慮。
18. 依賴碳水化合物來提振能量。
19. 覺得自己受飢餓和飲食習慣擺佈，失去掌控能力。
20. 經常看心情挑食物。
21. 有時就算不餓也在吃東西。
22. 常透過吃東西舒壓。
23. 試過幾次戒糖，但都以失敗收場。
24. 覺得沒有糖或麵包的人生是黑白的。
25. 經常感到思緒模糊或難以專注。

現在把所有分數加起來。記住，上次小考分數要看你的代謝是不太靈活、還算靈活或完全靈活，這次則要用分數進步多少來解讀你的努力成果。

分數減少十分以下

如果你的分數減少十分以下，你在建立代謝靈活度上還是頗有斬獲。如果總分還是高於四十分，我建議你把整套計畫再做一輪。記得試試充碳日，別忘了睡眠、運動和壓力管理以及其對代謝靈活度的關鍵作用。

分數減少十到二十分

如果你的分數減少十分以上，給自己拍拍手，你進步很多耶！你的新陳代謝顯然對這套計畫反應良好。如果總分還是高於三十分，我還是建議再做一次這套計畫，或是重複做最後兩週。記得把重點放在較長的斷食期，也要加進 MCT 確保深度入酮。

分數減少二十分以上

如果你的代謝不靈活分數減少二十分以上，端出低果糖水果和健康脂肪來慶祝一下吧。這是了不起的成就，你一定很認真做「直覺斷食工具箱」那章，在計畫過程中沒忘了管理壓力、運動或好好睡覺。

如果覺得你的代謝靈活度還沒達到理想境界也沒關係，重點是有進步而不是做到完美。每個人開始做這套計畫時的狀況不一。有些人的潛在健康失衡狀況比較嚴重，要改的生活習慣比較多；有些人可能早已花了不少時間提升自己的健康，「四週靈活斷食計畫」則讓你更上一層樓。無論到達哪個階段，都要知道自己在整體健康和代謝靈活度上已經取得重大進展。

如果知道自己還得再加把勁，才能達成真正的代謝靈活度，我建議你再做一輪「四週靈活斷食計畫」，讓身體有多四週的時間再設定、再充電、再更新和再平衡。最有可能的情況是還有一些頑強的潛在健康失衡問題，需要多一點時間空間予以擊破。「四週靈活斷食計畫」的優點是它跟約束性的淨化、飲食、排毒計畫不同，想做幾輪就做幾輪，直到達成目標為止。

無論做多少輪才建立代謝靈活度都沒關係，最後成果是一樣的：你再也不會受制於食物渴望、顫抖，以及不穩定的飢餓水平、能量水平和心情了。建立代謝靈活度的美好感覺難以形容，你要親自體會才行。

如果做完兩輪「四週靈活斷食計畫」，健康和代謝靈活度還是沒有明顯改善，建議你去看整合醫學或功能醫學醫師。我透過 www.drwillcole.com 為世界各地的人視訊看診，你也可以上 www.functionalmedicine.org 就近搜尋在地醫師。「四週靈活斷食計畫」是針對每個人設計，用來改善我在病患身上最常見的潛在健康問題，不過某些情況需要訓練有素的人，才能找出是什麼阻礙你獲得最佳感受。在我的功能醫學實務中，我會使用不同於傳統療法的診斷測驗和分析來找出代謝不靈活的潛在原因。我很自豪的是我能針對各別病患狀況提供健康指導，也能提供所需環境來支持和啟發病患。傳統醫師看診平均只花十七分鐘，我則常常花一小時以上看診，傾聽病患，詢問問題，像私家偵探一樣找出病患健康問題的根本原因。

如果你覺得自己已經建立代謝靈活度，恭喜你了！我真高興這套計畫對你效果這麼好。你可能覺得自己比以前更有活力、更強壯，身心感到自由奔放，美妙無比。你可能每餐之後都覺得滿足，覺得不再是新陳代謝、食物渴望，微生物體失衡，以及炎症水平的受害者。如果感受到這些益處，希望你沉浸其中，細細品味自己辛苦得來的良好健康。正是因為你願意踏出舒適圈，嘗試新的做法，現在才能體會這些益處。現在問題來了：接下來該如何做呢？

永保代謝靈活度

放眼未來，我建議你持續進行某種類型的間歇性斷食計畫。畢竟代謝靈活度就像肌肉，不用就會流失。幸好現在你的代謝靈活了，斷食和週期性低碳飲食對你來說是再自然也不過的事。現在你能燃燒脂肪和糖當燃料，也已降低發炎、平衡血糖、改善腸道健康，所以不會想再回到過去的習慣，而是想要繼續追求這種穩定自由的感受。

計畫期間，你可能會注意到自己在特定日子和星期感覺特別好。如果你特別喜歡計畫中的某個部分，覺得它既能配合你的時間安排，又讓你感覺很好，那就把它變成你的長期計畫。短斷食和蔬食生酮飲食讓你全身舒暢？繼續做吧。長斷食讓你感覺比較好，但若不做乾淨充碳日就覺得疲倦？繼續做吧。只要感覺好就繼續做。基本原則就是繼續做讓你感覺好的事，放心交由身體告訴你哪邊需要調整。

無論是自己煮或吃外面，都要掌握下列「蔬食生酮主義」的基本原則：

- 吃真正的食物。
- 低碳飲食。
- 健康高脂飲食。
- 吃澱粉類蔬菜時加一點健康脂肪。

- 吃健康脂肪時加一點非澱粉類蔬菜。
- 肚子餓才吃。
- 吃到飽足為止。

別忘了做乾淨碳循環來優化睡眠、平衡性激素或突破減重停滯期。按照蔬食生酮清單上的食物吃，至於那些你在計畫期間避而不吃的食物和飲料，你可能會發現自己並不如想像中的那樣想念它們。如果想重新開始吃幾種你最愛的食物，選你最想念的，一次一種慢慢加回飲食當中，觀察你的感覺如何。每加回一種食物就間隔一個星期，讓自己有足夠的時間觀察這些食物如何影響你的健康。

舉例來說，你最想念紅酒、羊乳酪和酸麵包。用三個星期的時間一次一種適量加回飲食當中，觀察吃這些食物後感覺是不是也像計畫期間一樣好。如果不是，可以考慮永遠不吃這些東西。如果是，適量食用並觀察自己感覺如何。隨著你消除體內失衡的干擾並獲得代謝靈活度，直覺那微小沉穩的聲音也就變得清晰堅定。

你可能會想：「慢一點啦，柯爾醫師。這個責任也太沉重了吧！」的確，不過你都建立代謝靈活度了，大可相信身體會傳給你對的信號，畢竟你比我更了解你的身體。

如果你還是不清楚自己長期適合哪種斷食計畫，我建議你照第一和第四週的做法，以每晚至少斷食十二小時為目標。此外，儘可能維持彈性的蔬食生酮飲食，視情況加進乾淨充碳日。然後每週或每月選幾天把斷食延長到十八到二十二小時。

隨著你恢復正常生活，手邊也要備著代謝靈活度小考。如果你的需求改變，代謝又開始不靈活，再回去做「四週靈活斷食計畫」，完成四週循環。我喜歡每一季做一次這套計畫，來再設定、再充電、再更新、再平衡自己的身體，不過你可以選一年中任何四週這麼做。如果你覺得計畫中某一週的做法特別有效，就照這個做法做兩週或整整四週，畢竟這是「彈性」斷食計畫。

這是我最喜歡間歇性斷食的原因之一。它不是硬性或制式規定，也不只限於固定一套營養或飲食哲理。相反地，它的重點是找到一種適合自己、適合你的日常作息和生活方式的飲食法。

成功改變飲食習慣

過去四週以來，你徹底顛覆自己對飲食和斷食的認識，打破幾年、幾十年甚至一輩子的習慣。在這最後一節，我要強調你做這件事是多麼勇敢。習慣，尤其是飲食方面的習慣，能帶給我們安全感，幫助我們應對情勢，因此我們常用這些習慣來調適情緒。改掉這些習慣可能會讓我們驚慌失措，但你依然堅持不懈。

你拋棄了過時的飲食規則和限制，消除干擾、恢復直覺。你出於對自己的關愛，將自己的生活型態打掉重建。你問自己：我真正需要什麼才能讓自己感覺很好？我的身體真正想告訴我什麼？我如何給身體空間，讓身體重拾更符合其美妙設計的飲食方式，才能不只在代謝層次、更在細胞層次發揮身體機能？

多虧了你的勇氣、力量和勤奮，才讓體內那個模糊的聲音在斷食計畫結束後變得清晰肯定。現在你的代謝靈活了，你能喘一口氣，知道自己需要什麼才能茁壯。

過去四週以來，你的思緒不再為了食物擔憂焦慮，不再成為代謝不靈活和潛在健康失衡的受害者。你已重拾與身體的聯繫，斷食不再是沉重的負擔。事實上，你能帶著優雅愉悅，泰若自然地斷食，因不再受制於飲食規定的美好感受而歡欣雀躍。當你不再對食物感到羞恥，你才終於可以在坐下用餐時，才發現自己剛完成十八小時斷食卻渾然不覺。你可能達到一個彈性自如的境界：早上醒來身體說它餓了，你才享用營養美味的早餐；隔天醒來身體說它還不餓，你就繼續斷食。

真的餓了才吃好像是件再簡單也不過的事，不過能夠不受慾望、情緒，或社會上對飲食的武斷規定左右，而是讓身體告訴自己要吃什麼，才是本書的真正目的，這可不是輕易就能達成的目標。真的餓了才吃，吃到飽足為止，不再覺得自己是在自我限制或懲罰，這就叫做食物和平。

歸根到底，本書重點並非一天斷食十八小時或吃完美的低碳飲食，而是教你平衡身體，讓你能夠傾聽它的聲音，知道它不會把你帶往錯的方向。所以說如果你哪天覺得不想斷食，那就不要斷食。既然你已建立代謝靈活度，就儘管放心相信身體，隔天再恢復斷食。

許多人成天擔心自己會故態復萌，害怕一次斷食沒有做對，情況就會每況愈下，一輩子都選擇錯的飲食和生活方式。如果你的代謝不靈活，這麼擔心也不無道理。想在代謝不靈活的情況下吃得健康，就像每天努力不讓水壩潰堤，明明出現裂痕、水從四面八方滲出，還想護住水壩一樣。在代謝不靈活的情況下做健康選擇是很艱難的，你一個地方都不能出錯，否則就會功虧一簣。不幸的是，這個結果就是一輩子在渴望、羞愧和自我否定中度過，永遠都不滿足，害怕一旦做錯會有什麼下場。

但若你已建立代謝靈活度，選擇健康的生活方式有如行雲流水，宜然自得。當你找到食物和平，就能放心交由身體去做正確的事，因為回歸健康飲食和生活是它與生俱來的本能。

我會把食物和平的感覺描述為一種活躍的沉著和知覺，不會為了要吃什麼和什麼時候吃鑽牛角尖、羞愧或焦慮。你會覺得自己是生活型態的創造者而非受害者。這能讓你真正專心工作、陪伴家人、活在當下，享受人生。你不會一天到晚滿腦子想著要吃什麼和什麼時候吃，事情變得簡單明瞭。

食物和平是真正能夠持之以恆的健康狀態，它源自對自我內在價值的領悟和自我尊重。當你體認自己是美妙的創造，不但受到關愛，也能愛惜自我，自然會做出健康洋溢的行為。當你學會喜愛美好感受，而不是一心想吃會讓身體不適的食物，這就叫做食物和平。當你吃了對身體不好的食物，你不會覺得可恥，而是觀察吃了以後感覺如何，從中學習，然後繼續向前。這是一種充滿優雅愉悅的健康狀態。這就是食物和平。這就是直覺飲食，也是本書的核心。

現在我要問本書最重要的一個問題了：「既然多了這份清晰自在，你打算怎麼應用它？」

本書主要在講如何建立代謝靈活度、重拾直覺，與食物和平共處，不過也要探討如何趁著對食物的擔憂一掃而空，將新發掘的能力和能量用在他處。

許多人無法發揮與身俱來的潛能，他們被失衡所束縛，與直覺斷絕關係。他們就像從未綻放的花，困在寒冬之中。願一直蟄伏的你如今能燦爛盛開。

我們已經花了四週再設定、再充電、再更新和再平衡自己。現在發揮這份新發掘的能量、沉穩和平靜之心，做出一番成就。

第四部

直覺斷食
食譜和飲食計畫

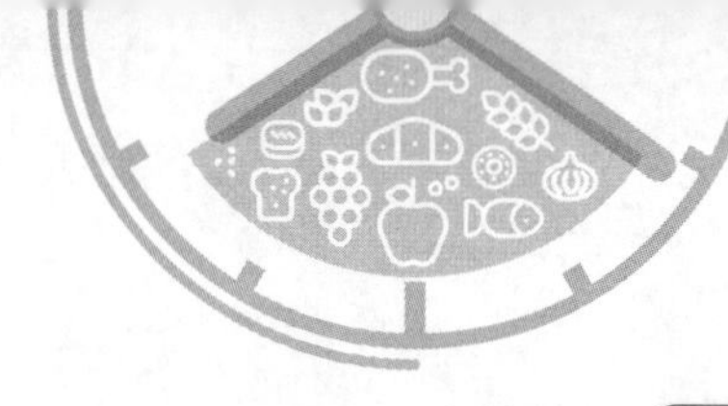

第十三章

直覺斷食示範食譜

第一、二和第三餐可以交換著吃，記得第三週長斷食後最好選溫和的開齋餐當第一餐。

代號

V 維根

VT 奶蛋素

VQ 海鮮素

VV 少肉蔬食

CU 充碳

開齋餐

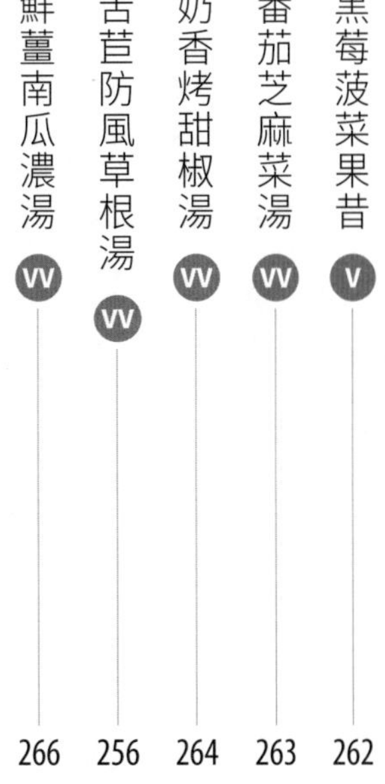

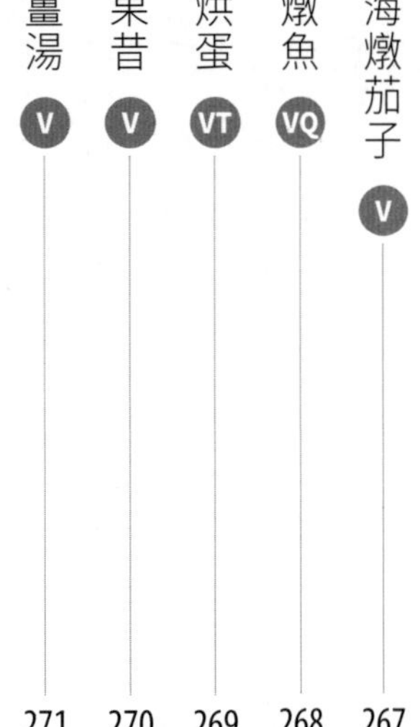

第一餐

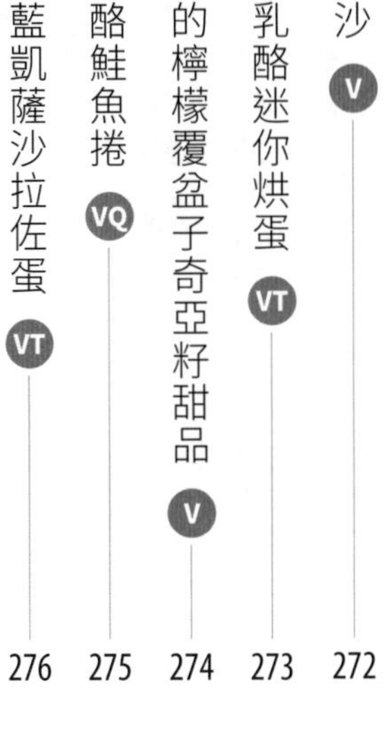

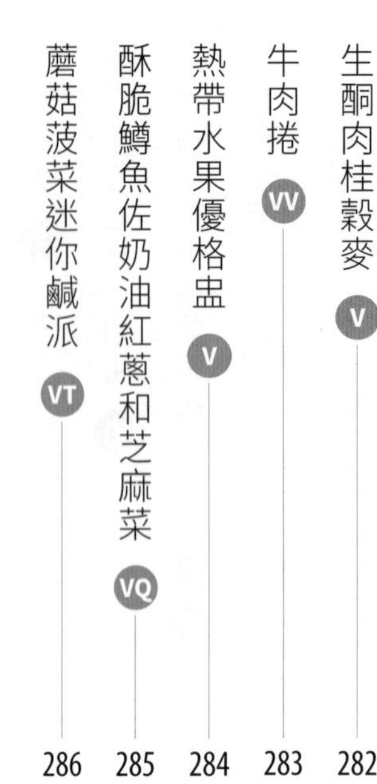

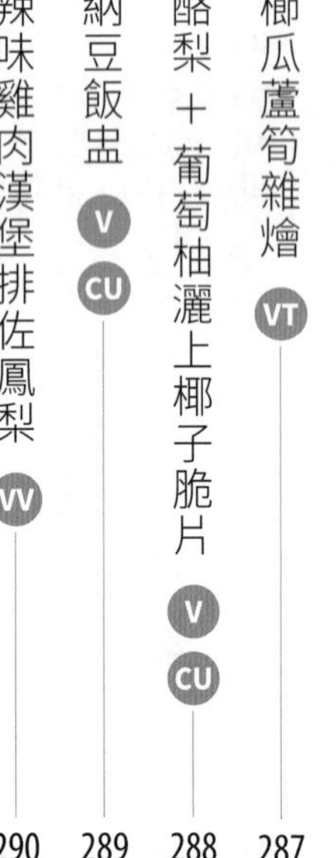

第二餐

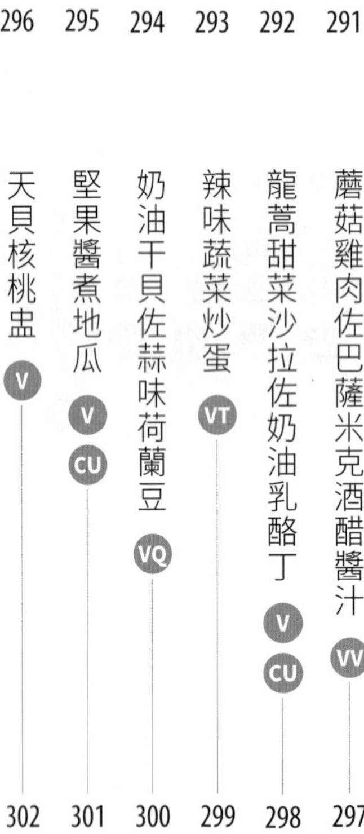

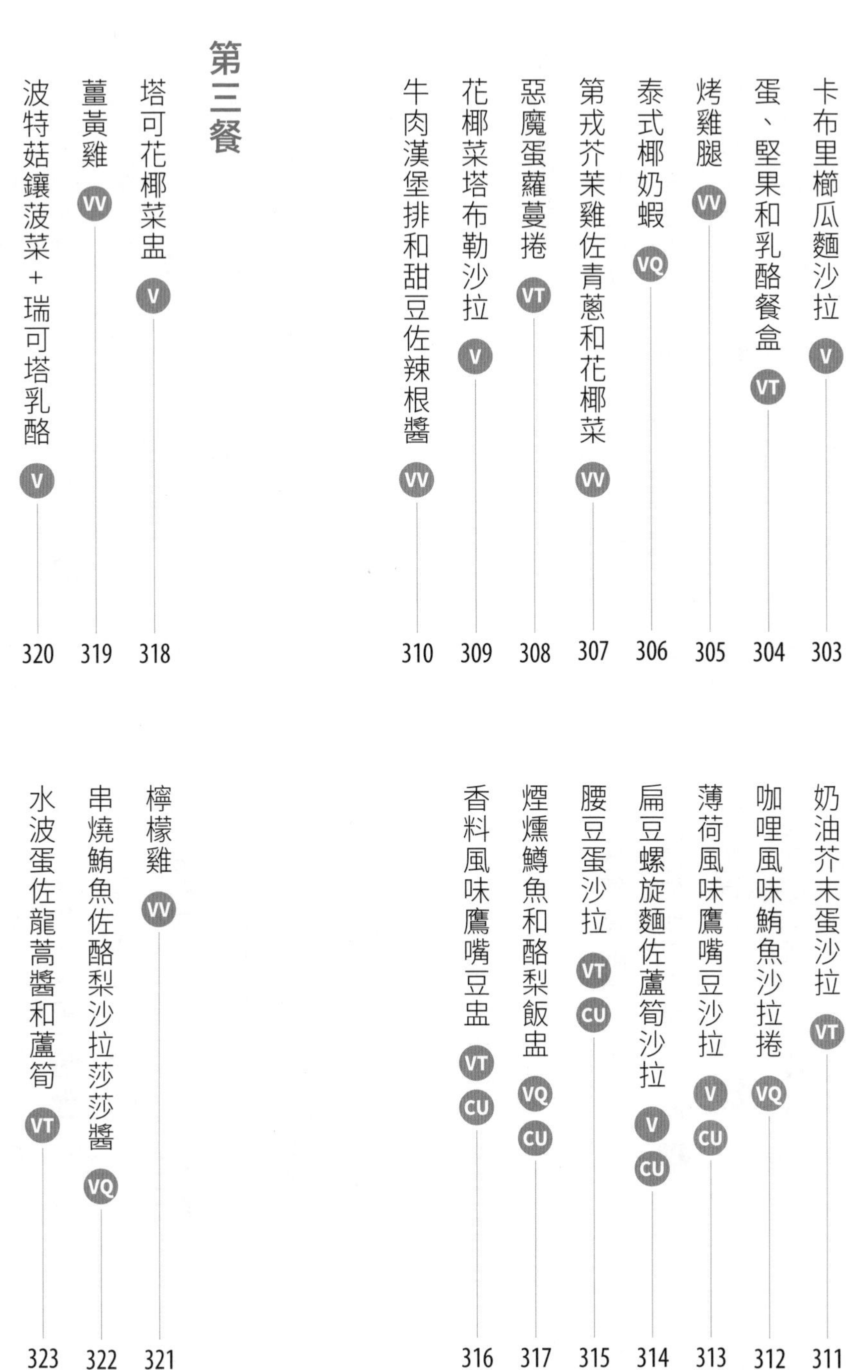

第三餐

點心和小菜

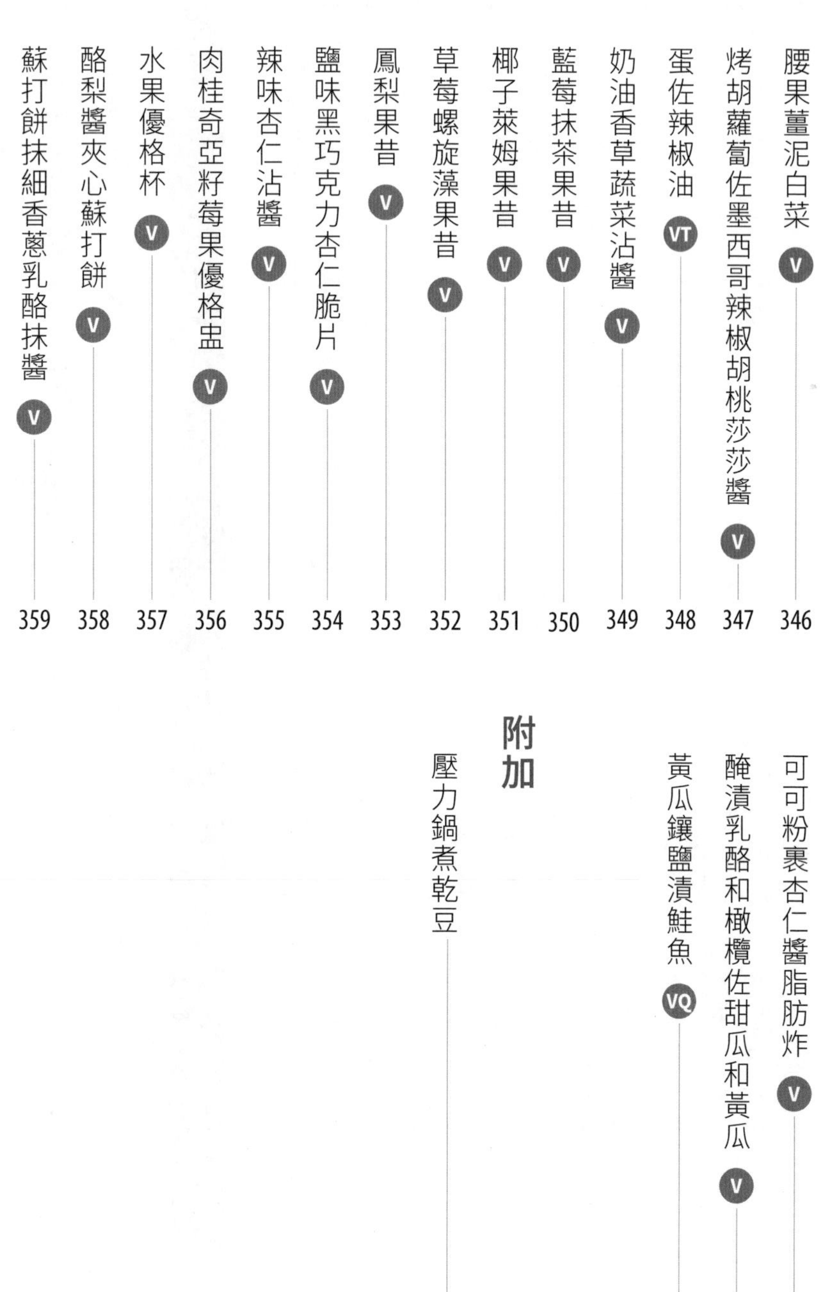

附加

蔬食生酮4週菜單

第一週身體再設定：十二小時斷食法（蔬食生酮）

每日營養指南：脂肪60～75%；蛋白質15～30%；碳水化合物5～15%；淨碳水化合物小於55公克

	星期一	星期二	星期三
第一餐	青花菜乳酪迷你烘蛋（273頁）、1/3杯草莓	冰過夜的檸檬覆盆子奇亞籽甜品（274頁）	菠菜烘蛋（269頁）
第二餐	羽衣甘藍、球芽甘藍和藍莓沙拉（338頁）	豌豆酪梨冷湯（292頁）	豆泥捲（293頁）
點心	奶油香草蔬菜沾醬（349頁）	8片亞麻籽蘇打餅＋2大匙杏仁醬	藍莓抹茶果昔（350頁）
第三餐	薑黃雞（319頁）佐腰果薑泥白菜（346頁）	波特菇鑲菠菜＋瑞可塔乳酪（320頁）、希臘金椒番茄沙拉（339頁）	檸檬雞（321頁）、烤胡蘿蔔佐墨西哥辣椒胡桃莎莎醬（347頁）
營養總量	總熱量：1512卡 脂肪：75% 蛋白質：16% 碳水化合物：9% 淨碳水化合物：35公克	總熱量：1694卡 脂肪：77% 蛋白質：13% 碳水化合物：10% 淨碳水化合物：43公克	總熱量：1624卡 脂肪：73% 蛋白質：15% 碳水化合物：12% 淨碳水化合物：48公克

星期四	星期五	星期六	星期日
鮮薑南瓜濃湯（266頁）、兩顆水煮蛋	奶油乳酪鮭魚捲（275頁）	苦苣防風草根湯（265頁）	杏仁冰沙（272頁）
雞肉、高麗菜和葵花籽沙拉（294頁）	芝麻菜葡萄柚沙拉（344頁）	西洋芹鑲核桃雞肉（296頁）	烤比目魚佐黃瓜優格醬綠蔬（291頁）、1/4杯烤核桃
鹽味黑巧克力杏仁脆片（354頁）	1/3杯烤杏仁	黃瓜果昔（270頁）	蛋佐辣椒油（348頁）
串燒鮪魚佐酪梨沙拉莎莎醬（322頁）	水波蛋佐龍蒿醬和蘆筍（323頁）	家常肉餅佐烤豆角（324頁）	塔可花椰菜盅（318頁）
總熱量：1406卡 脂肪：68% 蛋白質：24% 碳水化合物：8% 淨碳水化合物：29公克	總熱量：1569卡 脂肪：72% 蛋白質：17% 碳水化合物：11% 淨碳水化合物：41公克	總熱量：1557卡 脂肪：68% 蛋白質：22% 碳水化合物：10% 淨碳水化合物：38公克	總熱量：1391卡 脂肪：75% 蛋白質：18% 碳水化合物：7% 淨碳水化合物：26公克

第二週代謝再充電：每日斷食十四到十八小時（含兩天充碳日）

每日營養指南：脂肪60～75%（充碳日：65%）；蛋白質15～30%（充碳日：15%）；碳水化合物5～15%（充碳日：20%）；淨碳水化合物：5天小於55克（蔬食生酮日）、2天70～150克（充碳日）

	第一餐	點心	第二餐	營養總量
星期一	胡蘿蔔扁豆沙拉（277頁）、鳳梨果昔（353頁）	2根大胡蘿蔔（切成條狀）佐辣味杏仁沾醬（355頁）	龍蒿甜菜沙拉佐奶油乳酪丁（298頁）、1/2顆酪梨切片	充碳日 總熱量：1554卡 脂肪：70% 蛋白質：11% 水化合物：19%碳 淨碳水化合物：76克
星期二	檸檬酸豆鮪魚沙拉佐黃瓜片（278頁）	肉桂奇亞籽莓果優格盅（356頁）或可可粉裹杏仁醬脂肪炸彈（360頁）	辣味蔬菜炒蛋（299頁）	總熱量：1536卡 脂肪：72% 蛋白質：19% 碳水化合物：9% 淨碳水化合物：33克
星期三	綠蔬薑湯（271頁）、2顆大半熟水煮蛋	1/3杯烤核桃或1/4杯新鮮藍莓	奶油干貝佐蒜味荷蘭豆（300頁）、新鮮薄荷豆薯沙拉（340頁）	總熱量：1308卡 脂肪：71% 蛋白質：17% 碳水化合物：12% 淨碳水化合物：37克

星期四	星期五	星期六	星期日
蒔蘿鮮蝦筆管麵沙拉（279頁）佐2大匙烤松子	中東香料牛肉佐胡蘿蔔螺旋絲（280頁）	鹽清鮭魚惡魔蛋佐菠菜（281頁）	羽衣甘藍凱薩沙拉佐蛋（276頁）
草莓螺旋藻果昔（352頁）、醃胡蘿蔔棒（342頁）	酪梨醬夾心脆餅（358頁）或1/3杯新鮮黑莓	杏仁冰沙（272頁）或1/4杯烤杏仁	椰子萊姆果昔（351頁）或1/4杯烤夏威夷豆
堅果醬煮地瓜（301頁）	天貝核桃盅（302頁）	卡布里櫛瓜麵沙拉（303頁）	蘑菇雞肉佐巴薩米克酒醋醬汁（297頁）、炒櫛瓜麵
充碳日 總熱量：1584卡 脂肪：69% 蛋白質：12% 碳水化合物：19% 淨碳水化合物：75克	總熱量：1297卡 脂肪：70% 蛋白質：20% 碳水化合物：10% 淨碳水化合物：32克	總熱量：1413卡 脂肪：79% 蛋白質：14% 碳水化合物：7% 淨碳水化合物：24克	總熱量：1607卡 脂肪：79% 蛋白質：16% 碳水化合物：6% 淨碳水化合物：23克

第三週細胞再更新：每隔一日進行類OMAD法，斷食二十到二十二小時（其他日子進行1212斷食法）

每日營養指南：脂肪60～75%；蛋白質15～30%；碳水化合物5～15%；淨碳水化合物小於55克

	第一餐／開齋餐	第二餐	點心	第三餐	營養總量
星期一	牛肉捲（283頁）	蛋、堅果和乳酪餐盒（304頁）	草莓螺旋藻果昔（352頁）	烤鮭魚佐新鮮柳橙和奇亞籽莎莎醬（325頁）	總熱量：1635卡 脂肪：68% 蛋白質：21% 碳水化合物：11% 淨碳水化合物：43克
星期二	番茄芝麻菜湯（263頁）	烤雞腿（305頁）、烤茄子佐番茄沾醬（345頁）灑上2大匙烤松子	水果優格杯（307頁）	斷食	類OMAD日 總熱量：1213卡 脂肪：73% 蛋白質：17% 碳水化合物：10% 淨碳水化合物30克
星期三	生酮肉桂穀麥（382頁）	泰式椰奶蝦（306頁）	藍莓抹茶果昔（350頁）	蔬菜烘蛋佐檸檬汁淋春綠甘藍（326頁）	總熱量：1599卡 脂肪：71% 蛋白質：18% 碳水化合物：11% 淨碳水化合物：42克

星期四	星期五	星期六	星期日
奶香烤甜椒湯（264頁）	熱帶水果優格盅（284頁）	2顆水煮蛋、1又1/2杯杏仁奶	黃瓜果昔（270頁）
第戎芥茉雞佐青蔥和花椰菜（307頁）、1顆大克里曼丁紅橘	惡魔蛋蘿蔓捲（308頁）	鄉村燉魚（268頁）、菠菜沙拉	2顆水波蛋、芝麻烤青花菜和蘑菇（344頁）、1/2顆小酪梨、1/4杯烤腰果
2顆可可粉裹杏仁醬脂肪炸彈（360頁）	8片亞麻籽蘇打餅搭配2大匙杏仁醬	醃漬乳酪和橄欖佐甜瓜和黃瓜（361頁）	蘇打餅抹細香蔥乳酪抹醬（359頁）、1/4杯新鮮覆盆海
斷食	辣味骰子牛（327頁）佐蕪菁泥	斷食	斷食
類OMAD 總熱量：1242卡 脂肪：73% 蛋白質：16% 碳水化合物：11% 淨碳水化合物：33克	總熱量：1519卡 脂肪：73% 蛋白質：18% 碳水化合物：9% 淨碳水化合物：35克	類OMAD日 總熱量：1281卡 脂肪：78% 蛋白質：14% 碳水化合物：8% 淨碳水化合物：26克	類OMAD日 總熱量：1204卡 脂肪：78% 蛋白質：14% 碳水化合物：8% 淨碳水化合物：24克

第四週激素再平衡：十二小時斷食法（第一到四天蔬食生酮&第五到七天充碳日）

每日營養指南：脂肪60～75%（充碳日：65%）；蛋白質15～30%（充碳日：15%）；碳水化合物5～15%（充碳日：20%）；淨碳水化合物：4天小於55克（生酮日）、3天70～150克（充碳日）

	星期一	星期二	星期三
第一餐	蘑菇菠菜迷你鹹派（286頁）	黑莓菠菜果昔（362頁）、1/4杯綜合堅果	櫛瓜蘆筍雜燴（387頁）
第二餐	牛肉漢堡排和甜豆佐辣根醬（310頁）	奶油芥末蛋沙拉（311頁）	咖哩風味鮪魚沙拉捲（312頁）
點心	椰子萊姆果昔（351頁）	奶油香草蔬菜沾醬（349頁）	鹽味黑巧克力杏仁脆片（354頁）
第三餐	南瓜鑲奶油乳酪（329頁）、綠蔬莓果沙拉佐奇亞籽醬（343頁）	烤鱈魚和胡蘿蔔佐碎胡桃（330頁）、芝麻菜沙拉（341頁）	鼠尾草奶油煎核桃波特菇（331頁）
營養總量	總熱量：1487卡 脂肪：74% 蛋白質：16% 碳水化合物：10% 淨碳水化合物：36克	總熱量：1739卡 脂肪：74% 蛋白質：15% 碳水化合物：11% 淨碳水化合物：50克	總熱量：1459卡 脂肪：76% 蛋白質：17% 碳水化合物：7% 淨碳水化合物：26克

星期四	星期五	星期六	星期日
酪梨搭配葡萄柚灑上椰子脆片（288頁）	納豆飯盅（289頁）	地瓜餅佐辣味優格（335頁）	酥脆鱒魚佐奶油紅蔥和芝麻菜（285頁）、1杯綜合莓果
薄荷風味鷹嘴豆沙拉（313頁）	扁豆螺旋麵佐蘆筍沙拉（314頁）	腰豆蛋沙拉（315頁）	花椰菜塔布勒沙拉（310頁）
辣味杏仁沾醬（355頁）、1/2杯黃瓜片	黃瓜鑲鹽漬鮭魚（362頁）、1顆大克里曼丁紅橘	鳳梨果昔（353頁）	酪梨醬夾心蘇打餅（385頁）
菠菜朝鮮薊薑黃飯（332頁）	酸辣堅果醬汁拌菜（333頁）	鯰魚佐鄉村克里奧爾醬汁（334頁）	香草酥油醃雞肉佐青花菜（328頁）
充碳日 總熱量：1665卡 脂肪：66% 蛋白質：14% 碳水化合物：20% 淨碳水化合物：82克	充碳日 總熱量：1613卡 脂肪：66% 蛋白質：14% 碳水化合物：20% 淨碳水化合物：79克	充碳日 總熱量：1827卡 脂肪：67% 蛋白質：14% 碳水化合物：19% 淨碳水化合物：86克	總熱量：1575卡 脂肪：73% 蛋白質：20% 碳水化合物：7% 淨碳水化合物：27克

開齋餐

黑莓菠菜果昔

V

1份／所需時間：5分鐘

食材

- 嫩菠菜1杯
- 冷凍黑莓1/2杯
- 酪梨，去籽去皮1/2顆
- 無糖杏仁奶1杯
- 大麻籽蛋白粉2大匙
- 亞麻籽油1大匙
- 甜菊糖液（可不加）

作法

1. 將菠菜、黑莓、酪梨、杏仁奶、蛋白粉和亞麻籽油一起倒入果汁機，蓋上蓋子打到滑順。
2. 依喜好拌入幾滴甜菊糖液。

每份營養成分

熱量 401大卡
碳水化合物 31克（纖維16克；糖11克）
脂肪 32克（飽和脂肪3.5克）
蛋白質 12克
膽固醇 0毫克
鈉 236毫克
巨量營養素 73%脂肪；12%蛋白質；15%碳水化合物
淨碳水化合物 15克

番茄芝麻菜湯

VV

2份／烹調時間：20分鐘

食材

- 橄欖油，分開放3大匙
- 青椒末1/2杯
- 胡蘿蔔薄片1/3杯
- 切塊番茄罐頭1罐（約410克）
- 雞骨高湯[1]2杯
- 芝麻菜1杯
- 猶太鹽[2]和黑胡椒
- 新鮮細香蔥末1大匙

作法

1. 將1大匙油入湯鍋，中火加熱。倒入青椒和胡蘿蔔炒4到5分鐘或直到嫩脆。倒入番茄和雞骨高湯。大火煮開後將火轉小，蓋上蓋子悶煮15分鐘。
2. 將鍋子從爐火上移開，拌入芝麻菜和剩下的2大匙油。加鹽和黑胡椒調味。
3. 將湯分成2碗，均勻灑上細香蔥末。

譯註

1 如要做成素湯，則以蔬菜高湯取代。

2 不含碘等添加物的粗鹽，常用於製作猶太潔食。

每份營養成分

熱量 283大卡
碳水化合物 16克（纖維5克；糖7克）
脂肪 22克（飽和脂肪2.5克）
蛋白質 12克
膽固醇 5毫克
鈉 589毫克
巨量營養素 69%脂肪；16%蛋白質；15%碳水化合物
淨碳水化合物 11克

奶香烤甜椒湯

2份／烹調時間：25分鐘

VV

食材

- 大的紅甜椒或青椒2顆
- 雞骨高湯1/2杯[1]
- 乾百里香1/2茶匙
- 新鮮香菜末或巴西里末1/3杯，分開
- 全脂椰奶1杯
- 猶太鹽和黑胡椒

作法

1. 將烤盤鋪上鋁箔紙。烤箱預熱。
2. 將甜椒縱向對切，去掉莖、籽和內膜，用手掌壓平，然後切面朝下放在備好的烤盤上。將烤盤放在距離熱源5到7公分處，以上火烤7分鐘或直到甜椒表皮完全起泡，偶爾翻動。
3. 取出甜椒，靜置5分鐘或直到手拿不燙，然後撕下外皮。
4. 將甜椒、高湯和百里香一起放入中型單柄湯鍋，大火煮開之後將火轉小，不蓋蓋子煮15分鐘。拌入香菜（保留1大匙的量）。將鍋子從爐火上移開。
5. 將湯分成2批處理，倒入果汁機，蓋上蓋子，蓋上乾淨毛巾，打到滑順。將打好的湯倒回鍋中並加入椰奶，以中火煮2到3分鐘直到充分加熱。加鹽和黑胡椒調味。
6. 將湯分成2碗，均勻灑上剩下的1大匙香菜。

每份營養成分

熱量	295大卡
碳水化合物	12克（纖維4克；糖4克）
脂肪	24克（飽和脂肪21.4克）
蛋白質	11克
膽固醇	0毫克
鈉	253毫克
巨量營養素	75%脂肪；15%蛋白質；10%碳水化合物
淨碳水化合物	8克

1 如要做成素湯，則以蔬菜高湯取代。

苦苣防風草根湯 VV

2份／烹調時間：20分鐘

食材

- 橄欖油2大匙，分開
- 防風草根切碎3/4杯
- 雞骨高湯或蔬菜高湯2杯[1]
- 苦苣切碎約225克
- 猶太鹽
- 維根菲達乳酪捏碎，約55克
- 水煮蛋2顆，剝殼切碎

作法

1. 將油1大匙倒入中型單柄湯鍋，以中火加熱。倒入防風草根炒5分鐘或直到開始軟化，偶爾翻炒。倒入高湯，大火煮開之後將火轉小，蓋上蓋子悶煮10分鐘或直到防風草根變軟。
2. 加入苦苣，將火轉大，將苦苣煮到將近變軟，大約5分鐘。
3. 將鍋子從爐火上移開，加鹽調味。
4. 將湯分成2碗，分別放上等量的菲達乳酪和碎蛋，均勻淋上剩下的油1大匙。

1 如要做成素湯，則以蔬菜高湯取代。

每份營養成分

熱量 362大卡

碳水化合物 17克（纖維6克；糖2.9克）

脂肪 27克（飽和脂肪10.6克）

蛋白質 18克

膽固醇 186毫克

鈉 601毫克

巨量營養素 68%脂肪；20%蛋白質；12%碳水化合物

淨碳水化合物 11克

鮮薑南瓜濃湯 VV

4份／烹調時間：25分鐘

食材

- 酥油或橄欖油2大匙
- 胡蘿蔔1杯，切片
- 雞骨高湯或蔬菜高湯2杯[1]
- 南瓜糊罐頭1罐（約425克）
- 咖哩粉1茶匙
- 孜然粉1/2茶匙
- 全脂椰奶1杯
- 新鮮薑末2茶匙
- 甜菊糖液2到4滴或適量調味
- 新鮮細香蔥末1/4杯
- 無糖原味維根優格1/2杯

作法

1. 將大型單柄湯鍋以中火燒熱。倒入酥油，融化後倒入胡蘿蔔炒5分鐘或直到顏色略深，過程中隨時翻炒。倒入高湯、南瓜糊、咖哩粉、孜然粉和椰奶。煮開之後將火轉小，蓋上蓋子悶煮20分鐘或直到胡蘿蔔變軟，偶爾攪拌。
2. 將鍋子從爐火上移開。拌入薑泥和甜菊糖液。用手持式攪拌棒直接在鍋中攪拌（或將湯分批倒入果汁機，蓋上蓋子，蓋上毛巾，打到滑順）。
3. 灑上細香蔥末，淋上優格。

1 如要做成素湯，則以蔬菜高湯取代。

每份營養成分
熱量 266大卡
碳水化合物 15克（纖維7克；糖5克）
脂肪 22克（飽和脂肪15.1克）
蛋白質 9克
膽固醇 14毫克
鈉 190毫克
巨量營養素 73%脂肪；14%蛋白質；13%碳水化合物
淨碳水化合物 8克

地中海燉茄子 V

2份／烹調時間：25分鐘

食材

- 酪梨油3大匙，分開
- 青椒3/4杯，粗切
- 茄子約225克，切成約2公分小丁
- 彎頸南瓜或櫛瓜1條（約170克）粗切
- 對切小番茄1又1/2杯
- 去籽卡拉馬塔橄欖12顆
- 乾茴香籽1/2茶匙
- 新鮮羅勒末1/4杯
- 猶太鹽
- 維根莫札瑞拉乳酪絲約113克

作法

1. 將油1大匙倒進大型單柄湯鍋，以中火加熱。倒入青椒炒4分鐘或直到酥脆。拌入茄子、南瓜、番茄、橄欖和茴香籽。煮開之後將火轉小，蓋上蓋子悶煮20到25分鐘，或直到青椒變軟。
2. 將鍋子從爐火上移開，拌入羅勒末3大匙和剩下的油2大匙，加鹽調味。蓋上蓋子靜置10分鐘入味。
3. 分成2個淺碗，均勻灑上乳酪絲，放上剩下的羅勒1大匙。

每份營養成分

熱量 473大卡

碳水化合物 25克（纖維7克；糖9.8克）

脂肪 42克（飽和脂肪13.8克）

蛋白質 6克

膽固醇 0毫克

鈉 623毫克

巨量營養素 80%脂肪；5%蛋白質；15%碳水化合物

淨碳水化合物 18克

鄉村燉魚 

2份／烹調時間：16分鐘

食材

- 橄欖油2大匙
- 青椒粗切1杯
- 蕪菁切塊1杯
- 番茄塊罐頭1罐（約410克）
- 乾百里香1/2茶匙
- 酥油2大匙
- 新鮮巴西里末1/4杯
- 猶太鹽1/2茶匙
- 鱈魚排約225克，洗淨，切成約3公分的小丁

作法

1. 將油倒入大型單柄湯鍋，以中火加熱。燒熱以後，倒入青椒炒5分鐘或直到顏色略深，過程中隨時翻炒。
2. 倒入蕪菁、番茄、1杯水和百里香。大火煮開之後將火轉小，蓋上蓋子悶煮8到10分鐘，或直到蕪菁變軟。
3. 倒入酥油、巴西里（留1大匙）和鹽拌勻。倒入魚肉，「輕柔」攪動。大火煮滾之後將火轉小，蓋上蓋子悶煮3分鐘，或直到魚肉中心煮到變白。不要攪動。將鍋子從爐火上移開。不開蓋子，靜置10分鐘入味。
4. 分成2碗，灑上剩下的1大匙巴西里。

每份營養成分

熱量 398大卡

碳水化合物 17克（纖維5克；糖10克）

脂肪 29克（飽和脂肪10.4克）

蛋白質 23克

膽固醇 71毫克

鈉 582毫克

巨量營養素 65%脂肪；23%蛋白質；12%碳水化合物

淨碳水化合物 12克

菠菜烘蛋 VT

2份／烹調時間：5分鐘

食材

- 酥油2大匙
- 新鮮檸檬汁2茶匙
- 辣椒粉1/4茶匙
- 新鮮菠菜約255克（約5杯半）
- 猶太鹽和黑胡椒
- 蛋4顆
- 番茄丁1/2杯

作法

1. 將酥油倒入深煎鍋，以中大火加熱。酥油融化後舀出1大匙裝入小碗，加進檸檬汁和辣椒粉備用。
2. 將菠菜和鹽1/4茶匙倒進鍋裡剩下的酥油中，翻炒1分鐘直到菠菜開始變軟。
3. 將鋪平的菠菜挖開4個洞，小心將蛋逐一打進洞中。煎3到4分鐘或直到蛋白凝固。
4. 將鍋子從爐火上移開。淋上步驟1的食材，灑上番茄丁，加點鹽和胡椒調味。

每份營養成分

熱量 300 大卡

碳水化合物 8 克（纖維 4 克；糖 2 克）

脂肪 24 克（飽和脂肪 11.6 克）

蛋白質 17 克

膽固醇 394 毫克

鈉 490 毫克

巨量營養素 72% 脂肪；22% 蛋白質；6% 碳水化合物

淨碳水化合物 4 克

黃瓜果昔 V

1份／準備時間：5分鐘

食材

- 無糖杏仁奶3/4杯
- 嫩菠菜1/2杯
- 小黃瓜1/2杯，去籽粗切
- 冷凍蜜瓜塊1/4杯
- 新鮮薄荷葉2大匙
- 新鮮檸檬汁1大匙
- 大麻籽蛋白粉1大匙
- 螺旋藻粉1又1/2茶匙
- 椰子油4茶匙
- 海鹽
- 甜菊糖液（可不加）

作法

將杏仁奶、嫩菠菜、小黃瓜、蜜瓜、薄荷、檸檬汁、蛋白粉、螺旋藻粉、椰子油和一撮海鹽一起倒入果汁機，蓋上蓋子打到滑順，依喜好混進幾滴甜菊糖液。

每份營養成分

熱量 266大卡

碳水化合物 13克（纖維4克；糖5克）

脂肪 22克（飽和脂肪16克）

蛋白質 9克

膽固醇 0毫克

鈉 519毫克

巨量營養素 73%脂肪；13%蛋白質；14%碳水化合物

淨碳水化合物 9克

綠蔬薑湯 V

2份／烹調時間：11分鐘

食材

- 麻油2大匙
- 新鮮薑泥1大匙
- 蔬菜高湯2杯
- 椰子氨基1大匙[1]
- 新鮮萊姆汁1茶匙
- 嫩菠菜4杯
- 嫩白菜2杯，切碎
- 新鮮豆芽菜1杯
- 新鮮香菜末1/4杯
- 新鮮羅勒末1/4杯

作法

1. 將油倒進中型單柄湯鍋加熱，倒入薑泥炒30秒或直到香味出來。倒入高湯、1杯水、椰子氨基和萊姆汁。煮開之後將火轉小，蓋上蓋子悶煮10分鐘。
2. 將鍋子從爐火上移開，拌進菠菜、白菜和豆芽菜。蓋上蓋子悶5分鐘或直到白菜變軟。拌入香菜和羅勒。
3. 將湯分成2碗。

每份營養成分

熱量 246大卡

碳水化合物 12克（纖維3克；糖5克）

脂肪 19克（飽和脂肪2克）

蛋白質 11克

膽固醇 0毫克

鈉 1,147毫克

巨量營養素 69%脂肪；17%蛋白質；14%碳水化合物

淨碳水化合物 9克

1 以椰子和海鹽為基底製成的調味醬，可做為醬油的替代品。

第一餐

杏仁冰沙

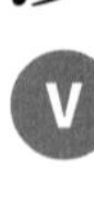

2份／所需時間：5分鐘

食材

- 無糖杏仁奶1又1/2杯
- 杏仁醬1/4杯
- 大麻籽蛋白粉1大匙
- 甜菊糖液6到9滴，可多加些增添風味
- 香草精1/2茶匙
- 杏仁萃取液1/4茶匙
- 冰塊1杯

作法

將所有材料倒入果汁機，蓋上蓋子打到滑順，立即享用。

每份營養成分

熱量 226大卡
碳水化合物 8克（纖維5克；糖2克）
脂肪 20克（飽和脂肪2.1克）
蛋白質 9克
膽固醇 0毫克
鈉 165毫克
巨量營養素 78%脂肪；16%蛋白質；6%碳水化合物
淨碳水化合物 3克

青花菜乳酪迷你烘蛋 VT

1份／烘焙時間：16分鐘

食材

- 酥油1大匙，以分量外的酥油潤滑烤皿
- 蛋2顆
- 青花菜1/3杯，切塊略蒸
- 烤紅甜椒丁1大匙
- 營養酵母1茶匙
- 海鹽和黑胡椒

作法

1. 烤箱預熱一百七十五度。用一點酥油塗抹在6或8盎司烤皿。
2. 將蛋扣入中碗打散，拌入菠菜、烤甜椒丁、酥油1大匙、營養酵母，以及鹽和胡椒各一撮。
3. 將蛋液倒進備好的烤皿，烤16到18分鐘或直到熟透。

每份營養成分

熱量 273大卡

碳水化合物 3克（纖維1克；糖1克）

脂肪 24克（飽和脂肪11.5克）

蛋白質 13克

膽固醇 381毫克

鈉 493毫克

巨量營養素 78%脂肪；20%蛋白質；2%碳水化合物

淨碳水化合物 2克

冰過夜的檸檬覆盆子奇亞籽甜品 V

1份／冷藏時間：過夜

食材

- 全脂椰奶2/3杯
- 大麻籽蛋白粉2大匙
- 奇亞籽1又1/2大匙
- 檸檬皮屑1/2茶匙
- 新鮮檸檬汁1又1/2茶匙
- 香草精1/8茶匙
- 海鹽
- 甜菊糖液（可不加）
- 新鮮覆盆子1/4杯
- 碎開心果1/4杯
- 大麻籽1大匙

作法

1. 將椰奶、蛋白粉、奇亞籽、檸檬皮、檸檬汁、香草精和一撮海鹽倒入一個2杯量的附蓋玻璃罐或小碗中，依喜好加幾滴甜菊糖液，攪拌均勻。
2. 蓋上蓋子，冷藏過夜。
3. 吃的時候灑上覆盆子、開心果和大麻籽。

每份營養成分

熱量	404大卡
碳水化合物	18克（纖維12克；糖5克）
脂肪	35克（飽和脂肪21.5克）
蛋白質	16克
膽固醇	0毫克
鈉	199毫克
巨量營養素	78% 脂肪；16% 蛋白質；6% 碳水化合物
淨碳水化合物	6克

奶油乳酪鮭魚捲 VQ

2份／所需時間：10分鐘

食材

- 維根奶油乳酪約113克
- 紫洋蔥丁2大匙
- 小酸豆2茶匙
- 乾奧勒岡1/2茶匙
- 切碎菠菜1杯
- 椰子餅皮2張
- 小黃瓜薄片1/4杯
- 煙燻鮭魚約113克
- 水煮蛋剝2顆，殼切碎

作法

1. 將奶油乳酪、洋蔥、酸豆和奧勒岡放入中碗攪拌，然後加入菠菜拌勻。
2. 分別在每張餅皮放上等量的步驟1的食材並均勻抹開，放上等量的小黃瓜、鮭魚和蛋，捲起上桌，或是不捲，改成附上刀叉上桌。

每份營養成分

熱量	415大卡
碳水化合物	17克（纖維4克；糖5克）
脂肪	29克（飽和脂肪13.1克）
蛋白質	25克
膽固醇	199毫克
鈉	769毫克
巨量營養素	63%脂肪；24%蛋白質；13%碳水化合物
淨碳水化合物	13克

羽衣甘藍凱薩沙拉佐蛋 VQ

1份／所需時間：10分鐘

食材

- 手撕羽衣甘藍2杯
- 特級初榨橄欖1又1/2大匙，分開
- 海鹽
- 鯷魚末1茶匙
- 蒜頭1小瓣，切末
- 新鮮檸檬汁1又1/2茶匙
- 營養酵母 1茶匙
- 第戎芥末1/2茶匙
- 烤松子2大匙
- 大麻籽2大匙
- 水煮蛋2顆，剝殼切成4份

作法

1. 將羽衣甘藍放進中碗，用橄欖油和一撮鹽搓揉1到2分鐘直到軟化，放在一旁備用。
2. 在砧板上將鯷魚和大蒜剁成泥後放進另一個中碗。加入檸檬汁、營養酵母和芥末。拌入剩下的橄欖油1大匙。加入搓揉過的羽衣甘藍，攪拌直到裹勻。將沙拉盛到盤中，灑上松子和大麻籽，放上水煮蛋。

每份營養成分

熱量 469 大卡

碳水化合物 8 克（纖維 3 克；糖 2 克）

脂肪 44 克（飽和脂肪 4.5 克）

蛋白質 14 克

膽固醇 10 毫克

鈉 636 毫克

巨量營養素 84% 脂肪；12% 蛋白質；4% 碳水化合物

淨碳水化合物 5 克

胡蘿蔔扁豆沙拉 V CU

2份／烹調時間：22分鐘

食材

- 乾扁豆1/4杯
- 紅甜椒丁3/4杯
- 胡蘿蔔絲1/2杯
- 新鮮薑末1茶匙
- 大蒜1瓣，切末
- 辣椒片1/8到1/4茶匙
- 特級初榨橄欖油2大匙
- 蘋果醋1大匙
- 猶太鹽1/2茶匙
- 酪梨油1大匙
- 杏仁條1/3杯
- 葛縷籽1/2茶匙
- 乾茴香籽1/2茶匙
- 孜然粉1/4茶匙
- 新鮮香菜末1/2杯

作法

1. 按照包裝上的說明煮扁豆，或煮到熟但仍保有口感。將煮好的扁豆放進細網篩沖冷水，防止繼續熟化同時加速冷卻。將扁豆跟甜椒、胡蘿蔔、薑、大蒜、辣椒片、橄欖油、蘋果醋和鹽放進中碗備用。
2. 將酪梨油倒入大型深煎鍋，以中火加熱，倒入杏仁、葛縷籽、茴香籽和孜然粉，炒2分鐘左右直到種籽開始爆開，過程中隨時翻炒，然後倒進步驟1的食材並加入香菜末。

每份營養成分

熱量	388大卡
碳水化合物	26克（纖維7克；糖5克）
脂肪	30克（飽和脂肪3.6克）
蛋白質	11克
膽固醇	0毫克
鈉	508毫克
巨量營養素	69%脂肪；11%蛋白質；20%碳水化合物
淨碳水化合物	19克

檸檬酸豆鮪魚沙拉佐黃瓜片 VQ

1份／所需時間：10分鐘

食材

- 野生長鰭鮪魚罐頭1罐（約140克），瀝油
- 新鮮巴西里末2大匙
- 烤松子2大匙
- 酸豆1大匙
- 紅蔥末1大匙
- 特級初榨橄欖油 2大匙
- 檸檬皮屑1/2茶匙
- 新鮮檸檬汁1大匙
- 第戎芥末1/2茶匙
- 猶太鹽和黑胡椒
- 小黃瓜片1/2杯

作法

將鮪魚、巴西里、松子、酸豆和紅蔥末放進中碗混合。將橄欖油、檸檬皮、檸檬汁、芥末，以及鹽和黑胡椒各一撮放進小碗打勻，淋到鮪魚上拌勻，搭配小黃瓜片上桌。

每份營養成分

熱量 547 大卡
碳水化合物 6 克（纖維 2 克；糖 2 克）
脂肪 44 克（飽和脂肪 6 克）
蛋白質 35 克
膽固醇 30 毫克
鈉 628 毫克
巨量營養素 72% 脂肪；25% 蛋白質；3% 碳水化合物
淨碳水化合物 4 克

蒔蘿鮮蝦筆管麵沙拉

2份／烹調時間：7分鐘

食材

- 生鷹嘴豆筆管麵3/4杯
- 去殼生蝦約170克
- 冷凍青豆1/2杯
- 小黃瓜丁1/2杯
- 西洋芹丁1/2杯
- 紫洋蔥丁1/3杯
- 新鮮時蘿切碎，2到3大匙
- 特級初榨橄欖油1/4杯
- 新鮮檸檬3到4大匙，調味用
- 大蒜2瓣，切末
- 第戎芥末1茶匙
- 鹽和黑胡椒
- 維根菲達乳酪捏碎，約56克

作法

1. 按照包裝上的說明煮筆管麵。起鍋前4分鐘加進蝦子一起煮。用濾水盆將麵和蝦瀝乾。將冷凍青豆加進濾水盆中的麵和蝦，用冷水沖涼，這能防止麵和蝦繼續熟化，同時讓青豆加速解凍。瀝掉多餘水份。
2. 另一邊將小黃瓜、西洋芹、紫洋蔥、蒔蘿、橄欖油、檸檬汁、大蒜和芥末放進中碗混合拌勻。
3. 倒入步驟1的食材攪拌直到裹勻。用鹽和胡椒調味。
4. 分成2盤，均勻灑上乳酪。

每份營養成分

熱量	541大卡
碳水化合物	32克（纖維5克；糖5克）
脂肪	39克（飽和脂肪11.2克）
蛋白質	21克
膽固醇	107毫克
鈉	801毫克
巨量營養素	65%脂肪；15%蛋白質；20%碳水化合物
淨碳水化合物	27克

中東香料牛肉佐胡蘿蔔螺旋絲 VV

2份／烹調時間：20分鐘

食材

- 椰子油3大匙
- 碎胡桃1/4杯
- 93%瘦肉草飼沙朗絞肉，約225克
- 紅甜椒丁3/4杯
- 洋蔥丁1/2杯
- 肉桂粉1/2茶匙
- 孜然粉1/4茶匙
- 多香粉1/8茶匙
- 猶他鹽1/2茶匙
- 黑胡椒
- 新鮮薄荷末1/4杯
- 冷凍胡蘿蔔螺旋絲 1包（約340克）
- 無糖原味維根優格1/4杯

作法

1. 將橄欖油倒入鍋中，大火加熱。加入胡桃炒2到3分鐘，或直到香味出來、開始褐化，過程中隨時翻炒。盛到盤中備用。
2. 同鍋倒入油1大匙加熱，倒入牛肉持續翻炒2分鐘。拌入甜椒和洋蔥炒到洋蔥變軟。拌入胡桃、肉桂粉、孜然粉、多香粉，以及鹽和黑胡椒調味，持續翻炒1分鐘。將鍋子從爐火上移開，拌入薄荷3大匙和水2大匙，蓋上蓋子保溫。
3. 另一邊按照包裝上的說明燙胡蘿蔔螺旋絲，瀝乾，淋上剩下的1大匙橄欖油。將胡蘿蔔螺旋絲分成2盤。將步驟2的食材盛到胡蘿蔔螺旋絲上，淋上優格，灑上剩下的薄荷1大匙。

每份營養成分

熱量	551大卡
碳水化合物	26克（纖維10克；糖13克）
脂肪	41克（飽和脂肪22克）
蛋白質	29克
膽固醇	73毫克
鈉	680毫克
巨量營養素	67%脂肪；21%蛋白質；12%碳水化合物
淨碳水化合物	16克

鹽漬鮭魚惡魔蛋佐菠菜 VQ

1份／所需時間：10分鐘

食材

- 水煮蛋2顆，去殼切半
- 酪梨油和美乃滋各1又1/2大匙
- 新鮮蒔蘿切碎2茶匙
- 第戎芥末1茶匙
- 酸豆末1茶匙
- 海鹽和黑胡椒
- 鹽漬鮭魚或煙燻鮭魚約55克，撕成小片
- 嫩菠菜1又1/2杯
- 特級初榨橄欖油1大匙
- 新鮮檸檬汁1大匙

作法

1. 將蛋黃挖出放到小碗，加入美乃滋、蒔蘿、芥末、酸豆，以及鹽和黑胡椒各1撮，用叉子壓成泥，然後裝回蛋白裡，上面放上鮭魚片。
2. 將菠菜、橄欖油和檸檬汁放進中碗拌勻，用鹽和黑胡椒各1撮調味。
3. 將惡魔蛋搭配菠菜沙拉上桌。

每份營養成分

熱量 476大卡

碳水化合物 4克（纖維2克；糖0克）

脂肪 41克（飽和脂肪6.5克）

蛋白質 25克

膽固醇 386毫克

鈉 1,028毫克

巨量營養素 78%脂肪；21%蛋白質；2%碳水化合物

淨碳水化合物 2克

生酮肉桂穀麥 V

1份／烹調時間：5分鐘

食材

- 碎杏仁1/4杯
- 南瓜籽2大匙
- 葵花籽2大匙
- 酪梨油1大匙
- 肉桂粉1/2茶匙
- 甜菊糖液（可不加）
- 無糖杏仁奶1/3杯

作法

1. 將杏仁、南瓜籽、葵花籽和酪梨油倒入大型深煎鍋，中火炒4到5分鐘或直到褐化噴香為止，過程中隨時翻炒。拌入肉桂粉，然後將鍋子從爐火上移開。依喜好拌入幾滴甜菊糖液。
2. 搭配杏仁奶上桌。

每份營養成分

熱量	554大卡
碳水化合物	14克（纖維7克；糖2克）
脂肪	50克（飽和脂肪5.5克）
蛋白質	19克
膽固醇	0毫克
鈉	210毫克
巨量營養素	81%脂肪；14%蛋白質；5%碳水化合物
淨碳水化合物	7克

牛肉捲

2份／烹調時間：8分鐘 VV

食材

- 酪梨油1大匙
- 93%瘦肉草飼沙朗絞肉約225克
- 波布拉諾辣椒1根，去蒂去籽切碎
- 洋蔥丁1/4杯
- 煙燻紅椒粉1茶匙
- 孜然粉1/2茶匙
- 猶太鹽1/4茶匙
- 蛋打散2顆（可不加）
- 無糖原味維根優格1/4杯
- 新鮮萊姆汁2茶匙
- 新鮮香菜末1大匙
- 熱過的印加果餅皮2張（例如Julian烘焙公司的Keto Thin®傳統餅皮）
- 酪梨1顆，去籽去皮切片
- 辣醬2茶匙或適量調味

作法

1. 將酪梨油倒進中型深煎鍋，以中火加熱。倒入牛肉炒2分鐘。倒入波布拉諾辣椒、洋蔥、煙燻紅椒粉、孜然粉和鹽，炒6分鐘或直到蔬菜軟化，偶爾翻炒。依照喜好拌入蛋液炒1分鐘或直到凝固，偶爾翻炒。
2. 另一邊將優格、萊姆汁和香菜放進小碗混合備用。
3. 將餅皮各別放到盤中，在餅中央擺上酪梨片，放上步驟1的食材，淋上辣醬，最後放上步驟2然後捲起。

每份營養成分：有蛋版
熱量 542大卡
碳水化合物 21克（纖維13克；糖4克）
脂肪 41克（飽和脂肪8.5克）
蛋白質 37克
膽固醇 259毫克
鈉 601毫克
巨量營養素 67%脂肪；27%蛋白質；6%碳水化合物
淨碳水化合物 8克

每份營養成分：無蛋版
熱量 473大卡
碳水化合物 20克（纖維13克；糖4克）
脂肪 36克（飽和脂肪6.9克）
蛋白質 30克
膽固醇 73毫克
鈉 530毫克
巨量營養素 68%脂肪；26%蛋白質；6%碳水化合物
淨碳水化合物 7克

熱帶水果優格盅 V

1份／所需時間：5分鐘

食材

- 原味維根希臘優格1/2杯
- 甜菊糖液（可不加）
- 奇異果1/4杯，去皮粗切
- 無糖烤椰子脆片1大匙
- 大麻籽1大匙
- 烤腰果1大匙，切碎

作法

將優格盛進碗中，依喜好拌入幾滴甜菊糖液。放上奇異果、椰子片、大麻籽和腰果。

每份營養成分

熱量 310大卡

碳水化合物 16克（纖維3克；糖6克）

脂肪 22克（飽和脂肪3.5克）

蛋白質 15克

膽固醇 0毫克

鈉 156毫克

巨量營養素 64%脂肪；20%蛋白質；16%碳水化合物

淨碳水化合物 13克

酥脆鱒魚佐奶油紅蔥和芝麻菜 VQ

2份／烹調時間：7分鐘

食材

- 酥油2大匙
- 紅蔥末1/4杯
- 新鮮檸檬汁1大匙
- 杏仁麵粉1/4杯
- 帶皮鱒魚排2片（每片約170克），洗淨擦乾
- 酪梨油 1大匙
- 卡宴辣椒粉1撮
- 猶太鹽和黑胡椒，各1/4茶匙
- 芝麻菜2杯
- 檸檬1/2顆
- 新鮮巴西里末2大匙

作法

1. 以中大火燒熱大型不沾深煎鍋，倒入酥油1大匙。酥油融化後，倒入紅蔥炒到顏色略深。將鍋子從爐火上移開，拌進檸檬汁1大匙，倒入小碗中備用。
2. 將杏仁麵粉倒進大平盤，魚排兩面沾裹麵粉，拍掉多餘麵粉。
3. 同鍋以中大火燒熱剩下的酥油1大匙。酥油融化後，將火調到中火，把魚排放進來煎2分鐘。小心將魚排翻面，灑上卡宴辣椒粉、鹽和黑胡椒1/4茶匙調味。煎2分鐘，或直到能用叉子輕易叉開魚肉。將鍋子從爐火上移開。
4. 將芝麻菜分成2盤，將半顆檸檬均勻擠到芝麻菜上。灑上鹽和黑胡椒調味。將魚排放到芝麻菜上。攪拌步驟1的食材並淋到魚排上，灑上巴西里。

每份營養成分

熱量	455大卡
碳水化合物	7克（纖維2克；糖3克）
脂肪	34克（飽和脂肪11.3克）
蛋白質	32克
膽固醇	105毫克
鈉	326毫克
巨量營養素	68%脂肪；28%蛋白質；4%碳水化合物
淨碳水化合物	5克

蘑菇菠菜迷你鹹派 VT

1份／烹調時間：32分鐘

食材

- 酥油1大匙
- 蘑菇片1/2杯
- 嫩菠菜2杯
- 蛋打散2顆
- 海鹽和黑胡椒
- 維根莫扎瑞拉乳酪1片

作法

1. 烤箱預熱175℃。用一點酥油塗抹6或8盎司烤皿。
2. 將酥油1大匙倒入小型深煎鍋加熱。酥油融化後，倒入蘑菇炒5到6分鐘直到軟化。拌入菠菜炒1分鐘或直到軟化。將鍋子從爐火上移開。
3. 將蛋液、步驟1的食材，以及鹽和黑胡椒各1小撮放到中碗混勻，倒入準備好的烤皿，放上乳酪，烤16到18分鐘或直到熟透。

每份營養成分
熱量 412大卡
碳水化合物 10克（纖維3克；糖2克）
脂肪 35克（飽和脂肪19克）
蛋白質 18克
膽固醇 390毫克
鈉 426毫克
巨量營養素 76%脂肪；17%蛋白質；7%碳水化合物
淨碳水化合物 7克

櫛瓜蘆筍雜燴 VT

1份／烹調時間：5分鐘

食材

- 酥油2大匙
- 櫛瓜塊1/2杯
- 蘆筍段1/2杯
- 海鹽和黑胡椒
- 蛋2大顆
- 營養酵母1茶匙

作法

1. 將酥油1大匙倒入小型深煎鍋以中大火燒熱。酥油融化後，倒入櫛瓜和蘆筍炒3到4分鐘或直到 脆。加入鹽和黑胡椒各1撮調味。將剩下的酥油1大匙倒入鍋中。將蛋打入蔬菜中。灑上營養酵母，再加鹽和黑胡椒各1撮。
2. 蓋上蓋子悶煮2分鐘不要翻動，或蛋煮到想要的熟度為止。

每份營養成分

熱量 416大卡	
碳水化合物 3克（纖維1克；糖1克）	
脂肪 38克（飽和脂肪20克）	
蛋白質 15克	
膽固醇 410毫克	
鈉 276毫克	
巨量營養素 83%脂肪；14%蛋白質；3%碳水化合物	
淨碳水化合物 2克	

酪梨＋葡萄柚灑上椰子脆片 V CU

2份／所需時間：10分鐘

食材

- 全脂椰奶1/4杯
- 新鮮萊姆汁 1大匙
- 新鮮薑泥1/2茶匙
- 甜菊糖液2到4滴或適量調味
- 酪梨1顆，去皮去籽切片
- 粉紅葡萄柚1顆，切塊
- 開心果1/3杯，粗切
- 無糖椰子脆片2大匙

作法

1. 將椰奶、萊姆汁、薑泥和甜菊糖液倒入小碗拌勻。
2. 將酪梨片和葡萄柚塊分成2盤，均勻淋上步驟1的食材，灑上開心果和椰子脆片。

每份營養成分

熱量	409大卡
碳水化合物	32克（纖維11克；糖14克）
脂肪	33克（飽和脂肪11克）
蛋白質	8克
膽固醇	0毫克
鈉	13毫克
巨量營養素	72%脂肪；8%蛋白質；20%碳水化合物
淨碳水化合物	21克

納豆飯盅 V CU

2份／所需時間：10分鐘／25分鐘（如自行煮飯）

食材

- 納豆2包（發酵大豆）（50克）
- 第戎芥末（或日本黃芥末）1/2茶匙
- 山葵醬1/4茶匙
- 熱白飯1/2杯（短粒米為佳）
- 椰子氨基2茶匙或適量調味
- 蔥末1/4杯
- 酪梨2顆，去籽去皮切塊

作法

1. 將納豆、芥末和山葵醬放入小碗，用力拌勻。
2. 將飯分成2碗，放上等量納豆、椰子氨基、蔥末和酪梨，立即享用。

快速料理祕訣：將煮好的白飯冷凍儲存，需要用時放進微波爐或少量滾水中加熱。

每份營養成分

熱量 438大卡

碳水化合物 38克（纖維17克；糖4克）

脂肪 34克（飽和脂肪5.3克）

蛋白質 13克

膽固醇 0毫克

鈉 410毫克

巨量營養素 69%脂肪；12%蛋白質；19%碳水化合物

淨碳水化合物 21克

辣味雞肉漢堡排佐鳳梨 VV

2份／烹調時間：6分鐘

食材

- 雞絞肉約225克
- 紅甜椒丁1/4杯
- 紫洋蔥丁2大匙
- 新鮮薄荷末2大匙
- 新鮮薑泥2茶匙
- 猶太鹽1/8茶匙
- 黑胡椒1/8茶匙
- 椰子油2大匙
- 新鮮鳳梨丁（約3公分），1杯
- 辣椒片1/8茶匙（可不加）

作法

1. 將雞肉、甜椒、洋蔥、薄荷、薑泥、鹽和黑胡椒倒入中碗，捏成4小塊雞肉漢堡排，每塊直徑約5到6公分。
2. 將椰子油倒入大型深煎鍋，以中火加熱，傾斜鍋子，以讓鍋底薄薄上油。燒熱後，將漢堡排和鳳梨放入鍋中鋪平。依照喜好灑上辣椒片。一面煎3分鐘。將漢堡排和鳳梨翻面，煎3到4分鐘，或直到漢堡排中心不再呈現粉紅色。
3. 將漢堡排分成2盤，旁邊擺上鳳梨。

每份營養成分

熱量	337大卡
碳水化合物	14克（纖維2克；糖9克）
脂肪	23克（飽和脂肪14克）
蛋白質	21克
膽固醇	98毫克
鈉	217毫克
巨量營養素	61%脂肪；25%蛋白質；14%碳水化合物
淨碳水化合物	12克

第二餐

烤比目魚佐黃瓜優格醬綠蔬 VQ

1份／所需時間：5分鐘

食材

醬汁

- 無糖原味維根優格1/2杯
- 特級初榨橄欖油 1大匙
- 乾蒔蘿2茶匙
- 大蒜1瓣，切末
- 猶太鹽1/4茶匙

沙拉

- 大比目魚排2片（每片約113克），洗淨擦乾
- 橄欖油或酪梨油2大匙
- 猶太鹽1/8茶匙
- 黑胡椒 適量調味
- 手撕菊苣3杯
- 小黃瓜薄片1杯
- 櫻桃蘿蔔薄片1/4杯
- 新鮮薄荷末3大匙
- 檸檬 1顆對切

作法

1. 烤網或烤盤以中大火預熱。
2. 醬汁作法：將優格、橄欖油、水1又1/2大匙、蒔蘿、大蒜和鹽倒入小碗混合備用。
3. 以油1大匙塗抹魚排兩面並灑上鹽和黑胡椒，放到烤網上或烤盤中，每面烤4到5分鐘，或直到能用叉子輕易叉開魚肉。將魚排撕成小片。
4. 沙拉作法：將菊苣、小黃瓜、櫻桃蘿蔔和薄荷2大匙分成2盤，淋上等量醬汁和魚片。淋上剩下的油1大匙，灑上剩下的1大匙薄荷。將切半的檸檬擠汁淋到上面。

每份營養成分

熱量 366大卡

碳水化合物 10克（纖維4克；糖2克）

脂肪 27克（飽和脂肪3.7克）

蛋白質 25克

膽固醇 59毫克

鈉 467毫克

巨量營養素 66%脂肪；27%蛋白質；7%碳水化合物

淨碳水化合物 6克

豌豆酪梨冷湯 

2份／所需時間：10分鐘

食材

- 酪梨1顆
- 冷凍豌豆1杯
- 無糖杏仁奶1杯
- 全脂椰奶3/4杯
- 新鮮香菜末1/2杯
- 無糖原味維根優格1/2杯
- 新鮮檸檬汁2大匙
- 辣醬1茶匙
- 猶太鹽和黑胡椒

作法

1. 酪梨切半去籽。用湯匙將酪梨肉挖出，跟豌豆、杏仁奶、椰奶、香菜、優格1/4杯、檸檬汁、辣醬和鹽1/4茶匙一起倒入果汁機。蓋上蓋子打到滑順。用鹽和黑胡椒調味。
2. 分成2碗，淋上剩下的優格1/4杯。

每份營養成分

熱量 444大卡

碳水化合物 27克（纖維13克；糖5克）

脂肪 39克（飽和脂肪18.6克）

蛋白質 10克

膽固醇 4毫克

鈉 468毫克

巨量營養素 78%脂肪；9%蛋白質；13%碳水化合物

淨碳水化合物 14克

豆泥捲 V CU

2份／所需時間：15分鐘

食材

- 罐頭斑豆，1杯沖洗瀝乾
- 特級初榨橄欖油 3大匙
- 煙燻辣椒粉1/4茶匙
- 猶太鹽1/2茶匙
- 椰子餅皮2張
- 酪梨 1顆，去籽去皮切片
- 紫高麗菜絲 1杯
- 櫻桃蘿蔔絲1/4杯
- 新鮮香菜末或蔥末1/4杯
- 新鮮萊姆汁 1大匙
- 黑胡椒1/8茶匙
- 無糖原味維根優格1/4杯

作法

1. 將斑豆倒入中碗大致壓泥，拌入橄欖油 2大匙、煙燻辣椒粉和猶太鹽1/4茶匙拌勻。將椰子餅皮分放在2個盤中，各別抹上等量豆泥，放上酪梨片。
2. 在製作豆泥的碗中倒入高麗菜、櫻桃蘿蔔、香菜、萊姆汁、剩下的油1大匙、剩下的鹽和黑胡椒1/4茶匙，攪拌均勻。
3. 在椰子餅皮放上等量的步驟2，淋上優格，捲起或不捲上桌。

每份營養成分

熱量 535大卡

碳水化合物 38克（纖維17克；糖4克）

脂肪 46克（飽和脂肪12.3克）

蛋白質 10克

膽固醇 0毫克

鈉 537毫克

巨量營養素 77%脂肪；8%蛋白質；15%碳水化合物

淨碳水化合物 21克

雞肉、高麗菜和葵花籽沙拉 VV

2份／所需時間：15分鐘

食材

醬汁

- 酪梨油3大匙
- 椰子氨基2大匙
- 蘋果醋1大匙
- 甜菊糖液6到9滴或適量調味
- 新鮮薑泥2茶匙或柳橙皮屑

沙拉

- 去殼葵花籽2大匙
- 高麗菜絲3杯
- 甜豆莢3/4杯，斜切成半
- 熟雞胸肉塊1杯
- 紫洋蔥丁1/4杯
- 紅墨西哥辣椒1個，縱向對切，去籽切片
- 新鮮香菜末1/4杯

作法

1. 醬汁作法：將酪梨油、椰子氨基、蘋果醋、甜菊糖液和薑泥倒入中碗攪拌備用。
2. 沙拉作法：將中型深煎鍋以中大火燒熱，倒入葵花籽炒2分鐘或直到顏色略深，過程中隨時翻炒。將鍋子從爐火上移開。
3. 將高麗菜、甜豆、雞肉、洋蔥、墨西哥辣椒和香菜倒入大碗混合，倒入醬汁，攪拌均勻。
4. 將沙拉分成2盤，放上等量的葵花籽

每份營養成分

熱量 395大卡

碳水化合物 15克（纖維4克；糖2克）

脂肪 28克（飽和脂肪3.6克）

蛋白質 26克

膽固醇 60毫克

鈉 654毫克

巨量營養素 63%脂肪；26%蛋白質；11%碳水化合物

淨碳水化合物 11克

芝麻菜葡萄柚沙拉 V

1份／所需時間：10分鐘

食材

- 嫩芝麻菜2杯
- 新鮮葡萄柚塊1/4杯
- 新鮮維根莫札瑞拉乳酪約28克，切丁
- 烤南瓜籽2大匙
- 烤大麻籽1大匙
- 特級初榨橄欖油2大匙
- 新鮮檸檬汁1大匙
- 營養酵母1茶匙
- 海鹽和黑胡椒

作法

1. 將芝麻菜、葡萄柚和乳酪放進中碗混合。移到盤中，灑上南瓜籽和大麻籽。
2. 將橄欖油、檸檬汁、營養酵母，以及鹽和黑胡椒各一撮倒入小碗攪拌，淋到步驟1的食材上。

每份營養成分

熱量 541大卡	
碳水化合物 17克（纖維4克；糖7克）	
脂肪 48克（飽和脂肪10.5克）	
蛋白質 14克	
膽固醇 0毫克	
鈉 242毫克	
巨量營養素 80%脂肪；11%蛋白質；10%碳水化合物	
淨碳水化合物 13克	

西洋芹鑲核桃雞肉 VV

1份／所需時間：5分鐘

食材

- 熟雞胸肉絲1/2杯
- 烤核桃切碎2大匙
- 酪梨油美乃滋2大匙
- 新鮮檸檬汁1大匙
- 第戎芥末1茶匙
- 猶太鹽和黑胡椒
- 西洋芹莖2根，切成約7公分的小段
- 奇亞籽1大匙

作法

1. 將雞肉絲、核桃、美乃滋、檸檬汁、芥末，以及鹽和黑胡椒各1撮放入中碗。
2. 將雞肉沙拉填入西洋芹，灑上奇亞籽。

每份營養成分

熱量 438大卡

碳水化合物 7克（纖維3克；糖2克）

脂肪 36克（飽和脂肪4.5克）

蛋白質 25克

膽固醇 98毫克

鈉 844毫克

巨量營養素 74%脂肪；23%蛋白質；4%碳水化合物

淨碳水化合物 4克

蘑菇雞肉佐巴薩米克酒醋醬汁 VV

2份／烹調時間：30分鐘

食材

- 猶太鹽1/2茶匙
- 黑胡椒 適量調味
- 清雞胸肉2片（每片約113克）拍平，厚度一致
- 橄欖油2大匙
- 新鮮巴西里末3大匙
- 嫩波特菇 約113克（小褐菇）切片
- 蔥1根，切末
- 紅酒1/3杯
- 巴薩米克醋1又1/2大匙
- 酥油2大匙

作法

1. 烤箱預熱約200°C。雞胸肉兩面灑上鹽和黑胡椒各1/4茶匙。
2. 將中型深煎鍋以中大火燒熱。倒入油1大匙，傾斜鍋子，以讓鍋底薄薄上油。雞胸肉一面煎3分鐘或直到略呈金黃。將雞胸肉煎過的一面朝上，放到烤盤或淺派盤中。灑上巴西里2大匙。
3. 將剩下的油1大匙倒入深煎鍋。將蘑菇和蔥倒入鍋中，以中大火炒4分鐘，或直到蘑菇顏色變深，偶爾翻炒。拌入剩下的鹽1/4茶匙。盛到雞胸肉上。
4. 將酒和醋倒入深煎鍋，以中大火煮開，滾2到3分鐘，或濃縮到剩2大匙的量。將鍋子從爐火上移開，拌入酥油，淋到步驟3的食材上，灑上黑胡椒。
5. 不蓋蓋子，烤20到22分鐘，或直到雞肉中心不再呈現粉紅色。灑上剩下的巴西里。靜置5分鐘入味。

每份營養成分

熱量 422 大卡

碳水化合物 9 克（纖維 2 克；糖 5 克）

脂肪 31 克（飽和脂肪 11.1 克）

蛋白質 28 克

膽固醇 105 毫克

鈉 550 毫克

巨量營養素 67% 脂肪；27% 蛋白質；6% 碳水化合物

淨碳水化合物 7 克

龍蒿甜菜沙拉佐奶油乳酪丁

V

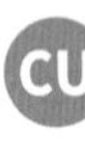

2份／烹調時間：20分鐘

食材

- 甜菜約280克，去頭去尾
- 橄欖油3大匙，分開
- 芝麻1大匙
- 大麻籽1大匙
- 維根奶油乳酪約113克，切成約1公分的小丁
- 嫩菠菜2杯
- 手撕菊苣2杯
- 紫洋蔥薄片1/2杯
- 巴薩米克醋2大匙
- 柳橙皮屑1/2茶匙（可不加）
- 辣醬1茶匙
- 新鮮龍蒿1大匙，粗切
- 猶太鹽和黑胡椒

作法

1. 烤箱預熱220℃。將烤盤鋪上鋁箔紙。
2. 邊開自來水沖甜菜邊削皮，削完馬上切成約1公分的楔形，切完立刻洗手。用廚房紙巾將甜菜塊擦乾，拌入油1大匙。將甜菜塊擺到準備好的烤盤中烤10分鐘，翻面烤7到8分鐘，或直到能用叉子叉開。連同烤盤放到一旁冷卻。
3. 另一邊將中型深煎鍋以中火燒熱。倒入芝麻和大麻籽，炒到微焦，倒到淺盤中冷卻1到2分鐘。分批加入奶油乳酪丁拌勻。
4. 將菠菜、菊苣和洋蔥倒入大碗混合。將剩下的油、醋2大匙，還有柳橙皮屑和辣醬倒入小碗攪拌。將醬汁倒入菠菜等蔬菜中拌勻。
5. 將步驟4分成2盤，放上甜菜和乳酪丁，灑上龍蒿，用鹽和黑胡椒調味。

每份營養成分

熱量 500 大卡

碳水化合物 33 克（纖維 8 克；糖 16 克）

脂肪 39 克（飽和脂肪 7.3 克）

蛋白質 13 克

膽固醇 0 毫克

鈉 373 毫克

巨量營養素 70% 脂肪；10% 蛋白質；20% 碳水化合物

淨碳水化合物 25 克

辣味蔬菜炒蛋 VT

2份／烹調時間：8分鐘

食材

- 蛋5顆
- 孜然粉1/4茶匙
- 猶太鹽和黑胡椒
- 酪梨油2大匙
- 中型波布拉諾辣椒1根，去籽切末
- 半顆中型洋蔥，切薄片
- 蘑菇片約225克
- 芝麻菜3杯
- 李子番茄1顆切丁
- 辣醬

作法

1. 將蛋扣入中碗，加入孜然粉打散，加入鹽和黑胡椒調味。
2. 將大型深煎鍋以中火燒熱。倒入油1大匙，傾斜鍋子，以讓鍋底薄薄上油。倒入波布拉諾辣椒和洋蔥炒3分鐘或直到嫩脆。倒入蘑菇炒4到5分鐘或直到顏色略深，過程中隨時翻炒。用鹽和黑胡椒調味。
3. 將芝麻菜分成2盤。將步驟2的石材盛到芝麻菜上。
4. 同鍋倒入剩下的油1大匙，傾斜鍋子，以讓鍋底薄薄上油。倒入蛋液煮1到2分鐘，將熟的部分翻起，好讓未熟的部分受熱，達到炒蛋的口感。
5. 將等量炒蛋分別盛到蘑菇和芝麻菜上。放上番茄末，灑上辣醬。

每份營養成分
熱量 374大卡
碳水化合物 15克（纖維3克；糖8克）
脂肪 27克（飽和脂肪5.6克）
蛋白質 22克
膽固醇 465毫克
鈉 437毫克
巨量營養素 64%脂肪；24%蛋白質；13%碳水化合物
淨碳水化合物 12克

奶油干貝佐蒜味荷蘭豆 VQ

2份／準備時間：5分鐘／烹調時間：10分鐘

食材

- 干貝約340克
- 橄欖油1又1/2大匙
- 荷蘭豆莢1又1/2杯，去蒂
- 大蒜2瓣，切末
- 猶太鹽1/4茶匙
- 紅椒粉1/8茶匙
- 黑胡椒
- 酥油2大匙
- 紅蔥末1/4杯
- 新鮮巴西里末2大匙
- 檸檬楔形2塊，切塊

作法

1. 多用幾張廚房紙巾將干貝輕壓出水，放到一旁備用。
2. 將橄欖油倒入大型深煎鍋，以中大火加熱，傾斜鍋子，以讓鍋底薄薄上油。倒入荷蘭豆輕輕翻炒3分鐘，或直到邊緣顏色開始變深。倒入大蒜和鹽1/8茶匙持續翻炒30秒。放進盤子備用，加蓋保溫。
3. 將干貝用紅椒粉、剩下的鹽1/8茶匙和黑胡椒調味。
4. 同鍋倒入1大匙酥油以中火融化。放入干貝（彼此保留間距）煎3分鐘。翻面再煎2分鐘或直到干貝變白。放進另一個盤子。
5. 同鍋倒入剩下的1大匙酥油。以中火炒紅蔥末3到4分鐘或直到完全褐化，偶爾翻炒。拌入干貝攪拌，直到均勻裹上紅蔥酥油。
6. 將荷蘭豆分成2盤。將步驟5的食材盛到荷蘭豆上，灑上巴西里，擺上檸檬塊上桌。

每份營養成分
熱量 368大卡
碳水化合物 14克（纖維2克；糖4克）
脂肪 26克（飽和脂肪10.2克）
蛋白質 23克
膽固醇 63毫克
鈉 914毫克
巨量營養素 62%脂肪；25%蛋白質；13%碳水化合物
淨碳水化合物 12克

堅果醬煮地瓜 V CU

2份／烹調時間：35分鐘

食材

- 椰子油2大匙
- 洋蔥丁1/2杯
- 中型地瓜1顆，切成約1公分小丁
- 有機腰豆罐頭1/2罐（約425克），沖洗瀝乾
- 番茄丁3/4杯
- 蔬菜高湯1杯
- 杏仁醬3大匙
- 孜然粉1茶匙
- 肉桂粉1/4茶匙
- 卡宴辣椒粉1/8茶匙
- 甜菊糖液2到3滴或適量調味
- 杏仁片2/3杯
- 無糖原味維根優格1/4杯
- 新鮮香菜味2大匙

作法

1. 將油倒入中型單柄湯鍋，以中大火加熱。倒入洋蔥炒6分鐘或直到完全褐化，過程中隨時翻炒。
2. 將地瓜、腰豆、番茄、高湯、杏仁醬、孜然粉、肉桂粉和卡宴辣椒粉倒入湯鍋。煮開之後將火轉小，蓋上蓋子悶煮25到30分鐘，或直到地瓜煮軟，偶爾攪動。將鍋子從爐火上移開，拌入甜菊糖液。
3. 分成2碗，灑上杏仁片、優格和香菜。

每份營養成分

熱量 483大卡

碳水化合物 35克（纖維10克；糖8克）

脂肪 37克（飽和脂肪14.2克）

蛋白質 14克

膽固醇 2毫克

鈉 575毫克

巨量營養素 68%脂肪；12%蛋白質；20%碳水化合物

淨碳水化合物 25克

天貝核桃盅 V

2份／烹調時間：8分鐘

食材

- 天貝約225克
- 酪梨油1大匙
- 碎核桃1/3杯
- 大蒜2瓣，切末
- 孜然粉2茶匙
- 煙燻辣椒粉1/2茶匙
- 猶太鹽1/2茶匙
- 無糖原味維根優格1/4杯
- 蘿蔓絲2杯
- 酪梨1顆，去籽去皮切塊
- 蔥2根，切末
- 新鮮香菜末1/4杯
- 萊姆楔形2塊，切塊

作法

1. 用手將天貝捏碎，或放入食物處理機打成大小一致的粗碎塊，注意不要打得過碎。
2. 以中大火將大型深煎鍋燒熱。將油倒入，傾斜鍋子，以讓鍋底薄薄上油。倒入天貝煮4到5分鐘，或直到開始褐化，邊煮邊將較大塊的天貝弄碎，倒入核桃、大蒜、孜然粉、煙燻辣椒粉1/4茶匙和鹽。煮3分鐘或直到香味出來，過程中隨時翻炒。
3. 將優格和剩下的煙燻辣椒粉1/4茶匙倒入小碗混合。
4. 將萵苣絲分成2碗，放上步驟2、步驟3的食材、酪梨、蔥末和香菜末。擺上萊姆塊上桌。

每份營養成分

熱量 523大卡

碳水化合物 31克（纖維20克；糖3克）

脂肪 41克（飽和脂肪5.2克）

蛋白質 29克

膽固醇 0毫克

鈉 506毫克

巨量營養素 70%脂肪；22%蛋白質；8%碳水化合物

淨碳水化合物 11克

卡布里櫛瓜麵沙拉 V

1份／準備時間：5分鐘

食材

- 螺旋刨絲櫛瓜麵1又1/2杯
- 對切小番茄1/2杯
- 新鮮維根莫札瑞拉乳酪約28克，切丁
- 手撕新鮮羅勒2大匙
- 烤松子1大匙
- 大麻籽1大匙
- 特級初榨橄欖油2大匙
- 巴薩米克醋1又1/2茶匙
- 海鹽和黑胡椒

作法

將櫛瓜麵、番茄、乳酪丁、羅勒、松子和大麻籽放入中碗混合。淋上橄欖油和醋。灑上鹽和黑胡椒各一撮調味。

每份營養成分

熱量 494大卡

碳水化合物 19克（纖維3克；糖7克）

脂肪 46克（飽和脂肪9克）

蛋白質 8克

膽固醇 0毫克

鈉 247毫克

巨量營養素 81%脂肪；7%蛋白質；12%碳水化合物

淨碳水化合物 16克

蛋、堅果和乳酪餐盒 VT

1份／準備時間：5分鐘

食材

- 水煮蛋2顆，剝殼對切
- 烤杏仁1/4杯
- 小番茄1/4杯
- 迷你胡蘿蔔1/4杯
- 維根細香蔥奶油乳酪2大匙
- 去籽卡拉馬塔橄欖6顆

作法

將蛋、杏仁、小番茄、胡蘿蔔、奶油乳酪（胡蘿蔔沾醬）和橄欖擺進多格隔熱餐盒，保冷直到準備享用。

每份營養成分

熱量 534大卡

碳水化合物 21克（纖維7克；糖5克）

脂肪 43克（飽和脂肪9.5克）

蛋白質 23克

膽固醇 350毫克

鈉 589毫克

巨量營養素 72%脂肪；18%蛋白質；10%碳水化合物

淨碳水化合物 14克

烤雞腿 VV

1份／準備時間：2分鐘／烹調時間：5分鐘

食材

- 清雞腿排1支（約113克）
- 酪梨油1大匙
- 海鹽和黑胡椒

作法

1. 將烤網以中火預熱。
2. 將雞腿排抹上酪梨油，灑上鹽和黑胡椒各一撮調味。
3. 每面各烤5到6分鐘，或直到中心不再呈現粉紅色。

每份營養成分

熱量 261大卡

碳水化合物 0克（纖維0克；糖0克）

脂肪 20克（飽和脂肪3.5克）

蛋白質 19克

膽固醇 104毫克

鈉 211毫克

巨量營養素 70%脂肪；30%蛋白質；0%碳水化合物

淨碳水化合物 0克

泰式椰奶蝦 VQ

2份／準備時間：5分鐘／烹調時間：20分鐘

食材

- 酥油1大匙
- 蘑菇片約113克
- 大蒜1瓣，切末
- 中型番茄切丁2顆
- 泰式辣椒醬1又1/2大匙
- 去殼生蝦約280克
- 新鮮薑泥2茶匙
- 全脂椰奶1/2杯
- 新鮮香菜末1/3杯
- 猶太鹽和黑胡椒
- 無糖椰子脆片2大匙
- 萊姆楔形2塊，切塊

作法

1. 將中型單柄湯鍋以中大火燒熱，倒入酥油。酥油融化後，倒入蘑菇炒4分鐘或直到變軟，偶爾翻炒。拌入大蒜持續翻炒30秒。倒入番茄、水1/3杯和辣椒醬。煮開之後將火轉小，蓋上蓋子悶煮10分鐘。倒入蝦子和薑泥。蓋上蓋子煮5分鐘，或直到蝦子中心變白。
2. 將鍋子從爐火上移開，拌入椰奶和香菜末（留2大匙）。蓋上蓋子靜置5分鐘入味。用鹽和黑胡椒調味。
3. 分成2碗。灑上剩下的香菜和椰子脆片。擺上萊姆塊上桌。

每份營養成分

熱量 342大卡

碳水化合物 12克（纖維3克；糖5克）

脂肪 24克（飽和脂肪17.5克）

蛋白質 24克

膽固醇 190毫克

鈉 859毫克

巨量營養素 62%脂肪；28%蛋白質；10%碳水化合物

淨碳水化合物 9克

第戎芥茉雞佐青蔥和花椰菜 VV

2份／烹調時間：18分鐘

食材

- 橄欖油3大匙
- 無添加糖芥末籽醬2大匙
- 乾龍蒿1/2茶匙
- 大清雞腿排2支（共約225克），稍微拍平
- 黑胡椒 適量調味
- 冷凍花椰菜米1包（約280克）
- 蔥末1/3杯，分開
- 猶太鹽1/8茶匙

作法

1. 將油2大匙、芥末和龍蒿放入小碗攪拌，保留2大匙放在一旁備用。雞腿排兩面抹上其餘的芥末拌醬，灑上黑胡椒。
2. 將中型不沾深煎鍋以中火燒熱。雞腿排兩面各煎6分鐘，或直到中心不再呈現粉紅色。
3. 另一邊按照包裝上的說明煮花椰菜米。
4. 將煮熟的花椰菜米跟蔥末1/4杯、剩下的油1大匙、鹽和黑胡椒拌勻。分成2盤，放上雞腿排。
5. 將1/4杯水倒入煎雞腿排的鍋中，以中火煮開。滾45到60秒，或濃縮到剩2大匙的量，邊攪拌邊刮鍋底。將鍋子從爐火上移開，倒入剩下的芥末拌醬拌勻。將醬汁均勻淋上雞腿排和花椰菜米上，灑上剩下的蔥末。

每份營養成分
熱量 396大卡
碳水化合物 9克（纖維4克；糖4克）
脂肪 31克（飽和脂肪5.4克）
蛋白質 25克
膽固醇 76毫克
鈉 543毫克
巨量營養素 70%脂肪；25%蛋白質；5%碳水化合物
淨碳水化合物 5克

惡魔蛋蘿蔓捲 VT

2份／所需時間：15分鐘

食材

- 水煮蛋4顆，剝殼切碎
- 酪梨油美乃滋3大匙
- 蘋果醋2茶匙
- 無添加糖芥末籽醬1/2茶匙
- 猶太鹽1/2茶匙
- 西洋芹丁3/4杯
- 大的蘿蔓葉4到6片
- 紅甜椒丁1/2杯
- 墨西哥辣椒1到2根，去籽切末
- 黑胡椒適量調味

作法

1. 將蛋跟美乃滋、蘋果醋、芥末和鹽倒入中碗拌勻，拌入西洋芹。
2. 將蘿蔓葉放到盤中，每片盛上等量紅甜椒丁，放上步驟1的食材。均勻灑上墨西哥辣椒末和黑胡椒。將蘿蔓葉長的一邊像熱狗堡一樣折起。

每份營養成分

熱量	335大卡
碳水化合物	10克（纖維4克；糖5克）
脂肪	28克（飽和脂肪5.5克）
蛋白質	15克
膽固醇	372毫克
鈉	693毫克
巨量營養素	76%脂肪；17%蛋白質；7%碳水化合物
淨碳水化合物	6克

花椰菜塔布勒沙拉 V

2份／烹調時間：1分鐘

食材

- 新鮮花椰菜米1又1/2杯
- 大蒜1小瓣，切末
- 小番茄對切1/4杯
- 小黃瓜薄片1/4杯
- 去籽卡拉馬塔橄欖1/4杯
- 烤松子1/4杯
- 新鮮薄荷末2大匙
- 新鮮巴西里末2大匙
- 檸檬皮屑1/2茶匙
- 新鮮檸檬汁2大匙
- 特級初榨橄欖油1大匙
- 紅酒醋1茶匙
- 海鹽和黑胡椒

作法

將花椰菜米和大蒜倒入可微波中碗，以高火力微波1分鐘或直到嫩脆。拌入番茄、小黃瓜、橄欖、松子、薄荷、巴西里、檸檬皮、檸檬汁、橄欖油和紅酒醋，用鹽和黑胡椒各一撮調味。

每份營養成分
熱量 490大卡
碳水化合物 22克（纖維6克；糖6克）
脂肪 43克（飽和脂肪3.5克）
蛋白質 9克
膽固醇 0毫克
鈉 476毫克
巨量營養素 80%脂肪；7%蛋白質；13%碳水化合物
淨碳水化合物 16克

牛肉漢堡排和甜豆佐辣根醬

VV

2份／烹調時間：18分鐘

食材

- 酪梨油美乃滋3大匙，分開
- 備好的辣根1茶匙
- 大蒜1瓣，切末
- 新鮮或乾迷迭香1/4茶匙，切末
- 酪梨油2 1/2大匙
- 洋蔥丁1/2杯
- 甜豆莢1又1/2杯
- 猶太鹽1/2茶匙
- 93%瘦肉草飼沙朗絞肉約225克
- 黑胡椒1/4茶匙

作法

1. 辣根醬作法：將美乃滋2大匙、辣根、半瓣大蒜和迷迭香1/4茶匙倒入小碗混合備用。
2. 將油1大匙倒入中型深煎鍋，以中大火加熱。倒入洋蔥偶爾翻炒6到8分鐘直到褐化。倒入剩下的大蒜持續翻炒15秒。將鍋子從爐火上移開，倒入中碗，靜置5分鐘稍微放涼。
3. 另一邊同鍋以中大火燒熱。鍋熱之後倒入甜豆莢，用油1/2大匙稍微上油，炒3分鐘，偶爾翻炒。灑上鹽1/4茶匙，備用。
4. 將牛肉、剩下的美乃滋1大匙、黑胡椒和剩下的鹽1/4茶匙倒入裝洋蔥的碗中拌勻。將拌好的絞肉輕輕捏成2塊牛肉漢堡排（厚約1公分）。將剩下的油1大匙倒入鍋中，以中大火加熱。放入漢堡排，每面各煎4分鐘。
5. 將漢堡排和甜豆佐辣根醬上桌。

每份營養成分

熱量 422大卡

碳水化合物 8克（纖維2克；糖3克）

脂肪 33克（飽和脂肪6.4克）

蛋白質 26克

膽固醇 7毫克

鈉 569毫克

巨量營養素 71%脂肪；24%蛋白質；5%碳水化合物

淨碳水化合物 6克

奶油芥末蛋沙拉 VT

2份／所需時間：10分鐘

食材

- 蘿蔓切段2杯
- 羽衣甘藍切段1杯
- 小黃瓜切塊1杯
- 冷凍青豆1/2杯，退冰
- 紅洋蔥丁1/4杯
- 酪梨油美乃滋1/4杯
- 新鮮檸檬汁1大匙
- 大蒜1瓣，切末
- 無糖芥末籽醬2茶匙
- 猶太鹽1/2茶匙
- 水煮蛋4顆，剝殼切塊
- 櫻桃蘿蔔2顆，切薄片
- 黑胡椒適量調味

作法

1. 將蘿蔓、羽衣甘藍、小黃瓜、青豆和洋蔥倒入大碗混合攪拌。
2. 將美乃滋、檸檬汁、大蒜、芥末和鹽倒入小碗攪拌，倒到步驟1的食材拌勻。放上蛋、櫻桃蘿蔔和黑胡椒。

每份營養成分
熱量 421大卡
碳水化合物 16克（纖維5克；糖5克）
脂肪 34克（飽和脂肪6.2克）
蛋白質 17克
膽固醇 372毫克
鈉 793毫克
巨量營養素 73%脂肪；16%蛋白質；11%碳水化合物
淨碳水化合物 11克

咖哩風味鮪魚沙拉捲 VQ

2份／所需時間：15分鐘

食材

- 水煮長鰭鮪魚罐頭2罐（約140克）
- 水煮蛋1顆，剝殼切碎
- 酪梨油美乃滋1/3杯
- 匙咖哩粉2茶
- 猶太鹽1/2茶匙
- 甜菊糖液6到9滴，或適量調味
- 切片荸薺罐頭1罐（約225克），瀝乾切碎
- 紅甜椒末1/2杯
- 貝比萵苣葉12片
- 中型青蔥1根，切末

作法

1. 鮪魚罐頭瀝水。
2. 將瀝乾的鮪魚、蛋、美乃滋、咖哩粉、鹽和甜菊糖液倒入中碗拌勻。拌入荸薺和紅甜椒。
3. 將萵苣葉2片交疊，疊成6疊，每疊盛上等量的步驟2，灑上蔥末。

每份營養成分

熱量 493大卡	
碳水化合物 13克（纖維3克；糖4克）	
脂肪 37克（飽和脂肪4.8克）	
蛋白質 31克	
膽固醇 144毫克	
鈉 708毫克	
巨量營養素 67%脂肪；25%蛋白質；8%碳水化合物	
淨碳水化合物 10克	

薄荷風味鷹嘴豆沙拉

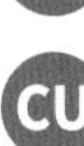

CU

2份／所需時間：10分鐘

食材

- 罐裝有機鷹嘴豆1杯，洗淨瀝乾
- 小黃瓜丁3/4杯
- 紫洋蔥末1/4杯
- 檸檬皮屑1/2茶匙
- 新鮮檸檬汁2到3大匙
- 新鮮薄荷末3/4杯
- 新鮮巴西里末1/2杯
- 特級初榨橄欖油3大匙
- 螺旋藻粉1大匙
- 多香粉1/4茶匙
- 猶太鹽1/2茶匙
- 杏仁條2/3杯
- 維根莫札瑞拉乳酪 約28克，切碎

作法

1. 將鷹嘴豆、小黃瓜、洋蔥、檸檬皮、檸檬汁、薄荷、巴西里、橄欖油、螺旋藻粉、多香粉、鹽、杏仁條和乳酪倒入中碗拌勻。
2. 分成2盤。

每份營養成分
熱量 545大卡
碳水化合物 40克（纖維12克；糖4克）
脂肪 40克（飽和脂肪6.7克）
蛋白質 18克
膽固醇 0毫克
鈉 630毫克
巨量營養素 67%脂肪；13%蛋白質；20%碳水化合物
淨碳水化合物 28克

扁豆螺旋麵佐蘆筍沙拉

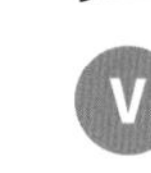
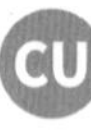

2份／烹調時間：10分鐘

食材

- 生扁豆螺旋麵3/4杯
- 蘆筍1杯，切成約5公分的小段
- 小番茄1/2杯，對切
- 去籽卡拉馬塔橄欖12顆，對切
- 特級初榨橄欖油1/4杯
- 檸檬皮屑2茶匙
- 新鮮檸檬汁2茶匙
- 大蒜1瓣，切末
- 新鮮羅勒末1/4杯
- 新鮮或乾迷迭香末1/2茶匙
- 猶太鹽和黑胡椒

作法

1. 按照包裝上的說明煮螺旋麵，起鍋前2分鐘倒入蘆筍一起煮。煮好立刻倒入濾水盆沖冷水，以快速冷卻並防止繼續熟化。瀝乾。
2. 將步驟1的食材和番茄、橄欖、橄欖油、檸檬皮、檸檬汁、大蒜、羅勒和迷迭香倒入中碗混合，加鹽和黑胡椒調味，分成2盤。

每份營養成分

熱量 437大卡

碳水化合物 25克（纖維5克；糖3克）

脂肪 35克（飽和脂肪4.7克）

蛋白質 10克

膽固醇 0毫克

鈉 636毫克

巨量營養素 72%脂肪；9%蛋白質；19%碳水化合物

淨碳水化合物 20克

腰豆蛋沙拉 VT CU

2份／所需時間：15分鐘

食材

- 酪梨油美乃滋1/3杯
- 蘋果醋2茶匙
- 甜菊糖液2到4滴或適量調味
- 猶太鹽1/4茶匙，以分量外的鹽調味
- 有機腰豆罐豆1罐（約425克），沖洗瀝乾
- 青椒丁1杯
- 紅甜椒丁1/2杯
- 西洋芹丁1杯
- 紫洋蔥丁1/2杯
- 水煮蛋2顆，剝殼切碎
- 中型小黃瓜1條，長的一邊切成8段，再將每段對半切
- 黑胡椒

作法

1. 將美乃滋、蘋果醋、甜菊糖液和鹽倒入中碗混合。倒入腰豆、青椒、紅甜椒、西洋芹和洋蔥攪拌，直到均勻裹上醬汁。倒入蛋輕輕攪拌。
2. 將步驟1的食材分成2盤，旁邊擺上小黃瓜條。灑上些許鹽和黑胡椒調味。

每份營養成分

熱量	498大卡
碳水化合物	33克（纖維10克；糖9克）
脂肪	38克（飽和脂肪5.8克）
蛋白質	16克
膽固醇	186毫克
鈉	778毫克
巨量營養素	69%脂肪；13%蛋白質；18%碳水化合物
淨碳水化合物	23克

煙燻鱒魚和酪梨飯盅

2份／所需時間：15分鐘

食材

- 冷白飯2/3杯
- 新鮮香菜末或蔥末1/4杯
- 炒芝麻2茶匙
- 椰子氨基 2大匙
- 麻油2大匙
- 新鮮薑泥1茶匙
- 辣醬或適量調味2茶匙
- 酪梨1顆，去籽去皮切塊
- 約55克煙燻鱒魚排，弄碎成一口大小
- 烤杏仁條 1/4杯
- 新鮮鳳梨丁 1/2杯，約1.5公分
- 萊姆楔形2塊，切塊

作法

1. 將飯分成2碗，灑上香菜末和芝麻。
2. 將椰子氨基、麻油、薑泥和辣醬倒入小碗攪拌，均勻淋到步驟1的食材上。
3. 將酪梨、鱒魚、杏仁和鳳梨擺放到步驟2的食材周圍放上面。放上萊姆塊上桌。

每份營養成分

熱量 534大卡

碳水化合物 37克（纖維10克；糖6克）

脂肪 40克（飽和脂肪5.4克）

蛋白質 16克

膽固醇 40毫克

鈉 475毫克

巨量營養素 68% 脂肪；12% 蛋白質；20% 碳水化合物

淨碳水化合物 27克

香料風味鷹嘴豆 VT CU

4份／準備時間：10分鐘／烹調時間：40分鐘

食材

- 酥油2大匙
- 洋蔥丁1杯
- 胡蘿蔔片1又1/2杯
- 番茄泥1罐（約225克）
- 咖哩粉2茶匙
- 全脂椰奶1罐（約380克）
- 有機鷹嘴豆1罐（約425克），沖洗瀝乾
- 新鮮薑泥2茶匙
- 辣醬2茶匙
- 猶太鹽1/4茶匙
- 新鮮香菜1/2杯
- 甜菊糖液2到4滴
- 白飯2/3杯（或長粒白飯）
- 碎花生1/2杯
- 大麻籽1/4杯

作法

1. 將1大匙酥油倒入大型不沾深煎鍋，以中大火加熱。酥油融化之後，傾斜鍋子，以讓鍋底薄薄上油。倒入洋蔥炒到邊緣開始稍微褐化。倒入胡蘿蔔、番茄泥、水1/2杯和咖哩粉，以中大火煮開之後將火轉小，蓋上蓋子悶煮25分鐘，偶爾攪拌。
2. 將椰奶、鷹嘴豆、薑、辣醬和鹽倒入步驟1的食材煮5分鐘。將鍋子從爐火上移開，拌入剩下的酥油1大匙、香菜（保留2大匙）和甜菊糖液。蓋上蓋子，靜置30分鐘入味。
3. 上桌前，將飯、花生、大麻籽和2大匙香菜倒入可微波小碗，加鹽調味。蓋上蓋子，以高火力微波1分鐘，充分加熱。
4. 將步驟2的食材盛到4個淺碗，再將步驟3的食材盛到上面。

每份營養成分

熱量 579大卡	
碳水化合物 38克（纖維10克；糖7克）	
脂肪 45克（飽和脂肪24.5克）	
蛋白質 17克	
膽固醇 11毫克	
鈉 719毫克	
巨量營養素 69%脂肪；12%蛋白質；19%碳水化合物	
淨碳水化合物 28克	

第三餐

塔可花椰菜盅

V

1份／烹調時間：3分鐘

食材

- 酪梨油1大匙
- 新鮮花椰菜米2杯
- 辣椒粉3/4茶匙
- 孜然粉1/4茶匙
- 海鹽1/8茶匙
- 黑胡椒1/8茶匙
- 萊姆楔形切塊1塊
- 小番茄對切1/4杯
- 櫻桃蘿蔔片2大匙
- 小酪梨1/2顆，去籽去皮切片
- 南瓜籽2大匙
- 西班牙曼莎尼雅橄欖末2大匙
- 新鮮香菜末 1大匙

作法

1. 將酪梨油倒入中型深煎鍋，以中大火加熱。倒入花椰菜米、辣椒粉、孜然粉、鹽和黑胡椒，炒3到5分鐘，或直到花椰菜米變軟，開始褐化。將萊姆汁擠入花椰菜米中拌入，移到中碗。
2. 將番茄、櫻桃蘿蔔、酪梨片、南瓜籽和橄欖放到花椰菜米上，灑上香菜。

每份營養成分

熱量	404大卡
碳水化合物	24克（纖維11克；糖6克）
脂肪	34克（飽和脂肪5克）
蛋白質	11克
膽固醇	0毫克
鈉	792毫克
巨量營養素	76%脂肪；11%蛋白質；13%碳水化合物
淨碳水化合物	14克

薑黃雞

1份／烹調時間：5分鐘

VV

食材

- 薑黃粉1/8茶匙
- 孜然粉1/8茶匙
- 海鹽1/8茶匙
- 卡宴辣椒粉1撮
- 香菜末1撮
- 薑粉1撮
- 清雞胸肉1片（約113克）
- 椰子油1大匙
- 萊姆楔形切塊

作法

1. 將薑黃粉、孜然粉、鹽、卡宴辣椒粉、香菜和薑粉倒入小碗混合，塗抹到雞胸肉上。
2. 將椰子油倒入小型深煎鍋，以中大火加熱。將雞胸肉放進鍋裡，每面煎5到6分鐘，或直到中心不再呈現粉紅色。放上萊姆塊上桌。

每份營養成分

熱量 256大卡

碳水化合物 0克（纖維0克；糖0克）

脂肪 17克（飽和脂肪12.5克）

蛋白質 26克

膽固醇 83毫克

鈉 342毫克

巨量營養素 60%脂肪；40%蛋白質；0%碳水化合物

淨碳水化合物 0克

波特菇鑲菠菜＋瑞可塔乳酪 V

2份／烹調時間：25分鐘

食材

- 大波特菇去蒂4朵（共約340克），以濕布擦乾淨
- 霧式酪梨油
- 維根瑞可塔乳酪1/2杯
- 乾奧勒岡2茶匙
- 辣椒片1/8茶匙
- 猶太鹽1/4茶匙
- 橄欖油1又1/2大匙
- 新鮮嫩菠菜約113克
- 杏仁片1/3杯
- 有機番茄泥1/2杯

作法

1. 烤箱預熱220℃。將烤盤鋪上鋁箔紙。
2. 波特菇兩面噴油，蒂頭面朝下，放到準備好的烤盤上烤10分鐘，翻面，再烤5分鐘，或直到變軟。
3. 另一邊將瑞可塔乳酪、奧勒岡、辣椒片和鹽倒入小碗混合。
4. 將中型深煎鍋以中火加熱。倒入油1大匙，傾斜鍋子，以讓鍋底薄薄上油。倒入菠菜和杏仁炒1到2分鐘，偶爾翻炒，直到菠菜變軟。將鍋子從爐火上移開。
5. 將一半的番茄泥盛到波特菇上，放上等量菠菜，放上瑞可塔乳酪。盛上剩下的番茄泥，灑上剩下的1/2大匙油。烤10分鐘，或直到熟透。

每份營養成分

熱量	396大卡
碳水化合物	22克（纖維9克；糖11克）
脂肪	32克（飽和脂肪3.2克）
蛋白質	14克
膽固醇	1毫克
鈉	807毫克
巨量營養素	72%脂肪；15%蛋白質；13%碳水化合物
淨碳水化合物	13克

檸檬雞

1份／烹調時間：7分鐘

食材

- 酥油1大匙
- 清雞胸肉1片（約113克）
- 海鹽和黑胡椒
- 大蒜1小瓣，切末
- 新鮮檸檬汁1大匙

作法

1. 將酥油1/2大匙倒入小型深煎鍋，以中大火加熱。將雞胸肉以鹽和黑胡椒各一撮調味。雞胸肉每面煎5到6分鐘，或直到熟透。將雞胸肉從鍋子取出保溫。
2. 將大蒜倒入鍋中炒1分鐘。將檸檬汁和剩下的酥油1/2大匙倒入鍋中，煮1到2分鐘，一邊將鍋底褐化的碎屑刮落。將醬汁淋到雞胸肉上。

每份營養成分

熱量 270大卡

碳水化合物 2克（纖維0克；糖0克）

脂肪 20克（飽和脂肪12克）

蛋白質 20克

膽固醇 196毫克

鈉 270毫克

巨量營養素 68%脂肪；29%蛋白質；3%碳水化合物

淨碳水化合物 0克

串燒鮪魚佐酪梨沙拉莎莎醬 VQ

2份／烹調時間：4分鐘

食材

串燒鮪魚

- 噴霧式酪梨油
- 鮪魚排約225克（厚約2公分），切成3公分小丁
- 小番茄8顆
- 酪梨油1大匙
- 猶太鹽1/8茶匙
- 黑胡椒適量

酪梨沙拉莎莎醬

- 小黃瓜丁2/3杯
- 紫洋蔥末1/4杯
- 新鮮香菜末1/4杯
- 特級初榨橄欖油2大匙
- 新鮮檸檬汁2大匙
- 辣椒片1/8茶匙
- 猶太鹽1/4茶匙
- 酪梨1顆，去籽去皮切塊
- 檸檬楔形2塊，切塊

作法

1. 鮪魚串燒作法：將烤盤噴上酪梨油，以中大火預熱。
2. 將鮪魚丁和小番茄輪流串到25到30公分的串叉上。將鮪魚和小番茄刷上酪梨油，均勻灑上鹽和黑胡椒。烤2分鐘，翻面，烤到喜歡的熟度（別烤過頭，以免變得乾硬。鮪魚半熟才能達到最佳的風味。）
3. 酪梨沙拉莎莎醬：將小黃瓜、洋蔥、香菜、橄欖油、檸檬汁、辣椒片和鹽倒入中碗，輕輕拌入酪梨。
4. 將步驟3的食材分成2盤，旁邊擺上串燒鮪魚，將檸檬汁擠到鮪魚和小番茄上。

每份營養成分

熱量 440大卡

碳水化合物 13克（纖維6克；糖4克）

脂肪 32克（飽和脂肪4.5克）

蛋白質 30克

膽固醇 40毫克

鈉 423毫克

巨量營養素 66%脂肪；27%蛋白質；7%碳水化合物

淨碳水化合物 7克

水波蛋佐龍蒿醬和蘆筍 VT

2份／烹調時間：8分鐘

食材

醬汁

- 無糖原味維根優格1/3杯
- 酪梨油2大匙美乃滋
- 無添加糖芥末籽醬1到1又1/2茶匙，調味用
- 新鮮龍蒿末1茶匙，或乾龍蒿末1/4茶匙
- 猶太鹽1/4茶匙

蛋和蔬菜

- 蛋4大顆
- 白醋2茶匙
- 蘆筍約225克，去除根部
- 冷凍青豆1杯
- 猶太鹽和黑胡椒

作法

1. 醬汁作法：將優格、美乃滋、水1到2大匙（視想要的稠度而定）、芥末、龍蒿末和鹽倒入小碗攪拌，備用。
2. 將蛋分別扣入不同蛋塔杯或烤皿中。將大型深煎鍋倒入2/3滿的水，倒入白醋，將水煮開。輕輕將蛋逐一倒入深煎鍋中。關火，蓋上蓋子，靜置5分鐘，期間「不要」掀開蓋子。
3. 另一邊將蘆筍放入可微波的盤子中，例如玻璃派盤。倒入水1/2杯、蓋上蓋子，微波2分鐘。倒入青豆，不蓋蓋子，以每次1分鐘為單位微波，直到蘆筍嫩脆。
4. 用夾子夾出蘆筍，分成2盤。將等量醬汁淋到蘆筍中間。瀝乾青豆，盛到蘆筍上。蓋上保溫。
5. 舀出水波蛋，每盤放上水波蛋2顆。灑鹽和胡椒調味。

每份營養成分

熱量 343 大卡

碳水化合物 17 克（纖維 6 克；糖 6 克）

脂肪 25 克（飽和脂肪 5 克）

蛋白質 20 克

膽固醇 375 毫克

鈉 495 毫克

巨量營養素 65% 脂肪；23% 蛋白質；12% 碳水化合物

淨碳水化合物 11 克

家常肉餅佐烤豆角 VV

2份／烹調時間：50分鐘

食材

- 酪梨油3大匙
- 有機番茄泥1/2杯
- 椰子氨基2茶匙
- 辣醬1/2茶匙
- 猶太鹽和黑胡椒
- 93%瘦肉草飼沙朗絞肉約225克
- 洋蔥丁1/3杯
- 波布拉諾辣椒末1/3杯
- 蛋黃2顆
- 杏仁麵粉1/4杯
- 乾奧勒岡1/2茶匙
- 巴薩米克醋2茶匙
- 甜菊糖液2滴
- 整株豆角約225克，去蒂

作法

1. 烤箱預熱175℃。將烤盤鋪上鋁箔紙，刷上油1大匙。
2. 將番茄泥、油1大匙、椰子氨基、辣醬、鹽1/8茶匙和黑胡椒倒入小碗攪拌。
3. 將牛肉、洋蔥、波布拉諾辣椒、蛋黃、杏仁麵粉、奧勒岡和步驟2的一半倒入中碗混合。適度拌勻即可，不要過度攪拌。
4. 將步驟3的食材放到準備好的烤盤上，捏塑成約8乘10公分的橢圓長條。烤25分鐘。
5. 將醋和甜菊糖液拌入剩下的步驟2中，均勻淋到肉餅上面和側邊。用剩下的油1大匙和鹽1/8茶匙拌豆角。將豆角平鋪在肉餅周圍。烤25分鐘，或直到肉餅中心不再呈現粉紅色。
6. 肉餅靜置5分鐘再切片。將肉餅切片和豆角分成2盤，灑上鹽和黑胡椒調味。

每份營養成分

熱量 490大卡

碳水化合物 20克（纖維6克；糖9克）

脂肪 34克（飽和脂肪7.1克）

蛋白質 33克

膽固醇 256毫克

鈉 834毫克

巨量營養素 62%脂肪；27%蛋白質；11%碳水化合物

淨碳水化合物 14克

烤鮭魚佐新鮮柳橙和奇亞籽莎莎醬 VQ

2份／烹調時間：6分鐘

食材

- 柳橙皮屑1/4到1/2茶匙
- 新鮮柳橙塊1/2杯
- 紅甜椒末1/4杯
- 紫洋蔥末1/4杯
- 無糖椰子脆片2大匙
- 奇亞籽1/4茶匙
- 辣椒片1/8茶匙
- 巴薩米克醋1茶匙
- 甜菊糖液1到2滴（可不加）
- 椰子氨基2大匙
- 麻油2大匙
- 新鮮去皮鮭魚排 約225克，洗淨擦乾
- 猶太鹽1/8茶匙
- 黑胡椒

作法

1. 將烤網以中大火預熱。
2. 將柳橙皮、柳橙、甜椒、洋蔥、椰子脆片、奇亞籽、辣椒片、醋和甜菊糖液倒入中碗混合。
3. 將椰子氨基和麻油倒入小碗攪拌。保留2大匙，其餘醬汁刷到鮭魚兩面，灑上鹽和黑胡椒調味。
4. 將鮭魚放到烤網上，烤3分鐘，翻面，再烤3分鐘，或直到可用叉子叉開魚肉。
5. 將鮭魚切成兩半，分成2盤。將保留的椰子氨基醬汁淋到鮭魚上，將步驟2的莎莎醬放到鮭魚上或旁邊，上桌。

每份營養成分

熱量 430大卡	
碳水化合物 13克（纖維2克；糖6克）	
脂肪 32克（飽和脂肪7.9克）	
蛋白質 24克	
膽固醇 62毫克	
鈉 649毫克	
巨量營養素 67%脂肪；23%蛋白質；10%碳水化合物	
淨碳水化合物 11克	

蔬菜烘蛋佐檸檬汁淋春綠甘藍

2份／烹調時間：15分鐘

VT

食材

- 蛋5大顆
- 無糖杏仁奶1/4杯
- 乾奧勒岡1/2茶匙
- 猶太鹽和黑胡椒
- 橄欖油2大匙
- 櫛瓜薄片1杯
- 紅甜椒丁1/3杯
- 大蒜2瓣，切末
- 四分之一朝鮮薊心罐頭1/2罐（約400克），瀝乾粗切
- 中型青蔥切末1根
- 維根菲達乳酪捏碎約55克
- 春綠甘藍2杯
- 新鮮檸檬汁2茶匙

作法

1. 將蛋、杏仁奶、奧勒岡、鹽和黑胡椒1/8茶匙倒入中碗攪拌用。
2. 將油1大匙倒入中型不沾深煎鍋，以中大火加熱。倒入櫛瓜和甜椒炒3到4分鐘，或直到稍微褐化，偶爾翻炒。倒入大蒜持續翻炒15秒。
3. 轉到中火，拌入朝鮮薊心，均勻鋪在整個鍋底。灑上蔥末。轉到中小火。小心倒入步驟1的食材，蓋上蓋子，煮10分鐘，或直到蛋凝固。將鍋子從爐火上移開，灑上乳酪，蓋上蓋子，靜置5分鐘。
4. 用剩下的油1大匙和檸檬汁拌春綠甘藍，加鹽和黑胡椒調味。
5. 將烘蛋切成楔形，分成2盤，灑上春綠甘藍。

每份營養成分

熱量 454 大卡

碳水化合物 19 克（纖維 4 克；糖 3 克）

脂肪 35 克（飽和脂肪 12.9 克）

蛋白質 21 克

膽固醇 465 毫克

鈉 976 毫克

巨量營養素 69% 脂肪；18% 蛋白質；13% 碳水化合物

淨碳水化合物 15 克

辣味骰子牛

2份／烹調時間：12分鐘

VV

食材

- 橄欖油3大匙，分開
- 草飼無骨牛肉（例如沙朗或肋眼）約225克，切成約3公分小丁，擦乾
- 黑胡椒
- 洋蔥薄片3/4杯
- 番茄丁3/4杯
- 紅酒1/4杯
- 去籽卡拉馬塔橄欖12顆
- 有機中辣莎莎醬（例如Newman's Own品牌）1/2杯
- 新鮮奧勒岡末1大匙
- 猶太鹽

作法

1. 將油1大匙倒入大型深煎鍋，以中大火加熱。牛肉兩面灑上些許黑胡椒調味。將牛肉放入深煎鍋煎4到5分鐘，或直到開始褐化，偶爾翻動。盛到盤中備用。
2. 將洋蔥倒入深煎鍋炒3到4分鐘，或直到金黃，偶爾翻炒。倒入番茄、紅酒和橄欖，炒2到3分鐘，或直到水分收乾，偶爾翻炒。倒入莎莎醬和奧勒岡。煮滾之後轉到中火。將牛肉倒入鍋中，與煮出的汁和剩下的油2大匙一起炒1分鐘，直到熟透。用鹽和黑胡椒調味。
3. 盛到2個淺碗中。

每份營養成分

熱量	437大卡
碳水化合物	15克（纖維4克；糖6克）
脂肪	32克（飽和脂肪5.4克）
蛋白質	27克
膽固醇	68毫克
鈉	647毫克
巨量營養素	66%脂肪；24%蛋白質；10%碳水化合物
淨碳水化合物	11克

香草酥油醃雞肉佐青花菜 VV

2份／烹調時間：10分鐘

食材

- 清雞胸肉2片（每片約113克）
- 酥油1/4杯
- 檸檬皮屑1茶匙
- 新鮮檸檬汁1又1/2大匙
- 青蔥1根，切末
- 大蒜1瓣，切末
- 乾羅勒1茶匙
- 乾蒔蘿1/2茶匙
- 猶太鹽1/2茶匙
- 青花菜花球3杯
- 檸檬楔形2塊，切塊

作法

1. 將雞胸肉平鋪在2張保鮮膜之間，用肉錘或罐子底部拍平至0.6公分左右的厚度。
2. 將酥油、檸檬皮、檸檬汁、蔥末、大蒜、羅勒、蒔蘿和鹽倒入小碗混合拌勻，塗 到雞胸肉兩面。將雞胸肉放入淺烤盤或包邊盤中，包起冷藏過夜或至少2小時。
3. 將3/4杯水和青花菜倒入中型深煎鍋。煮開之後將火轉小，蓋上蓋子，悶煮3到4分鐘，或直到青花菜嫩脆。青花菜瀝乾，分成2盤，蓋上保溫。
4. 用廚房紙巾將煎鍋擦乾，轉中大火。倒入雞胸肉和酥油醬汁，每面煎3分鐘，或雞胸肉中心不再呈現粉紅色。分成2盤。
5. 將1/4杯水倒入鍋裡的油渣中煮1分鐘，或直到略微變稠。將醬汁倒到雞胸肉上，擺上檸檬塊上桌。

每份營養成分

熱量 417 大卡

碳水化合物 8 克（纖維 3 克；糖 1 克）

脂肪 31 克（飽和脂肪 17.5 克）

蛋白質 29 克

膽固醇 127 毫克

鈉 561 毫克

巨量營養素 68% 脂肪；28% 蛋白質；4% 碳水化合物

淨碳水化合物 5 克

南瓜鑲奶油乳酪 V

2份／烹調時間：25分鐘

食材

- 橄欖油1大匙＋1茶匙，分開
- 彎頸南瓜2條（共約400克），縱向對切
- 青蔥1根，切末
- 波布拉諾辣椒末1/4杯
- 新鮮巴西里末2大匙
- 大蒜1瓣，切末
- 維根奶油乳酪1/3杯
- 猶太鹽1/2茶匙
- 紅椒粉 適量
- 芥菜絲或嫩羽衣甘藍綜合綠蔬3杯
- 辣醬2茶匙
- 黑胡椒
- 碎核桃2大匙

作法

1. 烤箱預熱230℃。將烤盤鋪上鋁箔紙，刷上橄欖油1茶匙。
2. 用湯匙挖出南瓜瓤。
3. 南瓜瓤粗切，與蔥末、波布拉諾辣椒、巴西里、大蒜、奶油乳酪和鹽1/4茶匙倒入中碗拌勻，填回剖半南瓜，輕輕壓實，灑上些許紅椒粉。將剖半南瓜放到準備好的烤盤上，淋上橄欖油1大匙，烤25到30分鐘，或直到南瓜變軟。
4. 將芥菜、剩下的橄欖油1大匙和辣醬放入中碗混合，攪拌直到裹勻，灑上剩下的鹽和黑胡椒1/4茶匙調味。
5. 將芥菜分成2盤，灑上核桃，放上剖半南瓜。

每份營養成分

熱量 325大卡

碳水化合物 18克（纖維6克；糖7克）

脂肪 27克（飽和脂肪4.5克）

蛋白質 9克

膽固醇 0毫克

鈉 373毫克

巨量營養素 74%脂肪；11%蛋白質；15%碳水化合物

淨碳水化合物 12克

烤鱈魚和胡蘿蔔佐碎胡桃 VQ

2份／烹調時間：30分鐘

食材

- 中型胡蘿蔔3根，縱向切成4等份，再切成約5公分的小塊
- 洋蔥丁1/3杯
- 椰子油2大匙
- 猶太鹽1/4茶匙
- 黑胡椒適量
- 椰子氨基1大匙
- 蘋果醋1/4茶匙
- 辣醬1/2茶匙
- 甜菊糖液6滴
- 鱈魚排2片（每片約113克），沖洗擦乾
- 碎胡桃1/4杯

作法

1. 烤箱預熱205℃。將烤盤鋪上鋁箔紙。
2. 將胡蘿蔔和洋蔥用椰子油1大匙拌勻，平鋪在準備好的烤盤上，灑上鹽和黑胡椒1/8茶匙，烤20分鐘。
3. 另一邊將椰子氨基、蘋果醋、辣醬、甜菊糖液和剩下的油1大匙倒入小碗攪拌，備用。
4. 將步驟2的食材推到烤盤的一邊，將鱈魚排放到烤盤的另一邊。將步驟3的食材的食材均勻淋到鱈魚排上，小心放上碎胡桃。烤10到12分鐘，或直到能用叉子輕易叉開魚肉。將烤盤上殘餘的胡桃和醬汁刮到鱈魚排上，擺上胡蘿蔔和洋蔥上桌。

每份營養成分

熱量 360大卡
碳水化合物 17克（纖維5克；糖7克）
脂肪 25克（飽和脂肪12.8克）
蛋白質 23克
膽固醇 49毫克
鈉 612毫克
巨量營養素 61%脂肪；25%蛋白質；14%碳水化合物
淨碳水化合物 12克

鼠尾草奶油煎核桃波特菇 VT

2份／烹調時間：15分鐘

食材

- 青花菜1顆（約225克），去除根部，縱向切半
- 酥油3大匙
- 波特菇去蒂約340克，切成厚約0.75公分的薄片
- 碎核桃1/4杯
- 大蒜2瓣，去皮壓碎
- 新鮮鼠尾草葉10片
- 猶太鹽和黑胡椒
- 巴薩米克醋1茶匙

作法

1. 在大型深煎鍋中倒入5到8公分的水，大火煮開。倒入青花菜，煮2分鐘，或直到鮮綠嫩脆。用濾水盆瀝乾，備用。
2. 用廚房紙巾將深煎鍋擦乾。將火轉到中大火，加入酥油1大匙。酥油融化之後，倒入一半的波特菇炒5到7分鐘，或直到變軟，偶爾翻炒。放入盤中備用。重複用酥油1大匙炒剩下的波特菇，放入同一個盤中備用。
3. 將剩下的酥油1大匙加入深煎鍋。將火轉到中小火。酥油融化之後，倒入核桃和大蒜炒3到4分鐘，或直到開始褐化，過程中隨時翻炒。倒入鼠尾草炒1分鐘，或直到鼠尾草變深變脆。倒入波特菇、鹽1/2茶匙、黑胡椒適量和蘋果醋，拌炒1分鐘，或直到熟透。將鍋子從爐火上移開。
4. 將青花菜分成2盤。灑上些許鹽和黑胡椒調味。放上等量步驟3的食材的食材。

每份營養成分
熱量 365大卡
碳水化合物 17克（纖維6克；糖7克）
脂肪 32克（飽和脂肪13.7克）
蛋白質 9克
膽固醇 34毫克
鈉 534毫克
巨量營養素 78%脂肪；10%蛋白質；12%碳水化合物
淨碳水化合物 11克

菠菜朝鮮薊薑黃飯

VT CU

2份／烹調時間：25分鐘

食材

- 橄欖油1/4杯
- 南瓜籽1/2杯
- 青椒丁1/2杯
- 四分之一朝鮮薊心罐頭1/2罐（約400克），瀝乾
- 大蒜2瓣，切末
- 白米或阿伯瑞歐米1/4杯
- 紅椒粉1/2茶匙
- 薑黃粉1/4茶匙
- 猶太鹽1/4茶匙
- 新鮮菠菜切碎 2杯
- 番茄丁1/4杯
- 黑胡椒 適量
- 小粒去籽熟橄欖8顆，粗切

作法

1. 將2大匙油倒入中型深煎鍋，以中大火加熱。倒入南瓜籽炒1到2分鐘，或直到開始稍微褐化。用漏勺舀出，放到盤中備用。將青椒、朝鮮薊和大蒜倒入深煎鍋，炒5分鐘。倒入水3/4杯、米、紅椒粉、薑黃粉和鹽，煮開。將火轉小，蓋上蓋子，悶煮18分鐘或直到把飯煮軟。
2. 將鍋子從爐火上移開，拌入菠菜、番茄和剩下的油2大匙。灑上黑胡椒和橄欖。靜置10分鐘入味。

每份營養成分

熱量 567 大卡

碳水化合物 35 克（纖維 6 克；糖 2 克）

脂肪 44 克（飽和脂肪 6.6 克）

蛋白質 14 克

膽固醇 0 毫克

鈉 730 毫克

巨量營養素 70% 脂肪；10% 蛋白質；20% 碳水化合物

淨碳水化合物 29 克

酸辣堅果醬汁拌菜 V CU

2份／烹調時間：25分鐘

食材

醬汁

- 杏仁醬2大匙
- 椰子氨基2大匙
- 新鮮萊姆汁2大匙
- 甜菊糖液2到4滴，或適量調味
- 辣椒片1/8茶匙

蔬菜基底

- 胡桃或杏仁條1/2杯
- 芝麻1大匙
- 麻油1大匙
- 小朵花椰菜花球2杯，直徑約1.5公分
- 小朵青花菜花球2杯
- 胡蘿蔔絲1又1/2杯
- 紅甜椒1/2顆，切絲
- 冷凍青豆1/3杯，退冰
- 猶太鹽1/4茶匙
- 中型青蔥1根，切末
- 新鮮香菜末1/4杯
- 萊姆楔形切塊2塊

作法

1. 醬汁作法：將杏仁醬和椰子氨基倒入可微波小碗，以高火力微波20到25秒。攪拌均勻。拌入萊姆汁、水2到3大匙（視想要的稠度而定）、甜菊糖液和辣椒片。備用。
2. 蔬菜基底作法：將大型深煎鍋以中大火燒熱。倒入堅果炒2分鐘，過程中隨時翻炒。倒入芝麻持續翻炒1分鐘。放入盤中備用。將麻油倒入深煎鍋，傾斜鍋子，以讓鍋底薄薄上油。倒入花椰菜、青花菜、胡蘿蔔、甜椒、青豆和鹽，炒3分鐘，或直到胡蘿蔔略微鬆軟，過程中隨時翻炒。將鍋子從爐火上移開。
3. 將醬汁均勻淋到蔬菜基底上，灑上堅果、芝麻、蔥末和香菜末。直接上桌或輕拌之後上桌，旁邊擺上萊姆塊。

每份營養成分

熱量	520 大卡
碳水化合物	39 克（纖維 14 克；糖 12 克）
脂肪	38 克（飽和脂肪 5.5 克）
蛋白質	20 克
膽固醇	0 毫克
鈉	353 毫克
巨量營養素	65% 脂肪；15% 蛋白質；20% 碳水化合物
淨碳水化合物	25

鯰魚佐鄉村克里奧爾醬汁

VQ

CU

2份／烹調時間：15分鐘

食材

- 酥油1/4杯，分開
- 青椒末1杯
- 中型西洋芹莖1根，切薄片
- 洋蔥末1/2杯
- 乾百里香1/2茶匙
- 卡宴辣椒粉1/8茶匙
- 小型番茄1顆，切丁
- 新鮮巴西里末2大匙
- 新鮮檸檬汁2大匙
- 猶太鹽1/2茶匙
- 鯰魚排約225克
- 黑胡椒
- 白飯2/3杯
- 檸檬楔形2塊，切塊

作法

1. 將大型深煎鍋以中大火燒熱，倒入酥油2大匙。酥油融化之後，倒入青椒、西洋芹、洋蔥、百里香和卡宴辣椒粉，炒5到6分鐘，或直到開始稍微褐化，偶爾翻炒。倒入番茄炒2分鐘，或直到稍微變軟。拌入巴西里、檸檬汁和鹽1/4茶匙。倒入碗中備用，蓋起保溫。
2. 同鍋倒入剩下的2大匙酥油，以中大火加熱。酥油融化之後，傾斜鍋子，以讓鍋底薄薄上油。將鯰魚排兩面灑上剩下的鹽1/4茶匙和黑胡椒適量，放入鍋中。一面煎3分鐘，翻面，煎2分鐘，或直到中心變白。將鍋子從爐火上移開。
3. 將飯分成2盤，淋上醬汁，放上鯰魚排，擺上萊姆塊上桌。

每份營養成分

熱量 489 大卡

碳水化合物 26 克（纖維 4 克；糖 5.5 克）

脂肪 35 克（飽和脂肪 18.4 克）

蛋白質 21 克

膽固醇 107 毫克

鈉 621 毫克

巨量營養素 65% 脂肪；17% 蛋白質；18% 碳水化合物

淨碳水化合物 22 克

地瓜餅佐辣味優格

VT C U

2份／烹調時間：10分鐘

食材

佐醬

- 無糖原味維根優格 1/4杯
- 辣醬1/2茶匙
- 猶太鹽1/8茶匙
- 南瓜籽1/4杯
- 大麻籽1/4杯

地瓜餅

- 中型地瓜2顆
- 小型洋蔥1/2顆
- 蛋1顆，稍微打散
- 酪梨油美乃滋 1大匙
- 大蒜1瓣，切末
- 孜然粉1茶匙
- 煙燻紅椒粉1/2茶匙
- 猶太鹽1/4茶匙
- 椰子油2大匙
- 新鮮巴西里末 1大匙

作法

1. 將優格、辣醬和鹽倒入小碗混合。備用。
2. 將大型深煎鍋以中大火燒熱。倒入南瓜籽和大麻籽，炒2到3分鐘，或直到開始稍微褐化。放到盤中備用。
3. 將地瓜和洋蔥倒入食物處理機，調到大切絲刀切碎。將地瓜、洋蔥、蛋、美乃滋、大蒜、孜然粉、紅椒粉和鹽倒入中碗混合拌勻。
4. 將椰子油倒入大型深煎鍋，以中火加熱。將地瓜糊1/4杯放入鍋中，壓成厚約1.5公分、直徑約8公分的地瓜餅。以同樣作法，將剩下的地瓜糊再做成3塊地瓜餅。
5. 地瓜餅每面煎3到4分鐘，或直到金黃，用煎鏟輕輕翻面。
6. 將地瓜餅分成2盤，灑上巴西里和種籽，淋上優格醬。

每份營養成分
熱量 564 大卡
碳水化合物 31 克（纖維 6 克；糖 7 克）
脂肪 43 克（飽和脂肪 17 克）
蛋白質 20 克
膽固醇 101 毫克
鈉 530 毫克
巨量營養素 68% 脂肪；14% 蛋白質；18% 碳水化合物
淨碳水化合物 25 克

炒蔬菜佐莫扎瑞拉乳酪

V

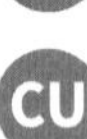

2份／烹調時間：10分鐘

食材

- 酪梨油3大匙
- 洋蔥丁1/2杯
- 青椒丁1/2杯
- 蘑菇片約113克
- 中型彎頸南瓜1顆，切丁
- 大蒜2瓣，切末
- 有機腰豆罐頭1/2罐（約425克），沖洗瀝乾
- 匙螺旋藻粉2茶
- 辣椒粉1又1/2茶匙
- 孜然粉1茶匙
- 辣椒片1/8茶匙
- 猶太鹽1/4茶匙
- 黑胡椒適量
- 新鮮香菜末1/3杯
- 維根莫札瑞拉乳酪絲113克

作法

1. 將油倒入中型深煎鍋，以中大火加熱。傾斜鍋子，以讓鍋底薄薄上油。倒入洋蔥和青椒炒4分鐘，或直到開始稍微褐化，偶爾翻炒。將蘑菇、南瓜和大蒜倒入鍋中，炒4到5分鐘，或直到蔬菜變軟，偶爾翻炒。倒入腰豆、螺旋藻粉、辣椒粉、孜然粉、辣椒片、鹽、黑胡椒和香菜，翻炒2到3分鐘直到熟透。
2. 分成2盤，灑上乳酪。

每份營養成分

熱量 459大卡

碳水化合物 29克（纖維6克；糖8克）

脂肪 36克（飽和脂肪12.7克）

蛋白質 10克

膽固醇 0毫克

鈉 783毫克

巨量營養素 71%脂肪；9%蛋白質；20%碳水化合物

淨碳水化合物 23克

蒜香蘆筍扁豆義大利麵

2份／烹調時間：15分鐘

食材

- 生扁豆義大利麵 3/4 杯
- 蘆筍1杯，切成約5公分的小段
- 酥油 1/4 杯
- 綜合新鮮菇類 約 225 克，粗切
- 大蒜3到4瓣，切末
- 新鮮奧勒岡末1大匙
- 猶太鹽 1/2 茶匙
- 黑胡椒適量

作法

1. 按照包裝上的說明煮義大利麵，起鍋前3分鐘倒入蘆筍一起煮。
2. 另一邊將大型深煎鍋以中大火燒熱。熱鍋之後，倒入2大匙酥油。傾斜鍋子，以讓鍋底薄薄上油。倒入菇類炒5到7分鐘，或直到變軟，偶爾翻炒。拌入大蒜和奧勒岡，持續翻炒15秒。
3. 將義大利麵和蘆筍瀝乾，倒入菇類、剩下的酥油和鹽攪拌均勻。
4. 分成2盤，灑上黑胡椒。

每份營養成分

熱量 382 大卡

碳水化合物 29 克（纖維 6 克；糖 4 克）

脂肪 29 克（飽和脂肪 16.9 克）

蛋白質 10 克

膽固醇 45 毫克

鈉 492 毫克

巨量營養素 69% 脂肪；11% 蛋白質；20% 碳水化合物

淨碳水化合物 19 克

點心和小菜

羽衣甘藍、球芽甘藍和藍莓沙拉 V

2份／所需時間：15分鐘

食材

佐醬

- 羽衣甘藍切碎1又1/2杯
- 球芽甘藍切絲1又1/2杯
- 炒葵花籽1/3杯
- 墨西哥辣椒1根，去籽（視喜好）、切末

沙拉醬

- 特級初榨橄欖油1/4杯
- 檸檬皮屑1茶匙
- 新鮮檸檬汁1大匙
- 無添加糖芥末籽醬1大匙
- 大蒜1瓣，切末
- 猶太鹽1/4茶匙
- 甜菊糖液4到6滴，或適量調味
- 藍莓1/2杯

作法

1. 沙拉作法：將羽衣甘藍、球芽甘藍、葵花籽和墨西哥辣椒倒入大碗混合。
2. 沙拉醬作法：將橄欖油、檸檬皮、檸檬汁、芥末、大蒜、鹽和甜菊糖液倒入小碗拌勻。
3. 將沙拉醬倒入蔬菜中攪拌，直到均勻裹上醬汁。倒入藍莓，輕輕攪拌。分成2盤。

每份營養成分

熱量 447大卡

碳水化合物 22克（纖維7克；糖6克）

脂肪 39克（飽和脂肪4.9克）

蛋白質 8克

膽固醇 0毫克

鈉 377毫克

巨量營養素 79%脂肪；7%蛋白質；14%碳水化合物

淨碳水化合物 15克

希臘金椒番茄沙拉 V

2份／所需時間：10分鐘

食材

- 小番茄1杯，對切
- 小黃瓜丁1/2杯
- 去籽大粒熟橄欖10顆，對切
- 希臘金椒3根，切片
- 新鮮維根莫札瑞拉乳酪約28克，切丁
- 新鮮奧勒岡末2到3茶匙
- 特級初榨橄欖油1大匙
- 蘋果醋2茶匙
- 猶太鹽和黑胡椒
- 嫩羽衣甘藍綜合綠蔬2杯

作法

將小番茄、小黃瓜、橄欖、金椒、莫札瑞拉乳酪、奧勒岡、橄欖油和蘋果醋倒入中碗混合。灑上鹽和黑胡椒。將綜合綠蔬分成2盤，淋上小番茄拌醬。

每份營養成分

熱量 152大卡

碳水化合物 9克（纖維3克；糖2克）

脂肪 13克（飽和脂肪4克）

蛋白質 3克

膽固醇 0毫克

鈉 427毫克

巨量營養素 78%脂肪；7%蛋白質；15%碳水化合物

淨碳水化合物 6克

新鮮薄荷豆薯沙拉 V

2份／靜置時間：15分鐘

食材

- 豆薯約225克，去皮，切薄片，再切細絲（共約1又1/2杯）
- 櫻桃蘿蔔丁1/3杯
- 新鮮薄荷末1/4杯
- 檸檬皮屑1茶匙
- 新鮮檸檬汁3大匙
- 新鮮薑泥1茶匙
- 甜菊糖液9到12滴，或適量調味
- 酪梨1顆，去籽去皮切片狀

作法

1. 將豆薯、櫻桃蘿蔔、薄荷、檸檬皮、檸檬汁、薑泥和甜菊糖液倒入中碗混合。靜置15分鐘入味。
2. 將步驟1的食材的食材，分到2個沙拉盤中，旁邊擺上酪梨片，上桌。

每份營養成分

熱量 328大卡

碳水化合物 30克（纖維20克；糖4克）

脂肪 30克（飽和脂肪4.3克）

蛋白質 5克

膽固醇 0毫克

鈉 29毫克

巨量營養素 81%脂肪；7%蛋白質；12%碳水化合物

淨碳水化合物 10克

芝麻菜沙拉 V

1份／所需時間：5分鐘

食材

- 嫩芝麻菜1又1/2杯
- 炒南瓜籽2大匙
- 特級初榨橄欖油1大匙
- 新鮮檸檬汁1大匙
- 營養酵母1茶匙
- 海鹽和黑胡椒

作法

1. 將芝麻菜和南瓜籽倒入中碗混合。
2. 將橄欖油、檸檬汁、營養酵母，以及鹽和黑胡椒各一撮倒入小碗攪拌，淋到步驟1的食材的食材上。

每份營養成分
熱量 231大卡
碳水化合物 5克（纖維2克；糖2克）
脂肪 22克（飽和脂肪3.5克）
蛋白質 6克
膽固醇 0毫克
鈉 169毫克
巨量營養素 85%脂肪；10%蛋白質；5%碳水化合物
淨碳水化合物 3克

醃胡蘿蔔棒 V

1份／所需時間：2小時15分

食材

- 3根胡蘿蔔，去皮切成棒狀
- 特級初榨橄欖油1又1/2大匙
- 蘋果醋1又1/2大匙
- 猶太鹽1/4茶匙
- 乾蒔蘿或百里香（可不加）

作法

1. 將胡蘿蔔、橄欖油、蘋果醋、鹽和一撮乾香草（可不加）倒入附蓋小罐或小碗中混合。
2. 蓋上蓋子，冷藏至少2小時或直到準備上桌，偶爾攪拌或搖晃。

每份營養成分

熱量	249 大卡
碳水化合物	18 克（纖維 5 克；糖 9 克）
脂肪	21 克（飽和脂肪 3 克）
蛋白質	2 克
膽固醇	0 毫克
鈉	606 毫克
巨量營養素	77% 脂肪；3% 蛋白質；20% 碳水化合物
淨碳水化合物	13 克

綠蔬莓果沙拉佐奇亞籽醬 V

2份／所需時間：10分鐘

食材

沙拉醬

- 酪梨油1又1/2大匙
- 白巴薩米克醋1大匙
- 奇亞籽1茶匙
- 新鮮薑泥1/2茶匙
- 甜菊糖液4到6滴，或適量調味
- 猶太鹽1/8茶匙

沙拉

- 嫩羽衣甘藍綜合綠蔬2杯
- 紫洋蔥末2大匙
- 草莓2/3杯，切成4份

作法

1. 將酪梨油、白巴薩米克醋、奇亞籽、薑泥、甜菊糖液和鹽倒入小碗混合。拌勻，靜置5分鐘。
2. 將嫩羽衣甘藍綜合綠蔬、洋蔥和沙拉醬倒入沙拉碗混合，攪拌到均勻裹上醬汁。倒入草莓，輕輕攪拌。將沙拉分成2盤，上桌。

每份營養成分

熱量 127大卡

碳水化合物 8克（纖維3克；糖4克）

脂肪 11克（飽和脂肪1.4克）

蛋白質 2克

膽固醇 0毫克

鈉 140毫克

巨量營養素 80%脂肪；5%蛋白質；15%碳水化合物

淨碳水化合物 0克

芝麻烤青花菜和蘑菇 V

2份／烹調時間：38分鐘

食材

- 青花菜花球2杯
- 嫩波特菇 約113克（小褐菇）
- 洋蔥塊1/2杯
- 酪梨油2大匙
- 辣椒片1/8茶匙
- 猶太鹽1/8茶匙
- 芝麻 1大匙
- 新鮮萊姆汁1大匙
- 椰子氨基1大匙
- 甜菊糖液1到2滴，或適量調味

作法

1. 烤箱預熱220℃。將烤盤鋪上鋁箔紙。
2. 將青花菜、波特菇和洋蔥放到準備好的烤盤上，拌入油、辣椒片和鹽，烤25分鐘。攪拌，灑上芝麻，再烤3到5分鐘，或直到青花菜變軟。
3. 將萊姆汁、椰子氨基和甜菊糖液倒入小碗混合。
4. 將步驟3的食材淋到烤蔬菜上，上桌。

每份營養成分

熱量	203 大卡
碳水化合物	12 克（纖維 4 克；糖 3 克）
脂肪	17 克（飽和脂肪 2 克）
蛋白質	5 克
膽固醇	0 毫克
鈉	317 毫克
巨量營養素	75% 脂肪；10% 蛋白質；15% 碳水化合物
淨碳水化合物	8 克

烤茄子佐番茄沾醬 V

2份／烹調時間：8分鐘

食材

- 橄欖油2大匙
- 巴薩米克醋1茶匙
- 大蒜1瓣，切末
- 新鮮或乾迷迭香末1/2茶匙
- 猶太鹽1/8茶匙
- 黑胡椒 適量
- 甜菊糖液1到2滴（可不加）
- 茄子約225克，切成厚約1.5公分的圓片
- 李子番茄1顆，切丁
- 去籽卡拉馬塔橄欖8顆，粗切
- 紫洋蔥末1大匙

作法

1. 將烤網或烤盤以大火預熱。
2. 將油、醋、大蒜、迷迭香、鹽、黑胡椒和甜菊糖液（可不加）倒入中碗攪拌，以1大匙輕輕塗抹茄子圓片兩面。
3. 將番茄、橄欖和洋蔥倒入剩下的步驟2的食材中，拌勻備用。
4. 茄子一面烤5分鐘，翻面，烤3到5分鐘，或直到變軟。
5. 將茄子圓片分成2盤，盛上等量步驟3的食材。

每份營養成分
熱量 199大卡
碳水化合物 11克（纖維4克；糖5克）
脂肪 18克（飽和脂肪2.5克）
蛋白質 2克
膽固醇 0毫克
鈉 369毫克
巨量營養素 82%脂肪；4%蛋白質；14%碳水化合物
淨碳水化合物 7克

腰果薑泥白菜 V

2份／所需時間：18分鐘

食材

- 麻油1又1/2大匙
- 嫩白菜2顆，縱向切成4份
- 大蒜2瓣，切末
- 新鮮薑泥2茶匙
- 辣椒片1/8茶匙
- 椰子氨基2茶匙
- 猶太鹽1/8茶匙
- 新鮮香菜末2大匙
- 烤腰果1/4杯，切碎

作法

1. 將麻油倒入大型深煎鍋，以中大火加熱。倒入白菜炒4分鐘。轉到中火，蓋上蓋子，繼續煮3分鐘。
2. 將白菜盛入盤中備用。同鍋倒入大蒜、薑泥和辣椒片，持續炒15秒。倒入椰子氨基拌勻。倒入白菜，輕輕翻炒2分鐘。灑上鹽、香菜和腰果。

每份營養成分

熱量	197大卡
碳水化合物	9克（纖維2克；糖2克）
脂肪	17克（飽和脂肪2.6克）
蛋白質	4克
膽固醇	0毫克
鈉	308毫克
巨量營養素	77%脂肪；8%蛋白質；15%碳水化合物
淨碳水化合物	7克

烤胡蘿蔔佐墨西哥辣椒胡桃莎莎醬 V

2份／烹調時間：43分鐘

食材

- 小型或中型胡蘿蔔3根，縱向切成4份，再切成約5公分的小塊
- 洋蔥1/4杯，粗切
- 麻油1又1/2大匙
- 孜然粉1/2茶匙
- 匙猶太鹽1/4茶
- 黑胡椒1/8茶匙
- 胡桃1/3杯，粗切
- 墨西哥辣椒1根，去籽切末
- 巴薩米克醋1又1/2茶匙
- 大蒜1小瓣，切末
- 芝麻菜2杯

作法

1. 烤箱預熱220℃。將烤盤鋪上鋁箔紙。
2. 將胡蘿蔔和洋蔥放到準備好的烤盤上。淋上1大匙麻油，灑上孜然粉、鹽1/8茶匙和黑胡椒，攪拌均勻，平鋪在烤盤上。
3. 將烤盤放在烤箱上層（不是頂層）烤架，烤30分鐘，或直到邊緣稍微褐化、胡蘿蔔變軟，過程中偶爾翻動。將胡蘿蔔和洋蔥推到烤盤的一邊，將胡桃放到烤盤的另一邊，烤3到5分鐘，或直到微焦。
4. 將胡桃、墨西哥辣椒、剩下的1又1/2茶匙麻油、巴薩米克醋、大蒜，以及剩下的鹽1/8茶匙倒入小碗混合。
5. 將芝麻葉分成2盤。
6. 用叉子將烤盤上的褐化殘渣刮下，拌入胡蘿蔔和洋蔥中增添風味。將胡蘿蔔和洋蔥盛到芝麻菜上，均勻淋上步驟4的食材。

每份營養成分

熱量 269大卡

碳水化合物 15克（纖維5克；糖7克）

脂肪 24克（飽和脂肪2.7克）

蛋白質 3克

膽固醇 0毫克

鈉 306毫克

巨量營養素 80%脂肪；5%蛋白質；15%碳水化合物

淨碳水化合物 10克

蛋佐辣椒油 VT

1份／需時間：5分鐘

食材

- 特級初榨橄欖油2茶匙
- 辣椒油1茶匙
- 水煮蛋2顆，剝殼對切
- 烤南瓜籽1茶匙
- 新鮮香菜末1茶匙
- 海鹽和黑胡椒

作法

將橄欖油和辣椒油倒入小碗攪拌，淋到水煮蛋的切面上，灑上南瓜籽、香菜，以及鹽和黑胡椒各1撮。

每份營養成分

熱量	228 大卡
碳水化合物	2 克（纖維 1 克；糖 1 克）
脂肪	19 克（飽和脂肪 3.5 克）
蛋白質	13 克
膽固醇	350 毫克
鈉	406 毫克
巨量營養素	74% 脂肪；24% 蛋白質；2% 碳水化合物
淨碳水化合物	1 克

奶油香草蔬菜沾醬 V

1份／所需時間：5分鐘

食材

- 原味維根希臘優格2大匙
- 維根細香蔥奶油乳酪2大匙
- 新鮮羅勒末1大匙
- 新鮮檸檬汁1茶匙
- 特級初榨橄欖油1大匙
- 烤松子1大匙
- 黑胡椒
- 紅甜椒條1/2杯

作法

1. 將優格、奶油乳酪、羅勒和檸檬汁倒入小碗混合。淋上橄欖油。灑上松子和1撮黑胡椒。
2. 旁邊擺上紅甜椒條上桌。

每份營養成分

熱量	325大卡
碳水化合物	10克（纖維2克；糖3克）
脂肪	29克（飽和脂肪2克）
蛋白質	7克
膽固醇	0毫克
鈉	347毫克
巨量營養素	81%脂肪；9%蛋白質；10%碳水化合物
淨碳水化合物	8克

藍莓抹茶果昔 V

1份／所需時間：5分鐘

食材

- 全脂椰奶1/2杯，冰過
- 冷凍藍莓1/2杯
- 大麻籽蛋白粉2大匙
- 抹茶粉1茶匙
- 香草精1茶匙
- 新鮮薑泥1/2茶匙
- 海鹽
- 甜菊糖液（可不加）

作法

將椰奶、1/4杯冷水、藍莓、蛋白粉、抹茶粉、香草精、薑泥和一撮海鹽倒入果汁機混合，蓋上蓋子打到滑順，依喜好拌入幾滴甜菊糖液。

每份營養成分
熱量 250 大卡
碳水化合物 17 克（纖維 5 克；糖 11 克）
脂肪 18 克（飽和脂肪 15.5 克）
蛋白質 10 克
膽固醇 0 毫克
鈉 190 毫克
巨量營養素 65% 脂肪；17% 蛋白質；18% 碳水化合物
淨碳水化合物 12 克

椰子萊姆果昔

1份／所需時間：5分鐘

V

食材

- 全脂椰奶1/2杯，冰過
- 新鮮萊姆汁2大匙
- 大麻籽蛋白粉1大匙
- 新鮮薑泥1茶匙
- 香草精1茶匙
- 海鹽
- 甜菊糖液（可不加）

作法

將椰奶、1/2杯冷水、萊姆汁、蛋白粉、薑泥、香草精和一撮海鹽倒入果汁機混合，蓋上蓋子，打到滑順，依喜好拌入幾滴甜菊糖液。

每份營養成分

熱量	202 大卡
碳水化合物	9 克（纖維 2 克；糖 4 克）
脂肪	17 克（飽和脂肪 15 克）
蛋白質	5 克
膽固醇	0 毫克
鈉	187 毫克
巨量營養素	77% 脂肪；9% 蛋白質；14% 碳水化合物
淨碳水化合物	7 克

草莓螺旋藻果昔 V

1份／所需時間：5分鐘

食材

- 冷凍草莓1/2杯
- 小型酪梨1/2顆，去籽去皮
- 無糖杏仁奶3/4杯
- 大麻籽蛋白粉1大匙
- 匙螺旋藻粉1又1/2茶
- 香草精1茶匙
- 海鹽
- 甜菊糖液（可不加）

作法

將草莓、酪梨、杏仁奶、蛋白粉、螺旋藻粉、香草精和一撮海鹽倒入果汁機混合，打到滑順，依喜好拌入幾滴甜菊糖液即可。

每份營養成分

熱量 198 大卡

碳水化合物 19 克（纖維 8 克；糖 5 克）

脂肪 13 克（飽和脂肪 1.5 克）

蛋白質 9 克

膽固醇 0 毫克

鈉 346 毫克

巨量營養素 58% 脂肪；19% 蛋白質；23% 碳水化合物

淨碳水化合物 11 克

鳳梨果昔 V

1份／所需時間：5分鐘

食材

- 新鮮鳳梨塊1/2杯
- 無糖杏仁奶1/2杯
- 全脂椰奶1/2杯
- 大麻籽蛋白粉2大匙
- 新鮮萊姆汁1大匙
- 香草精1茶匙
- 海鹽
- 甜菊糖液（可不加）

作法

將鳳梨、杏仁奶、椰奶、蛋白粉、萊姆汁、香草精和一撮海鹽倒入果汁機混合，蓋上蓋子，打到滑順，依喜好拌入幾滴甜菊糖液。

每份營養成分

熱量 277 大卡

碳水化合物 21 克（纖維 5 克；糖 12 克）

脂肪 20 克（飽和脂肪 15.5 克）

蛋白質 9 克

膽固醇 0 毫克

鈉 280 毫克

巨量營養素 65% 脂肪；17% 蛋白質；18% 碳水化合物

淨碳水化合物 16 克

鹽味黑巧克力杏仁脆片 V

1份／所需時間：20分鐘

食材

- 無糖巧克力約28克
- 甜菊糖液（可不加）
- 碎杏仁1大匙
- 海鹽

作法

1. 將巧克力倒入可微波小碗，用低火力以每次15秒為單位微波，停下攪拌，直到巧克力融化滑順，依喜好拌入幾滴甜菊糖液。
2. 將融化的巧克力均勻平鋪在烘焙紙上，灑上杏仁和一撮海鹽。
3. 冷藏15分鐘或直到巧克力凝固，掰成一片一片。

每份營養成分

熱量 185大卡
碳水化合物 9克（纖維7克；糖0克）
脂肪 17克（飽和脂肪9.5克）
蛋白質 5克
膽固醇 0毫克
鈉 148毫克
巨量營養素 83%脂肪；11%蛋白質；6%碳水化合物
淨碳水化合物 2克

辣味杏仁沾醬 V

1份／所需時間：5分鐘

食材

- 杏仁醬2大匙
- 無糖杏仁奶1又1/2大匙
- 新鮮檸檬汁1/2茶匙
- 新鮮薑泥1/2茶匙
- 海鹽
- 煙燻紅椒粉
- 卡宴辣椒粉
- 甜菊糖液（可不加）

作法

將杏仁醬、杏仁奶、檸檬汁、薑泥、1撮鹽、紅椒粉和卡宴辣椒粉倒入小碗攪拌，依喜好拌入甜菊糖液。

每份營養成分

熱量 194 大卡

碳水化合物 7 克（纖維 3 克；糖 2 克）

脂肪 17 克（飽和脂肪 1.5 克）

蛋白質 6 克

膽固醇 0 毫克

鈉 165 毫克

巨量營養素 80% 脂肪；13% 蛋白質；7% 碳水化合物

淨碳水化合物 4 克

肉桂奇亞籽莓果優格盅 V

2份／準備時間：10分鐘

食材

- 杏仁片1/2杯
- 無糖椰子脆片2大匙
- 冷凍覆盆子1/3杯
- 冷凍藍莓1/3杯
- 奇亞籽2茶匙
- 甜菊糖液2到4滴，或適量調味
- 肉桂粉1/4到1/2茶匙，或適量調味
- 香草精1/2茶匙
- 無糖原味維根優格1又1/2杯

作法

1. 將中型深煎鍋以中大火燒熱。倒入杏仁，炒3分鐘，或直到開始褐化。倒入椰子脆片，炒1分鐘，或直到開始褐化，過程中隨時翻炒。將鍋子從爐火上移開，放到一旁備用。放冷以後，可將杏仁和椰子脆片放入密封罐，以備需要時使用。
2. 將冷凍覆盆子、藍莓、奇亞籽、甜菊糖液、肉桂和香草精倒入小碗混合，蓋上冷藏過夜，或至少2個小時。
3. 上桌前，將優格分成2碗，將步驟2的食材攪拌之後，等量盛到優格上面。將步驟1的食材弄碎，灑到莓果上面。

每份營養成分

熱量 356大卡

碳水化合物 22克（纖維9克；糖5克）

脂肪 29克（飽和脂肪4.6克）

蛋白質 12克

膽固醇 11毫克

鈉 14毫克

巨量營養素 72%脂肪；13%蛋白質；15%碳水化合物

淨碳水化合物 13克

水果優格杯 V

1份／所需時間：5分鐘

食材

- 原味維根希臘優格1/2杯
- 甜菊糖液（可不加）
- 黑莓1/4杯
- 烤碎杏仁1/4杯

作法

將優格放入小碗，依喜好拌入幾滴甜菊糖液，放上黑莓和杏仁即可。

每份營養成分

熱量 346 大卡

碳水化合物 15 克（纖維 6 克；糖 4 克）

脂肪 27 克（飽和脂肪 1.5 克）

蛋白質 16 克

膽固醇 0 毫克

鈉 5 毫克

巨量營養素 70% 脂肪；19% 蛋白質；11% 碳水化合物

淨碳水化合物 9 克

酪梨醬夾心脆餅 V

1所需時間：5分鐘

食材

- 小型酪梨1/2顆，去籽去皮
- 檸檬楔形切塊
- 海鹽
- 海鹽亞麻籽蘇打餅8片
- 辣椒片
- 櫻桃蘿蔔1顆，切薄片

作法

將酪梨、檸檬擠汁和一撮海鹽倒入小碗混合壓碎。將酪梨泥抹到蘇打餅上，灑上辣椒片，放上櫻桃蘿蔔片。

每份營養成分

熱量	210 大卡
碳水化合物	14 克（纖維 12 克；糖 1 克）
脂肪	19 克（飽和脂肪 2.5 克）
蛋白質	6 克
膽固醇	0 毫克
鈉	362 毫克
巨量營養素	84% 脂肪；12% 蛋白質；5% 碳水化合物
淨碳水化合物	2 克

蘇打餅抹細香蔥乳酪抹醬 V

1份／所需時間：5分鐘

食材

- 維根細香蔥奶油乳酪2大匙
- 海鹽亞麻籽蘇打餅8片
- 特級初榨橄欖油1大匙

作法

將奶油乳酪均勻抹到蘇打餅上，均勻淋上橄欖油。

每份營養成分
熱量 336 大卡
碳水化合物 11 克（纖維 7 克；糖 0 克）
脂肪 32 克（飽和脂肪 3 克）
蛋白質 8 克
膽固醇 0 毫克
鈉 330 毫克
巨量營養素 85% 脂肪；10% 蛋白質；5% 碳水化合物
淨碳水化合物 4 克

可可粉裹杏仁醬脂肪炸彈 

1份／所需時間：35分鐘

食材

- 杏仁醬1大匙
- 椰子油1又1/2茶匙，融化
- 匙香草精1/4茶
- 海鹽
- 甜菊糖液（可不加）
- 無糖可可粉1茶匙

作法

1. 將杏仁醬、椰子油、香草精和一撮鹽倒入小碗混合，依喜好拌入一滴甜菊糖液。蓋上冷藏30到40分鐘。
2. 捏成2顆球，放到無糖可可粉中滾動沾裹上粉。

每份營養成分

熱量 257 大卡
碳水化合物 7 克（纖維 4 克；糖 2 克）
脂肪 24 克（飽和脂肪 7.5 克）
蛋白質 6 克
膽固醇 0 毫克
鈉 145 毫克
巨量營養素 85% 脂肪；10% 蛋白質；5% 碳水化合物
淨碳水化合物 3 克

醃漬乳酪和橄欖佐甜瓜和黃瓜 V

1份／所需時間：5分鐘

食材

- 新鮮維根莫札瑞拉乳酪約42克，切丁
- 去籽卡拉馬塔橄欖6顆
- 特級初榨橄欖油1又1/2大匙
- 檸檬皮屑1/4茶匙
- 新鮮迷迭香末1/4茶匙
- 海鹽和黑胡椒
- 小黃瓜片1/4杯
- 蜜瓜丁1/4杯

作法

1. 將乳酪、橄欖、橄欖油、檸檬皮、迷迭香，以及鹽和黑胡椒各一撮倒入中碗混合。蓋上冷藏，直到準備上桌。
2. 旁邊擺上小黃瓜和蜜瓜上桌。

每份營養成分
熱量 371大卡
碳水化合物 10克（纖維1克；糖4克）
脂肪 36克（飽和脂肪10克）
蛋白質 1克
膽固醇 0毫克
鈉 616毫克
巨量營養素 88%脂肪；2%蛋白質；10%碳水化合物
淨碳水化合物 9克

黃瓜鑲鹽漬鮭魚 VQ

1份／所需時間：5分鐘

食材

- 水煮蛋1顆，剝殼切碎
- 酪梨油美乃滋2茶匙
- 新鮮蒔蘿末1茶匙
- 第戎芥末1/2茶匙
- 酸豆末1/2茶匙
- 海鹽和黑胡椒
- 小型小黃瓜1根，縱向切半，去籽
- 鹽漬鮭魚或煙燻鮭魚約30克，撕成小片

作法

將蛋、美乃滋、蒔蘿、芥末、酸豆，以及鹽和黑胡椒各一撮倒入小碗混合，盛到切半小黃瓜上，放上鮭魚。

每份營養成分

熱量 180大卡

碳水化合物 3克（纖維1克；糖2克）

脂肪 13克（飽和脂肪2克）

蛋白質 12克

膽固醇 192毫克

鈉 401毫克

巨量營養素 67%脂肪；29%蛋白質；4%碳水化合物

淨碳水化合物 2克

附加

壓力鍋煮乾豆

食材

乾豆或鷹嘴豆約450克，篩選之後洗淨瀝乾（可煮成2又1/2到3又1/4杯熟豆，視豆子種類而定）

作法

1. 將豆子和8杯水倒入壓力鍋中，鎖好鍋蓋和洩壓柱。按下手動設定鍵，依下列建議設定烹煮時間，煮好之後自動洩壓。
2. 洩壓柱下降之後，小心打開鍋蓋，用瀝水盆瀝乾豆子。

   斑豆：高壓煮25分鐘
   黑豆：高壓煮30分鐘
   小白豆：高壓煮30分鐘
   大北豆：高壓煮35分鐘
   腰豆：高壓煮35分鐘
   鷹嘴豆：高壓煮40分鐘
3. 煮好6杯熟豆或鷹嘴豆，放涼之後分成小份，裝進保鮮袋中存放，冷藏可放5天，冷凍可放3個月。可在袋中加點液體保持濕潤，使用前記得瀝乾。使用壓力鍋煮豆不必事先泡豆，若要泡豆，烹煮時間減掉10分鐘。

致謝

給安柏（Amber）、索羅門（Solomon）和希洛（Shiloh）：我好愛你們。謝謝你們成為我的重心、我的安心歸屬。

給我的團隊：安潔亞（Andrea）、伊薇（Yvette）、艾蜜莉（Emily）、珍妮絲（Janice）、梅根（Megan）、布琳娜（Brinna）、荷莉（Hollie）和麥蒂（Maddy），你們於我是家人也是摯友。謝謝你們一直以來的勤勉奉獻，以及對病患和彼此的體恤。

給我在世界各地的病患：謝謝你們讓我陪伴各位踏上這趟通往健康的神聖之旅。我很重視這份重責大任。能夠服務各位實屬我的榮幸。

給海瑟（Heather）、黛安娜（Diana）、米歇爾（Michele），以及出版公司的每位朋友：你們是最棒的夢幻團隊。謝謝你們總是聆聽並幫助實現我的願景。

給格蕾琴（Gretchen）：謝謝你的友誼，也謝謝你和我一起盡心成就本書。

給葛妮絲（Gwyneth）、艾莉莎（Elise）、琦琦（Kiki）和各位 goop 家人：我由衷感謝你們，謝謝你們多年的友誼和陪伴。

給亞歷杭卓・揚格醫師（Dr. Alejandro Junger）、梅莉莎・爾班（Melissa Urban）、泰瑞・沃爾斯醫師（Dr. Terry Wahls），以及喬許・艾克斯醫師（Dr. Josh Axe）：謝謝你們，你們是我在健康世界的導師、英雄和摯友。

最後，謝謝在功能醫學和健康世界的每一個人，請你們繼續當這個領域的一道光。

參考資料

第一章

1. Byrne NM, Sainsbury A, King NA, et al. Intermittent energy restriction improves weight loss efficiency in obese men; the matador study. *Int J Obes* (Lond). 2018;42(2):129–138. doi:10 .1038/ijo.2017.206.
2. Baker DB & Keramidas N. The psychology of hunger. *Monitor on Psychology*. 2013 Oct;44(9). http://www .apa.org/monitor/2013/10/hunger.
3. Carter S, Clifton PM, Keogh JB. The effects of intermittent compared to continuous energy restriction on glycaemic control in type 2 diabetes: a pragmatic pilot trial. *Diabetes Res Clin Pract*. 2016;122:106–112. doi:10.1016/j.diabres .2016.10.010.
4. Kahleova H, Belinova L, Malinska H, et al. Eating two larger meals a day (breakfast and lunch) is more effective than six smaller meals in a reduced-energy regimen for patients with type 2 diabetes: a randomised crossover study [published correction appears in *Diabetologia*. 2015 Jan;58(1):205]. *Diabetologia*. 2014;57(8):1552–1560.doi:10 .1007/s00125-014-3253-5.
5. Chapelot D. The role of snacking in energy balance: a biobehavioral approach. J Nutr. 2011;141(1):158–162. doi:10 .3945/jn.109.114330.
6. Ribeiro AG, Costa MJ, Faintuch J, Dias MC. A higher meal frequency may be associated with diminished weight loss after bariatric surgery. *Clinics* (Sao Paulo). 2009;64(11):1053–1058. doi:10 .1590/S1807-59322009001100004.
7. Fildes A, Charlton J, Rudisill C, et al. Probability of an obese person attaining normal body weight: cohort study using electronic health records. *Am J Public Health*. 2015;105(9):e54—e59. doi:10 .2105/AJPH.2015.302773.
8. Harvie MN, Pegington M, Mattson MP, et al. The effects of intermittent or continuous energy restriction on weight loss and metabolic disease risk markers: a randomized trial in young overweight women. *Int J Obes* (Lond). 2011;35(5):714–727. doi:10.1038 /ijo .2010.171.
9. de Cabo, R., & Mattson, M. P. Ef fects of intermittent fasting on health, aging, and disease. *N Engl J Med*. 2019;381(26):

2541–2551. https://doi.org/10.1056/nejmra1905136.

10. *Fasting*. (n.d.). Retrieved September 2, 2020, from Encyclopedia Britannica website: https://www.britannica .com /topic /fasting.
11. Penny F. Notes on a thirty days' fast. *Br Med*. 1909 Jun;1(2528):1414–16. doi: 10 .1136 /bmj .1.2528 .1414.
12. Kim JM. Ketogenic diet: Old treatment, new beginning. *Clin Neurophysiol Pract*. 2017;2:161–2. Published 2017 Jul 24. doi:10 .1016 /j.cnp.2017 .07 .001; https://www .ncbi .nlm.nih .gov /pmc /articles /PMC6123870/.
13. Gilliland IC. Total fasting in the treatment of obesity. *Postgrad Med J*. 1968;44(507):58-61. doi:10 .1136/pgmj .44 .507 .58; https://pmj .bmj.com /content /postgradmedj /44 /507/58 .full .pdf.
14. Hartman AL, Rubenstein JE, Kossoff EH. Intermittent fasting: a"new" historical strategy for controlling seizures? *Epilepsy Res*.2013;104(3):275–279. doi:10 .1016 /j.eplepsyres .2012 .10 .011.
15. Cordain L, Eaton SB, Sebastian A, et al. Origins and evolution of the western diet: health implications for the 21st century. *Am J Clin Nut*. 2005;81(2):341–54. doi:10 .1093 /ajcn.81 .2.341.
16. Mattson MP. An evolutionary perspective on why food overcon sumption impairs cognition. *Trends Cogn Sci*. 2019;23(3):200–12. doi:10.1016 /j.tics .2019 .01 .003.

第二章

1. Kallus SJ, Brandt LJ. The intestinal microbiota and obesity. *J Clin Gastroenterol*. 2012;46(1):16–24. doi:10.1097 /MCG .0b013e31823711fd.
2. Suez J, Korem T, Zeevi D, et al. Artificial sweeteners induce glucose intolerance by altering the gut microbiota. *Nature*. 2014;514(7521):181–186. doi:10 .1038 /nature13793.
3. Wang H, Lu Y, Yan Y, et al. Promising treatment for type 2 diabetes: fecal microbiota transplantation reverses insulin resistance and impaired islets. *Front Cell Infect Microbiol*. 2020;9:455. Published 2020 Jan 17. doi:10 .3389 /fcimb .2019 .00455.
4. Alcock J, Maley CC, Aktipis CA. Is eating behavior manipulated by the gastrointestinal microbiota? Evolutionary pressures and potential mechanisms. *Bioessays*.2014;36(10):940–49. doi:10 .1002/bies .201400071.
5. Rousseaux C, Thuru X, Gelot A, et al. Lactobacillus acidophilus modulates intestinal pain and induces opioid and cannabinoid receptors. *Nat Med*. 2007;13(1):35–7. doi:10.1038 /nm1521.

6. Perry RJ, Wang Y, Cline GW, et al. Leptin mediates a glucose–fatty acidcycle to maintain glucose homeostasis in starvation. *Cell.* 2018;172(1–2):234–248.e17. doi:10 .1016 /j.cell.2017 .12 .001.
7. Zhou Y, Rui L. Leptin signaling and leptin resistance. *Front Med.* 2013;7(2):207–22. doi:10 .1007/s11684 -013 - 0263-5.
8. Chetty S, Friedman AR, Taravosh-Lahn K, et al. Stress and glucocorticoids promote oligodendrogenesis in the adult hippocampus. *Mol Psychiatry.* 2014;19(12):1275–83. doi:10.1038 /mp .2013 .190.
9. Workplace stressors & health outcomes: Health policy for the workplace | *Behavioral Science & Policy Association.* Accessed September 2, 2020. https://behavioralpolicy.org /articles/workplace-stressors-health-outcomes -health-policy-for-the-workplace/.
10. Pillai V, Roth T, Mullins HM, Drake CL. Moderators and mediators of the relationship between stress and insomnia: stressor chronicity, cognitive intrusion, and coping. *Sleep.* 2014;37(7):1199–1208. Published 2014 Jul 1. doi:10 .5665 /sleep .3838.
11. Wang HX, Wahlberg M, Karp A, et al. Psychosocial stress at work is associated with increased dementia risk in late life. *Alzheimers Dement.* 2012;8(2):114–20. doi:10 .1016 /j.jalz.2011 .03 .001.
12. Sinha R, Jastreboff AM. Stress as a common risk factor for obesity and addiction. *Biol Psychiatry.* 2013;73(9):827–835. doi:10 .1016 /j.biopsych .2013 .01.032.
13. Konturek PC, Brzozowski T, Konturek SJ. Stress and the gut: pathophysiology, clinical consequences, diagnostic approach and treatment options. *J Physiol Pharmacol.* 2011;62(6):591–99.
14. Cohen S, Janicki-Deverts D, Doyle WJ, et al. Chronic stress, glucocorticoid receptor resistance, inflammation, and disease risk. *Proc Natl Acad Sci USA.* 2012;109(16):5995–99. doi:10 .1073 /pnas .1118355109.
15. Burcelin R, Garidou L, PomiC. Immuno-microbiota cross and talk: the new paradigm of metabolic diseases. *Semin Immunol.* 2012;24(1):67–74. doi:10 .1016 /j .smim .2011 .11.011.
16. Ohman MK, Wright AP, Wickenheiser KJ, et al. Visceral adipose tissue and atherosclerosis. *Curr Vasc Pharmacol.* 2009;7(2):169–179. doi:10 .2174 /157016109787455680.
17. Jung SH, Ha KH, Kim DJ. Visceral fat mass has stronger associations with diabetes and prediabetes than other anthropometric obesity indicators among Korean adults. *Yonsei Med J.* 2016;57(3):674–680. doi:10.3349 /ymj .2016 .57 .3.674.

第三章

1. Mary Poppins was an Enabler. *UC Health— UC San Diego*. Published October 27, 2017. Accessed September 4, 2020. https://health .ucsd.edu/news/features/pages/2017 -10 -27-listicle -mary-poppins-was-an-enabler.aspx #:~:text =Today%2C%20Americans%20consume%2C%20on%20average,mostly%20sugar%2Dfree%201822%20predecessors.
2. de Cabo R, Mattson MP. Effects of intermittent fasting on health, aging, and disease [published correction appears in *N Engl J Med*. 2020 Jan 16;382(3):298] [published correction appears in N Engl J Med. 2020 Mar 5;382(10):978]. N Engl J Med. 2019;381(26):2541–51. doi:10 .1056/NEJMra1905136.
3. de Cabo R, Mattson MP. Effects of intermittent fasting on health, aging, and disease [published correction appears in *N Engl J Med*. 2020 Jan 16;382(3):298] [published correction appears in *N Engl J Med*. 2020 Mar 5;382(10):978]. N Engl J Med. 2019;381(26):2541–51. doi:10 .1056/NEJMra1905136.
4. Youm YH, Nguyen KY, Grant RW, et al. The ketone metabolite ⊠-hydroxybutyrate blocks NLRP3 inflammasome-mediated inflammatory disease. *Nat Med*. 2015;21(3):263–69. doi:10 .1038 /nm.3804.
5. Mayor A. The Poison King: The Life and Legend of Mithradates, Rome's Deadliest Enemy. Princeton University Press; Princeton, *NJ*, USA: 2010. p. 242.
6. Glick D, Barth S, Macleod KF. Autophagy: cellular and molecular mechanisms. *J Pathol*. 2010;221(1):3–12. doi:10 .1002 /path .2697.
7. Mattson MP, Arumugam TV. Hallmarks of brain aging: adaptive and pathological modification by metabolic states. *Cell Metab*. 2018;27(6):1176–1199. doi:10 .1016/j.cmet .2018 .05 .011.
8. Xihang Chen, Yunfan He, Feng Lu. Autophagy in stem cell biology: a perspective on stem cell self-renewal and differentiation. *Stem Cells Int*. 2018; 2018: 9131397.
9. Levine B, Kroemer G. Autophagy in the pathogenesis of disease. *Cell*. 2008;132(1):27–42. doi:10 .1016 /j.cell.2007 .12 .018.
10. Goodrick CL, Ingram DK, Reynolds MA, et al. Effects of intermittent feeding upon growth and life span in rats. *Gerontology*. 1982;28(4):233–41. doi:10 .1159 /000212538.
11. Xie K, Neff F, Markert A, et al. Every-other-day feeding extends lifespan but fails to delay many symptoms of aging in mice. *Nat Commun*. 2017;8(1):155. Published 2017 Jul 24. doi:10 .1038 /s41467 -017 - 00178-3; https://www .ncbi .nlm .nih .gov /pmc/

articles /PMC5537224/.

12. Elamin M, Ruskin DN, Masino SA, Sacchetti P. Ketogenic diet modulates NAD+-dependent enzymes and reduces DNA damage in hippocampus. *Front Cell Neurosci*. 2018;12:263. Published 2018 Aug 30. doi:10 .3389/fncel .2018 .00263.
13. Imai S, Guarente L. NAD+ and sirtuins in aging and disease. *Trends Cell Biol*. 2014;24(8):464–71. doi:10.1016 /j.tcb .2014 .04 .002.
14. Grabowska W, Sikora E, Bielak-Zmijewska A. Sirtuins, a promising target in slowing down the ageing process. *Biogerontology*. 2017;18(4):447–76. doi:10 .1007/s10522 -017 - 9685-9.
15. Lee JY, Kennedy BK, Liao CY. Mechanistic target of rapamycin signaling in mouse models of accelerated aging. *J Gerontol A Biol Sci Med Sci*. 2020;75(1):64–72. doi:10 .1093/gerona /glz059.
16. Roth GS, Ingram DK. Manipulation of health span and function by dietary caloric restriction mimetics. *Ann N Y Acad Sci*. 2016;1363:5–10. doi:10 .1111 /nyas .12834.
17. Mattson MP, Arumugam TV. Hallmarks of brain aging: adaptive and pathological modification by metabolic states. *Cell Metab*. 2018;27(6):1176–1199. doi:10 .1016/j.cmet .2018 .05 .011.
18. Jordan S, Tung N, Casanova-Acebes M, et al. Dietary in take regulates the circulating inflammatory monocyte pool. *Cell*. 2019;178(5):1102–14.e17. doi:10 .1016 /j.cell .2019 .07 .050.
19. Chaix A, Zarrinpar A, Miu P, Panda S. Time-restricted feeding is a preventative and therapeutic intervention against diverse nutritional challenges. *Cell Metab*. 2014;20(6):991–1005. doi:10 .1016 /j.cmet .2014 .11 .001.
20. Johnson JB, Summer W, Cutler RG, et al. Alternate day calorie restriction improves clinical findings and reduces markers of oxidative stress and inflammation in overweight adults with moderate asthma [published correction appears in *Free Radic Biol Med*. 2007 Nov 1;43(9):1348. Tellejohan, Richard [corrected to Telljohann, Richard]]. *Free Radic Biol Med*. 2007;42(5):665–74. doi:10 .1016 /j.freeradbiomed .2006 .12.005.
21. Gabel K, Hoddy KK, Haggerty N, et al. Effects of 8-hour time restricted feeding on body weight and met abolic disease risk factors in obese adults: A pilot study. *Nutr Healthy Aging*. 2018 Jun 15;4(4):345–53. doi:10 .3233 /NHA -170036.
22. Seimon RV, Roekenes JA, Zibellini J, et al. Do intermittent diets provide physiological benefits over continuous diets for weight loss? A systematic review of clinical trials. *Mol Cell Endocrinol*. 2015;418 Pt 2:153–72.doi:10 .1016 /j.mce .2015 .09 .014.

23. Wilkinson MJ, Manoogian ENC, Zadourian A, et al. Ten-hour time-restricted eating reduces weight, blood pressure, and atherogenic lipids in patients with metabolic syndrome. *Cell Metab*. 2020;31(1):92–104.e5. doi:10 .1016 /j.cmet .2019 .11.004.
24. Sutton EF, Beyl R, Early KS, et al. Early time-restricted feeding improves insulin sensitivity, blood pressure, and oxidative stress even without weight loss in men with prediabetes. *Cell Metab*. 2018;27(6):1212–21.e3. doi:10 .1016 /j.cmet .2018 .04 .010.
25. Intermountain Medical Center. 2011 May 20. Routine periodic fasting is good for your health, and your heart, study suggests. *ScienceDaily*. Retrieved September 1, 2020 from www .sciencedaily .com /releases /2011/04 /110403090259 .htm.
26. Moro T, Tinsley G, Bianco A, et al. Effects of eight weeks of time-restricted feeding (16/8) on basal metabolism, maximal strength, body composition, inflammation, and car diovascular risk factors in resistance-trained males. *J Transl Med*. 2016 Oct 13;14(1):290. doi:10 .1186 /s12967-016 - 1044-0.

第四章

1. Arble DM, Ramsey KM, Bass J, Turek FW. Circadian disruption and metabolic disease: findings from animal models. *Best Pract Res Clin En docrinol Metab*. 2010;24(5):785–800. doi:10 .1016 /j.beem .2010 .08 .003.
2. Loh DH, Jami SA, Flores RE, et al. Misaligned feeding impairs memories. *Elife*. 2015 Dec 10;4:e09460. doi:10 .7554 /eLife .09460.

第五章

1. McClernon FJ, Yancy WS Jr, Eberstein JA, et al. The effects of a low-carbohydrate ketogenic diet and a low-fat diet on mood, hunger, and other self-reported symptoms. *Obesity* (Silver Spring). 2007;15(1):182–87. doi:10 .1038 /oby .2007 .516.
2. Jakubowicz D, Froy O, Wainstein J, Boaz M. Meal timing and composition influence ghrelin levels, appetite scores and weight loss maintenance in overweight and obese adults [published correction appears in Steroids. 2012 Jul;77(8–9):887–9]. *Steroids*. 2012;77(4):323–31. doi:10 .1016 /j.steroids .2011 .12 .006.
3. Ravussin E, Beyl RA, Poggiogalle E, Hsia DS, Peterson CM. Early time-restricted feeding reduces appetite and increases fat oxidation but does not affect energy expenditure in humans. *Obesity* (Silver Spring). 2019;27(8):1244–54. doi:10 .1002/oby .22518.

4. Mysels DJ, Sullivan MA. The relationship between opioid and sugar intake: review of evidence and clinical applications. *J Opioid Manag*. 2010;6(6):445–52. doi:10 .5055 /jom.2010 .0043.
5. Bray GA. Is sugar addictive?. *Diabetes*. 2016;65(7):1797–99. doi:10 .2337 /dbi16 -0022.
6. Castro AI, Gomez-Arbelaez D, Crujeiras AB, et al. Effect of a very low-calorie ketogenic diet on food and alcohol cravings, physical and sexual activity, sleep disturbances, and quality of life in obese patients. *Nutrients*. 2018 Sep 21;10(10):1348. doi:10 .3390 /nu10101348.
7. David LA, Maurice CF, Carmody RN, et al. Diet rapidly and reproducibly alters the human gut microbiome. *Nature*. 2014;505(7484):559–63. doi:10 .1038 /nature12820.
8. Cani PD, Amar J, Iglesias MA, et al. Metabolic endotoxemia initiates obesity and insulin resistance. *Diabetes*. 2007;56(7):1761–72. doi:10 .2337/db06 -1491.
9. Kanazawa M, Fukudo S. Effects of fasting therapy on irritable bowel syndrome. *Int J Behav Med*. 2006;13(3):214–20. doi:10 .1207 /s15327558ijbm1303_4.
10. Aksungar FB, Topkaya AE, Akyildiz M. Interleukin-6, C-reactive protein and biochemical parameters during prolonged intermittent fasting. *Ann Nutr Metab*. 2007;51(1):88–95. doi:10 .1159 /000100954.

第六章

1. Patterson RE, Sears DD. Metabolic effects of intermittent fasting. *Annu Rev Nutr*. 2017;37:371–93. doi:10.1146 /annurev -nutr - 071816 - 064634.
2. Patterson RE, Laughlin GA, LaCroix AZ, et al. Intermittent fasting and human metabolic health. *J Acad Nutr Diet*. 2015;115(8):1203–12.doi:10 .1016 /j.jand .2015 .02 .018.
3. Chen IJ, Liu CY, Chiu JP, Hsu CH. Therapeutic effect of high-dose green tea extract on weight reduction: a randomized, double-blind, placebo-controlled clinical trial. *Clin Nutr*. 2016;35(3):592–99. doi:10 .1016 /j.clnu .2015 .05 .003.
4. Rothschild J, Hoddy KK, Jambazian P, Varady KA. Time-restricted feeding and risk of metabolic disease: a review of human and animal studies. *Nutr Rev*. 2014;72(5):308–18.doi:10 .1111 /nure .12104.
5. Fasting reduces cholesterol levels in prediabetic people over extended period of time, new research finds. *ScienceDaily*. https://

www .sciencedaily .com /releases /2014/06 /140614150142 .htm. Accessed September 3, 2020.

6. Collier R. Intermittent fasting: the next big weight loss fad. *CMAJ*. 2013;185(8):E321—E322. doi:10 .1503/cmaj .109 -4437.
7. *Diabetes UK Professional Conference (DUPC) 2019: Talk entitled Intermittent fasting: weight loss and beyond*. Presented March 7, 2019.
8. Harvie M, Wright C, Pegington M, et al. The effect of intermittent energy and carbohydrate restriction v. daily energy restriction on weight loss and metabolic disease risk markers in overweight women. *Br J Nutr*. 2013;110(8):1534–47. doi:10 .1017/ S0007114513000792.
9. Sutton EF, Beyl R, Early KS, et al. Early time-restricted feeding improves insulin sensitivity, blood pressure, and oxidative stress even without weight loss in men with prediabetes. *Cell Metab*. 2018;27(6):1212–21.e3. doi:10 .1016/j .cmet .2018 .04 .010.
10. Heilbronn LK, Smith SR, Martin CK, et al. Alternate-day fasting in nonobese subjects: effects on body weight, body composition, and energy metabolism. *Am J Clin Nutr*. 2005;81(1):69–73. doi:10 .1093 /ajcn/81 .1.69.
11. Gershuni VM, Yan SL, Medici V. Nutritional ketosis for weight management and reversal of metabolic syndrome. *Curr Nutr Rep*. 2018;7(3):97–106. doi:10 .1007/s13668 -018 - 0235-0.
12. Furmli S, Elmasry R, Ramos M, Fung J. Therapeutic use of intermittent fasting for people with type 2 diabetes as an alternative to insulin. *BMJ* Case Rep. 2018 Oct 9;2018:bcr2017221854. doi:10 .1136/bcr -2017 - 221854.
13. Jamshed H, Beyl RA, Della Manna DL, et al. Early time-restricted feeding improves 24-hour glucose levels and affects markers of the circadian clock, aging, and autophagy in humans. *Nutrients*. 2019;11(6):1234. Published 2019 May 30. doi:10 .3390/ nu11061234.
14. Anton SD, Moehl K, Donahoo WT, et al. Flipping the metabolic switch: understanding and applying the health benefits of fasting. *Obesity* (Silver Spring). 2018;26(2):254–68. doi:10 .1002 /oby .22065.
15. Hasan-Olive MM, Lauritzen KH, Ali M, Rasmussen LJ, et al. A ketogenic diet improves mitochondrial biogenesis and bioenergetics via the PGC1⊠-SIRT3-UCP2 axis. *Neurochem Res*. 2019;44(1):22–37. doi:10 .1007/s11064 -018 - 2588-6.
16. Muoio DM. Metabolic inflexibility: when mitochondrial indecision leads to metabolic gridlock. *Cell*. 2014;159(6):1253–62. doi:10 .1016 /.cell .2014 .11 .034.
17. Morris G, Maes M. Increased nuclear factor-⊠B and loss of p53 are key mechanisms in myalgic encephalomyelitis/chronic fatigue

syndrome (ME/CFS). *Med Hypotheses*. 2012;79(5):607–13. doi:10 .1016/j.mehy .2012 .07 .034.
18. Li B, Zhao J, Lv J, et al. Additive antidepressant-like effects of fasting with imipramine via modulation of 5-HT2 receptors in the mice. *Prog Neuropsychopharmacol Biol Psychiatry*. 2014;48:199–206. doi:10 .1016 /.pnpbp .2013 .08 .015.
19. Alirezaei M, Kemball CC, Flynn CT, et al. Short-term fasting induces profound neuronal autophagy. *Autophagy*. 2010;6(6):702–10. doi:10.4161 /auto .6.6 .12376.
20. Fond G, Macgregor A, Leboyer M, Michalsen A. Fasting in mood disorders: neurobiology and effectiveness: a review of the literature. *Psychiatry Res*. 2013;209(3):253–58.doi:10 .1016 /j.psychres .2012 .12.018.

第七章

1. Collier R. Intermittent fasting: the science of going without. *CMAJ*. 2013;185(9):E363—E364. doi:10 .1503/cmaj .109 -4451.
2. Nakamura T, Furuhashi M, Li P, et al. Double-stranded RNA-dependent protein kinase links pathogen sensing with stress and metabolic homeostasis. *Cell*. 2010;140(3):338–48. doi:10.1016 /j.cell .2010 .01 .001.
3. Nosaka N, Suzuki Y, Nagatoishi A, et al. Effect of ingestion of medium-chain triacylglycerols on moderate-and high-intensity exercisein recreational athletes. *J Nutr Sci Vitaminol* (Tokyo). 2009;55(2):120–25. doi:10 .3177 /jnsv .55 .120.
4. de Cabo R, Mattson MP. Effects of intermittent fasting on health, aging, and disease [published correction appears in *N Engl J Med*. 2020 Jan 16;382(3):298] [published correction appears in *N Engl J Med*. 2020 Mar 5;382(10):978]. N Engl J Med. 2019;381(26):2541–51. doi:10 .1056 /NEJMra1905136.
5. Choi IY, Piccio L, Childress P, et al. A diet mimicking fasting promotes regeneration and reduces autoimmu nity and multiple sclerosis symptoms. *Cell Rep*. 2016;15(10):2136–46. doi:10 .1016 /j.celrep .2016 .05 .009.
6. Cignarella F, Cantoni C, Ghezzi L, et al. Intermittent fasting confers protection in CNS autoimmunity by altering the gut microbiota. Cell Metab. 2018;27(6):1222–35.e6. doi:10 .1016/j.cmet .2018 .05.006.
7. Jordan S, Tung N, Casanova-Acebes M, et al. Dietary in take regulates the circulating inflammatory monocyte pool. *Cell*. 2019;178(5):1102–14.e17. doi:10.1016 /j .cell .2019 .07 .050.
8. Marinac CR, Nelson SH, Breen CI, et al. Prolonged nightly fasting and breast cancer prognosis. *JAMA Oncol*. 2016;2(8):1049–55. doi:10.1001 /jamaoncol .2016 .0164.

9. de Cabo R, Mattson MP. Effects of intermittent fasting on health, aging, and disease [published correction appears in *N Engl J Med.* 2020 Jan 16;382(3):298] [published correc tion appears in *N Engl J Med.* 2020 Mar 5;382(10):978]. N Engl J Med. 2019;381(26):2541–51. doi:10 .1056/NEJMra1905136.
10. de Groot S, Pijl H, van der Hoeven JJM, Kroep JR. Effects of short-term fasting on cancer treatment. *J Exp Clin Cancer Res.* 2019 May 22;38(1):209. doi:10 .1186 /s13046 -019 - 1189-9.
11. Raffaghello L, Safdie F, Bianchi G, et al. Fasting and differential chemotherapy protection in patients. *Cell Cycle.* 2010;9(22):4474–76. doi:10.4161 /cc .9.22 .13954.
12. Wolburg H, Lippoldt A. Tight junctions of the blood-brain barrier: development, composition and regulation. *Vascul Pharmacol.* 2002;38(6):323–37.doi:10 .1016/s1537 -1891(02)00200-8.
13. Dudek KA, Dion-Albert L, Lebel M, et al. Molecular adaptations of the blood-brain barrier promote stress resilience vs. depression. *Proc Natl Acad Sci U S A.* 2020;117(6):3326–36. doi:10 .1073 /pnas .1914655117.
14. Lee CH, Giuliani F. The role of inflammation in depression and fatigue. *Front Immunol.* 2019 Jul 19;10:1696.doi:10 .3389 / fimmu .2019 .01696.
15. Schrott LM, Crnic LS. Increased anxiety behaviors inautoimmune mice. *Behav Neurosci.* 1996;110(3):492–502. doi:10 .1037//0735 -7044 .110 .3.492.
16. Faris MA, Kacimi S, Al-Kurd RA, et al. Intermittent fasting during Ramadan attenuates proinflammator cytokines and immune cells in healthy subjects. *Nutr Res.* 2012;32(12):947–55. doi:10 .1016 /j.nutres .2012 .06.021.

第八章

1. Zeydabadi Nejad S, Ramezani Tehrani F, Zadeh-Vakili A. The role of kisspeptin in female reproduction. *Int J Endocrinol Metab.* 2017 Apr 22;15(3):e44337. doi:10 .5812 /ijem.44337.
2. Schmidt SL, Bessesen DH, Stotz S, et al. Adrenergic control of lipolysis in women compared with men. *J Appl Physiol* (1985). 2014;117(9):1008–19. doi:10 .1152 /japplphysiol .00003.2014.
3. Dirlewanger M, di Vetta V, Guenat E, et al. Effects of short-term carbohydrate or fat overfeeding on energy expenditure and plasma leptinconcentrations in healthy female subjects. *Int J Obes Relat Metab Disord.* 2000;24(11):1413–18. doi:10 .1038 /

sj.ijo.0801395.
4. Poehlman ET, Tremblay A, Fontaine E, et al. Genotype dependency of the thermic effect of a meal and associated hormonal changes following short-term overfeeding. *Metabolism*. 1986;35(1):30–36. doi:10 .1016/0026-0495(86)90092-2.
5. Ivy JL. Glycogen resynthesis after exercise: effect of carbohydrate intake. *Int J Sports Med*. 1998;19 Suppl 2:S142—S145. doi:10 .1055 /s-2007-971981.

第九章

1. Mendes E. Regular soda popular with young, nonwhite, low-income. *Gallup*. https://news .gallup .com /poll/163997 /regular -soda -popular -young-nonwhite -low -income .aspx ?ref =image. Published August 15, 2013. Accessed September 4, 2020.
2. Sachmechi I, Khalid A, Awan SI, et al. Autoimmune thyroiditis with hypothyroidism induced by sugar substitutes. *Cureus*. 2018 Sep 7;10(9):e3268. doi:10 .7759 /cureus.3268.
3. Qin X. Etiology of inflammatory bowel disease: a unifie hypothesis. *World J Gastroenterol*. 2012;18(15):1708–22. doi:10 .3748/wjg .v18 .i15 .1708.
4. Abou-Donia MB, El-Masry EM, Abdel-Rahman AA, et al. Splenda alters gut microflora and increases intestinal p-glycoprotein and cytochrome p-450 in male rats. *J Toxicol Environ Health A*. 2008;71(21):1415–29. doi:10 .1080/15287390802328630.
5. Farrell RJ, Kelly CP. Celiac sprue. *N Engl J Med*. 2002;346(3):180–88. doi:10 .1056 /NEJMra010852.
6. Foster-Powell K, Holt SH, Brand-Miller JC. International table of glycemic index and glycemic load values: 2002. *Am J Clin Nutr*. 2002;76(1):5–56. doi:10 .1093 /ajcn /76.1.5.glyce
7. Schatz IJ, Masaki K, Yano K, et al. Cholesterol and all-cause mortality in elderly people from the Honolulu Heart Program: a cohort study. *Lancet*. 2001;358(9279):351–355. doi:10.1016 /S0140 -6736(01)05553-2.
8. de Souza RJ, Mente A, Maroleanu A, et al. Intake of saturated and trans unsaturated fatty acids and risk of all cause mortality, cardiovas cular disease, and type 2 diabetes: systematic review and meta-analysis of observational studies. *BMJ*. 2015 Aug 11;351:h3978. doi:10 .1136 /bmj.h3978.
9. Veum VL, Laupsa-Borge J, Eng et al. Visceral adiposity and metabolic syndrome after very high-fat and low-fat isocaloric diets: a randomized controlled trial. Am J Clin Nutr. 2017;105(1):85–99. doi:10 .3945 /ajcn.115 .123463.

10. Reference GH. Lactose intolerance. Genetics Home Reference. https://ghr .nlm .nih .gov /condition/lactose -intolerance #statistics. Accessed September 4, 2020.
11. *Alcohol use disorder—Symptoms and causes.* Mayo Clinic. Published July 11, 2018. Accessed October 7, 2020. https://www .mayoclinic .org/diseases -conditions /alcohol -use-disorder /symptoms -causes /syc-20369243.
12. *American Institute for Cancer Research.* https://www .aicr .org /news/new -report -just -one -alcoholic -drink-a-day -increases -breast -cancer -risk-exercise -lowers -risk/. Accessed September 4, 2020.
13. Topiwala A, Allan CL, Valkanova V, et al. Moderate alcohol consumption as risk factor for adverse brain outcomes and cognitive decline:longitudinal cohort study. *BMJ.* 2017 Jun 6;357:j2353. doi:10 .1136 /bmj.j2353.
14. de Visser RO, Robinson E, Bond R. Voluntary temporary abstinence from alcohol during "Dry January" and subsequent alcohol use. *Health Psychol.* 2016;35(3):281–89. doi:10.1037 /hea0000297.
15. Stice E, Davis K, Miller NP, Marti CN. Fasting increases risk for onset of binge eating and bulimic pathology: a 5-year prospective study. *J Abnorm Psychol.* 2008;117(4):941–46. doi:10.1037 /a0013644.
16. da Luz FQ, Hay P, Gibson AA, et al. Does severe dietary energy restriction increase binge eating in overweight or obese individuals? A systematic review. *Obes Rev.* 2015;16(8):652–65. doi:10 .1111 /obr.12295.

第十章

1. Press Release: Updated tap water databases and drinking water quality analysis. *EWG.* https://www.ewg .org /news /news -releases /2009/12 /09 /press -release -updated -tap-water -databases -and -drinking -water-quality. Accessed September 4, 2020.
2. Duhigg C. Millions drink tap water that is legal, but maybe not healthy. *NYTimes.* https://www.nytimes .com /2009 /12 /17 /us /17water.html. Published December 17, 2009. Accessed September 4, 2020.
3. U.S. Department of Health and Human Services Federal Panel on Community Water Fluoridation. U.S. Public Health Service recommendation for fluoride concentration in drinking water for the prevention of dental caries. *Public Health Rep.* 2015;130(4):318–31. doi:10 .1177/003335491513000408.
4. Rebello CJ, Keller JN, Liu AG, et al. Pilot feasibility and safety study examining the effect of medium chain triglyceride supplementation in subjects with mild cognitive impairment: a randomized controlled trial. *BBA Clin.* 2015 Jan 16;3:123–25.

doi:10 .1016 /j.bbacli .2015 .01.001.

5. Sharma A, Bemis M, Desilets AR. Role of medium chain triglycerides (Axona) in the treatment of mild to moderate Alzheimer's disease. *Am J Alzheimers Dis Other Demen*. 2014;29(5):409–14. doi:10 .1177/1533317513518650.
6. Rebello CJ, Keller JN, Liu AG, et al. Pilot feasibility and safety study examining the effect of medium chain triglyceride supplementation in subjects with mild cognitive impairment: a randomized controlled trial. *BBA Clin*. 2015 Jan 16; 3:123–25. doi:10 .1016 /j.bbacli .2015.01.001.
7. Fernando WM, Martins IJ, Goozee KG, et al. The role of dietary coconut for the prevention and treatment of Alzheimer's disease: potential mechanisms of action. *Br J Nutr*. 2015;114(1):1–14.
8. Liu YM, Wang HS. Medium-chain triglyceride ketogenic diet, an effective treatment for drug-resistant epilepsy and a comparison with other ketogenic diets. *Biomed J*. 2013;36(1):9–15. doi:10.4103/2319-4170 .107154.
9. Shilling M, Matt L, Rubin E, et al. Antimicrobial effects of virgin coconut oil and its medium-chain fatty acids on Clostridium difficile. *J Med Food*. 2013;16(12):1079–85. doi:10.1089 /jmf .2012 .0303.
10. Kabara JJ, Swieczkowski DM, Conley AJ, Truant JP. Fatty acids and derivatives as antimicrobial agents. *Antimicrob Agents Chemother*. 1972;2(1):23–28. doi:10 .1128 /aac.2.1.23.
11. St-Onge MP, Mayrsohn B, O'Keeffe M, et al. Impact of medium and long chain triglycerides consumption on appetite and food intake in overweight men. *Eur J Clin Nutr*. 2014;68(10):1134–40. doi:10.1038 /ejcn .2014.145.
12. Rial SA, Karelis AD, Bergeron KF, Mounier C. Gut microbiota and metabolic health: the potential beneficia effects of a medium chain triglyceride diet in obese individuals. *Nutrients*. 2016;8(5):281. Published 2016 May 12. doi:10 .3390 /nu8050281.
13. Nosaka N, Suzuki Y, Nagatoishi A, Kasai M, et al. Effect of ingestion of medium-chain triacylglycerols on moderate-and high-intensity exercise in recreational athletes. *J Nutr Sci Vitaminol* (Tokyo). 2009;55(2):120–25.doi:10 .3177 /jnsv.55.120.
14. Kondreddy VK, Anikisetty M, Naidu KA. Medium-chain triglycerides and monounsaturated fatty acids potentiate the beneficia effects of fish oil on selected cardiovascular risk factors in rats. *J Nutr Biochem*. 2016;28:91–102. doi:10.1016/j.jnutbio .2015 .10.005.
15. Eckel RH, Hanson AS, Chen AY, et al. Dietary substitution of medium-chain triglycerides improves insulin-mediated glucose metabolism in NIDDM subjects. *Diabetes*. 1992;41(5):641–47.

16. Ronis MJ, Korourian S, Zipperman M, et al. Dietary saturated fat reduces alcoholic hepatotoxicity in rats by altering fatty acid metabolism and membrane composition. *J Nutr.* 2004;134(4):904–912. doi:10 .1093 /jn/134 .4.904.
17. Serafini M, Del Rio D, Yao DN, et al. Health benefits of tea. In: Benzie IFF, Wachtel-Galor S, editors. Herbal Medicine: *Biomolecular and Clinical* Aspects. 2nd ed. Boca Raton (FL): CRC Press/Taylor & Francis; 2011. Chapter 12. Available from: https://www.ncbi.nlm.nih .gov /books/NBK92768/.
18. Thring TS, Hili P, Naughton DP. Antioxidant and potential anti-inflammatory activity of extracts and formulations of white tea, rose, and witch hazel on primary human dermal fibroblast cells. *J Inflam* (Lond). 2011 Oct 13;8(1):27. doi:10.1186/1476-9255 -8-27.
19. Wolfram S. Effects of green tea and EGCG on cardiovascular and metabolic health. *J Am Coll Nutr.* 2007;26(4):373S—388S. doi:10 .1080/07315724.2007 .10719626.
20. Weiss DJ, Anderton CR. Determination of catechins in matcha green tea by micellar electrokinetic chromatography. *J Chromatogr A.* 2003;1011(1-2):173–80. doi:10 .1016/s0021 -9673(03)01133-6.
21. He RR, Chen L, Lin BH, et al. Beneficial effects of oolong tea consumption on diet-induced overweight and obese subjects. *Chin J Integr Med.* 2009;15(1):34–41. doi:10 .1007/s11655 -009 - 0034-8.
22. Yang Y, Qiao L, Zhang X, et al. Effect of methylated tea catechins from Chinese oolong tea on the proliferation and differentiation of 3T3-L1 preadipocyte. *Fitoterapia.* 2015;104:45–49. doi:10 .1016 /j.fitot.2015 .05.007.
23. Leung LK, Su Y, Chen R, et al. Theaflavins in black tea and catechinsin green tea are equally effective an tioxidants. J Nutr. 2001;131(9):2248–51. doi:10 .1093 /jn /131 .9.2248.
24. Russo R, Cassiano g, Ciociaro A, et al. Role of D-Limonene in autophagy induced by bergamot essential oil in SH-SY5Y neuroblas toma cells. *PLoS One.* 2014 Nov 24;9(11):e113682. doi:10 .1371/journal .pone .0113682.
25. Han WY, Zhao FJ, Shi YZ, et al. Scale and causes of lead contamination in Chinese tea. *Environ Pollut.* 2006;139(1):125–132. doi:10 .1016 /j.envpol .2005 .04.025.
26. Amsterdam JD, Shults J, Soeller I, et al. Chamomile (Matricaria recutita) may provide antidepressant activity in anxious, depressed humans: an exploratory study. *Altern Ther Health Med.* 2012;18(5):44–49.
27. Sarris J, Stough C, Bousman CA, et al. Kava in the treatment of generalized anxiety disorder: a double-blind, randomized, placebo-controlled study. *J Clin Psychopharmacol.* 2013;33(5):643–48. doi:10.1097 /JCP .0b013e318291be67.

28. Akhondzadeh S, Naghavi HR, Vazirian M, et al. Passionflower in the treatment of generalized anxiety: a pilot double-blind randomized controlled trial with oxazepam. *J Clin Pharm Ther*. 2001;26(5):363–67.doi:10 .1046 /j.1365 -2710 .2001.00367.
29. Chu W, Cheung SCM, Lau RAW, et al. Bilberry (Vaccinium myrtillus L.) In: Benzie IFF, Wachtel-Galor S, editors. *Herbal Medicine: Biomolecular and Clinical Aspects*. 2nd ed. Boca Raton (FL): CRC Press/Taylor & Francis; 2011. Chapter 4. Available from: https://www .ncbi .nlm .nih .gov/books/NBK92770/.
30. Preuss HG, Echard B, Bagchi D, Stohs S. Inhibition by natural dietary substances of gastrointestinal absorption of starch and sucrose in rats and pigs: 1. Acute studies. *Int J Med Sci*. 2007 Aug 6;4(4):196–202. doi:10.7150 /ijms .4.196.
31. Al-Dujaili EA, Kenyon CJ, Nicol MR, Mason JI. Liquorice and glycyrrhetinic acid increase DHEA and deoxycorticosterone levels in vivo and in vitro by inhibiting adrenal SULT2A1 activity. *Mol Cell Endocrinol*. 2011;336(1-2):102–9. doi:10 .1016 /j.mce .2010 .12.011.
32. Schloms L, Smith C, Storbeck KH, et al. Rooibos influences glucocorticoid levels and steroid ratios in vivo and in vitro: a natural approach in the management of stress and metabolic disorders? *Mol Nutr Food Res*. 2014;58(3):537–49. doi:10 .1002 / mnfr.201300463.
33. Harrington AM, Hughes PA, Martin CM, et al. A novel role for TRPM8 in visceral afferent function. Pain. 2011;152(7):1459–68. doi:10 .1016 /j.pain .2011 .01.027.
34. Krawitz C, Mraheil MA, Stein M, et al. Inhibitory activity of a standardized elderberry liquid extract against clinically-relevant human respiratory bacterial pathogens and influenza A and B viruses. *BMC Complement Altern Med*. 2011 Feb 25;11:16. doi:10.1186/1472-6882 -11-16.
35. Johnson TA, Sohn J, Inman WD, et al. Lipophilic stinging nettle extracts possess potent anti-inflammator activity, are not cytotoxic and may be superior to traditional tinctures for treating inflammatory disorders. *Phytomedicine*. 2013;20(2):143–47. doi:10 .1016 /j .phymed .2012 .09 .016.
36. Mashhadi NS, Ghiasvand R, Askari G, et al. Anti-oxidative and anti-inflammatory effects of ginger in health and physical activity: review of current evidence. *Int J Prev Med*. 2013;4(Suppl 1):S36—S42.
37. Cohen M. Rosehip— an evidence based herbal medicine for inflammation and arthritis. *Aust Fam Physician*. 2012;41(7):495–98.
38. Reinagel NDM. Getting more sleep can reduce food cravings. *Scientific American*. https://www.scientificamerican .com /article/

getting -more -sleep -can -reduce -food-cravings/. Published October 22, 2019. Accessed September 4, 2020.

39. Henst RHP, Pienaar PR, Roden LC, Rae DE. The effects of sleep extension on cardiometabolic risk factors: a systematic review. *J Sleep Res*. 2019;28(6):e12865. doi:10 .1111/jsr.12865.

40. VanHelder T, Symons JD, Radomski MW. Effects of sleep deprivation and exercise on glucose tolerance. *Aviat Space Environ Med*. 1993;64(6):487–92.

41. Spiegel K, Leproult R, Van Cauter E. Impact of sleep debt on metabolic and endocrine function. *Lancet*. 1999;354(9188):1435–39. doi:10.1016 /S0140 -6736(99)01376-8.

42. Kato M, Phillips BG, Sigurdsson G, et al. Effects of sleep deprivation on neural circulatory control. *Hypertension*. 2000;35(5):1173–75. doi:10.1161/01.hyp .35 .5.1173.

43. Shearer WT, Reuben JM, Mullington JM, et al. Soluble TNF-alpha receptor 1 and IL-6 plasma levels in humans subjected to the sleep deprivation model of spaceflight. *J Allergy Clin Immunol*. 2001;107(1):165–70.doi:10 .1067 /mai .2001 .112270.

44. Meier-Ewert HK, Ridker PM, Rifai N, et al. Effect of sleep loss on C-reactive protein, an inflammatory marker of cardiovascular risk. *J Am Coll Cardiol*. 2004;43(4):678–83. doi:10 .1016 /j .jacc .2003 .07 .050.

45. *Lack of sleep is affecting Americans, finds the National Sleep Foundation* | Sleep Foundation. Sleep Foundation. https://www. sleepfoundation .org /press -release/lack-sleep -affecting -americans -find-national -sleep -foundation. Accessed September 4, 2020.

46. Reports BCCR. Why Americans can't sleep. *Consumer Reports*. https://www .consumerreports .org/sleep /why -americans -cant -sleep/.Accessed September 4, 2020.

47. Sullivan Bisson AN, Robinson SA, Lachman ME. Walk to a better night of sleep: testing the relationship between physical activity and sleep. *Sleep Health*. 2019;5(5):487–94.doi:10 .1016 /j.sleh .2019 .06.003.

48. Zick SM, Wright BD, Sen A, Arnedt JT. Preliminary examination of the efficacy and safety of a standardized chamomile extract for chronic primary insomnia: a randomized placebo-controlled pilot study. *BMC* Complement Altern Med. 2011 Sep 22;11:78. doi:10 .1186/1472-6882-11-78.

49. Abbasi B, Kimiagar M, Sadeghniiat K, et al. The effect of magnesium supplementation on primary insomnia in elderly: A double-blind placebo-controlled clinical trial. *J Res Med Sci*. 2012;17(12):1161–69.

50. Feeney KA, Hansen LL, Putker M, et al. Daily magnesium fluxes regulate cellular timekeeping and energy balance. *Nature.* 2016;532(7599):375–79. doi:10 .1038 /nature17407.
51. Office of Dietary Supplements—Valerian. https://ods .od .nih.gov /factsheets /*Valerian-HealthProfessional/*. Accessed September 4, 2020.
52. Ota M, Wakabayashi C, Sato N, et al. Effect of L-theanine on glutamatergic function in patients with schizophrenia. *Acta Neuropsychiatr.* 2015;27(5):291–96. doi:10 .1017 /neu.2015.22.
53. Lyon MR, Kapoor MP, Juneja LR. The effects of L-theanine (Suntheanine) on objective sleep quality in boys with attention deficit hyperactivity disorder (ADHD): a randomized, double-blind, placebo-controlled clinical trial. A*ltern Med Rev.* 2011;16(4):348–54.
54. Herxheimer A, Petrie KJ. Melatonin for the prevention and treatment of jet lag. *Cochrane Database Syst Rev.* 2002;(2):CD001520. doi:10.1002/14651858.CD001520.
55. Aird TP, Davies RW, Carson BP. Effects of fasted vs fed-state exercise on performance and post-exercise metabolism: a systematic review and meta-analysis. *Scand J Med Sci Sports.* 2018;28(5):1476–93. doi:10.1111 /sms .13054.
56. Van Proeyen K, Szlufcik K, Nielens H, et al. Training in the fasted state improves glucose tolerance during fat-rich diet. *J Physiol.* 2010;588(Pt21):4289–4302. doi:10 .1113 /jphysiol.2010 .196493.
57. Melanson EL, MacLean PS, Hill JO. Exercise improves fat metabolism in muscle but does not increase 24-h fat oxidation. *Exerc Sport Sci Rev.* 2009;37(2):93–101. doi:10 .1097 /JES.0b013e31819c2f0b.
58. Publishing HH. Walking: your steps to health—Harvard Health. *Harvard Health.* https://www .health.harvard .edu /staying -healthy /walking-your -steps -to -health. Published August 2009. Accessed September 4, 2020.
59. Bassett DR, Schneider PL, Huntington GE. Physical activity in an Old Order Amish community. *Med Sci Sports Exerc.* 2004;36(1):79–85. doi:10 .1249/01.MSS .0000106184.71258.32.
60. Garden FL, Jalaludin BB. Impact of urban sprawl on overweight, obesity, and physical activity in Sydney, Australia. *J Urban Health.* 2009;86(1):19–30. doi:10 .1007/s11524 -008 - 9332-5.
61. van den Berg MM, Maas J, Muller R, et al. Autonomic nervous system responses to viewing green and built settings: differentiating between sympathetic and parasympathetic activity. *Int J Environ Res Public Health.* 2015 Dec 14;12(12):15860–74.

doi:10.3390 /ijerph121215026.

62. Parks and improved mental health and quality of life | Fact Sheets | Parks and Health | *National Recreation and Park Association*. https://www .nrpa .org /our -work /Three -Pillars /health -wellness/ParksandHealth /fact -sheets /parks-improved -mental -health -quality -life/#:~:text = People %20living %20more%20than %201,meters %20 from %20a %20green %20space .& text =Results %20also %20showed %20that %20the,the %20less %20stress%20they %20experienced. AccessedSeptember 4, 2020.

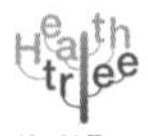

HealthTree
健康樹　健康樹系列 168

直覺斷食法

找回身體判斷力，啟動正確飲食時鐘的 4 週間歇斷食計畫

INTUITIVE FASTING: The Flexible Four-Week Intermittent Fasting Plan to Recharge Your Metabolism and Renew Your Health

作　　者　威爾・柯爾（Will Cole）
譯　　者　楊雅琪
總 編 輯　何玉美
主　　編　紀欣怡
責任編輯　盧欣平
封面設計　張天薪
版型設計　葉若蒂
內文排版　許貴華

出版發行　采實文化事業股份有限公司
行銷企畫　陳佩宜・黃于庭・蔡雨庭・陳豫萱・黃安汝
業務發行　張世明・林踏欣・林坤蓉・王貞玉・張惠屏・吳冠瑩
國際版權　王俐雯・林冠妤
印務採購　曾玉霞
會計行政　王雅蕙・李韶婉・簡佩鈺
法律顧問　第一國際法律事務所　余淑杏律師
電子信箱　acme@acmebook.com.tw
采實官網　www.acmebook.com.tw
采實臉書　www.facebook.com/acmebook01

I S B N　978-986-507-618-4
定　　價　420 元
初版一刷　2022 年 1 月
劃撥帳號　50148859
劃撥戶名　采實文化事業股份有限公司
10457 台北市中山區南京東路二段 95 號 9 樓
電話：（02）2511-9798　　傳真：（02）2571-3298

國家圖書館出版品預行編目資料

直覺斷食法：找回身體判斷力，啟動正確飲食時鐘的 4 週間歇斷食計畫 / 威爾 . 柯爾 (Will Cole) 著 ; 楊雅琪譯 . -- 初版 . -- 臺北市 : 采實文化事業股份有限公司 , 2022.01

288　面 ; 17*23　公分 . -- (健康樹 ; 168)

譯自 : Intuitive fasting : the flexible four-week intermittent fasting plan to recharge your metabolism and renew your health.

ISBN 978-986-507-618-4(平裝)

1. 減重 2. 斷食療法 3. 健康飲食

411.94　　110018882

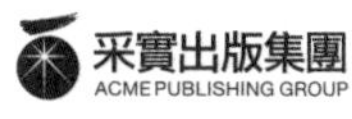